非定型
パーキンソニズム
ー基礎と臨床ー

編集 下畑享良 ｜ 岐阜大学大学院医学系研究科
脳神経内科学分野 教授

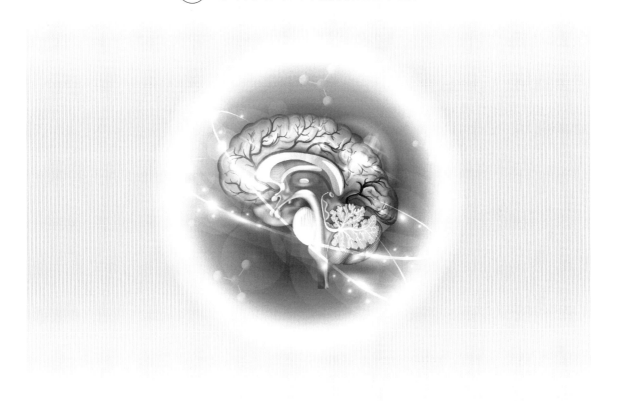

文光堂

■執筆者一覧（執筆順）

下畑享良	岐阜大学大学院医学系研究科脳神経内科学分野　教授
花島律子	鳥取大学医学部医学科脳神経医科学講座脳神経内科学分野　教授
瀧川洋史	鳥取大学医学部医学科脳神経医科学講座脳神経内科学分野　講師
平野成樹	千葉大学大学院医学研究院脳神経内科学　講師
廣瀬源二郎	浅ノ川総合病院脳神経センター　センター長
大槻美佳	北海道大学大学院保健科学研究院　准教授
横田　修	きのこエスポアール病院精神科　院長
山田了士	岡山大学大学院医歯薬学総合研究科精神神経病態学　教授
鈴木圭輔	獨協医科大学内科学（神経）　准教授
山本敏之	国立精神・神経医療研究センター脳神経内科・嚥下障害リサーチセンター長
山田　恵	岐阜大学大学院医学系研究科脳神経内科学分野　臨床講師
春日健作	新潟大学脳研究所生命科学リソース研究センター遺伝子機能解析学分野　助教
島田　斉	量子科学技術研究開発機構 放射線医学総合研究所脳機能イメージング研究部　主幹研究員
松田直美	国立病院機構 東名古屋病院リハビリテーション科　理学療法士
饗場郁子	国立病院機構 東名古屋病院脳神経内科，リハビリテーション部長
渡辺宏久	藤田医科大学医学部脳神経内科学教室　教授
原　一洋	名古屋大学大学院医学系研究科神経内科学　医員
勝野雅央	名古屋大学大学院医学系研究科神経内科学　教授
他田真理	新潟大学脳研究所病理学分野　助教
柿田明美	新潟大学脳研究所病理学分野　教授
三井　純	東京大学大学院医学系研究科分子神経学　特任准教授
櫻井圭太	帝京大学医学部放射線科学講座　准教授
德丸阿耶	東京都健康長寿医療センター放射線診断科　部長
吉田眞理	愛知医科大学加齢医科学研究所　教授
林　祐一	岐阜大学大学院医学系研究科脳神経内科学分野　講師
村山繁雄	東京都健康長寿医療センター神経内科，高齢者ブレインバンク　部長
古賀俊輔	メイヨークリニック神経病理学　リサーチフェロー
藤岡伸助	福岡大学医学部脳神経内科　講師
坪井義夫	福岡大学医学部脳神経内科　教授
池内　健	新潟大学脳研究所生命科学リソース研究センター　教授
岩崎　靖	愛知医科大学加齢医科学研究所　准教授
足立　正	鳥取大学医学部医学科脳神経医科学講座脳神経内科学分野　助教
和田健二	鳥取大学医学部医学科脳神経医科学講座脳神経内科学分野　講師
馬場　徹	国立病院機構 仙台西多賀病院脳神経内科　医長
藤城弘樹	かわさき記念病院精神科　診療部長
大道卓摩	京都府立医科大学神経内科　特任助教，京都近衛リハビリテーション病院神経内科
德田隆彦	京都府立医科大学分子脳病態解析学講座　教授
豊島靖子	新潟大学脳研究所病理学分野　准教授
馬場孝輔	大阪大学大学院医学系研究科神経内科学　特任講師
望月秀樹	大阪大学大学院医学系研究科神経内科学　教授

長谷川隆文	東北大学大学院医学系研究科神経・感覚器病態学講座神経内科学分野　准教授
下沢明希	東京都医学総合研究所 認知症・高次脳機能研究分野 認知症プロジェクト　協力研究員
長谷川成人	東京都医学総合研究所 認知症・高次脳機能研究分野 認知症プロジェクト　分野長
細川雅人	東京都医学総合研究所 認知症・高次脳機能研究分野 認知症プロジェクト　主席研究員
木村暁夫	岐阜大学大学院医学系研究科脳神経内科学分野　准教授
矢澤　生	国立長寿医療研究センター研究所バイオリソース研究室　室長
佐々木飛翔	国立長寿医療研究センター研究所バイオリソース研究室
金　成花	国立長寿医療研究センター研究所バイオリソース研究室
佐原成彦	量子科学技術研究開発機構 放射線医学総合研究所脳機能イメージング研究部　グループリーダー
橋詰　淳	名古屋大学大学院医学系研究科神経内科学
鈴木啓介	国立長寿医療研究センター治験・臨床研究推進センター　治験・臨床研究推進部長

序　文

　脳神経内科医として歩みはじめた頃，私は2つの疾患に強い衝撃を受けた．進行性核上性麻痺と多系統萎縮症である．何の抵抗もなく後方に転倒してしまう患者さんの姿を見たとき，また夜間病棟に大きく響くイビキを聞き，退院後に睡眠中の突然死の知らせを受けたとき，なぜこのようなことが生じてしまうのかと畏怖の念を抱いた．その後も現在に至るまで，主治医として有効な治療薬を処方できることはできず，悔しい思いをしてきた．

　しかし近年の研究の進歩により，進行性核上性麻痺，大脳皮質基底核変性症，多系統萎縮症といった非定型パーキンソニズムに対し，タウ蛋白やαシヌクレインが有望な治療標的になりうることが明らかとなり，状況は大きく変わった．すでに複数の臨床試験が行われ，さらに新規試験も計画され，確実に新しい時代に突入した．しかしその成功のために乗り越えるべきいくつもの課題があることも同時に明らかになった．具体的には，さまざまな臨床表現型を呈しても見落とすことなく適切にその背景病理を診断すること，神経変性が可逆的なステージにある，より早期の段階で臨床診断し，病態抑止療法を開始すること，そして臨床表現型が類似する別の疾患(mimics)を適切に除外することが不可欠である．このためには病理学的に診断が確定した症例を対象として，それぞれの疾患の臨床，画像，遺伝子所見を見直し，さらにそれらを踏まえた新しい臨床診断基準を作成する必要がある．また希少疾患であるため，臨床試験の成功を目的としたコンソーシアムを構築する必要もある．すなわち非定型パーキンソニズムの治療の実現のためには，臨床，病理学，放射線医学，基礎研究などのさまざまな領域のエキスパートの相互理解と連携が不可欠である．言い換えるとこれらの疾患に立ち向かうために必要なものは，チームとしての力量といえるだろう．

　本書は各領域のエキスパートの先生方に「将来，非定型パーキンソニズムに取り組みたいと思う臨床医，基礎研究者が増えることに貢献するような書籍を作りたい」と執筆を依頼し，ご快諾を得てできたものである．第Ⅰ章総論では詳細な症候の理解や，疫学，バイオマーカー，リハビリテーション等について議論し，第Ⅱ章各論では疾患ごとの歴史，診断基準，mimics，画像・病理所見，治療をご提示いただいた．さらに第Ⅲ章では病態解明と治療法の確立に向けた最新情報をまとめていただいた．いずれの項目においても，今後の課題をご提示いただき，わが国から新たな知見やエビデンスの発信に貢献することを目指した．本書が非定型パーキンソニズムで苦しむ患者さんの診療と，未来の治療開発に役立つことを心より期待したい．

2019年4月

下畑　享良
岐阜大学大学院医学系研究科脳神経内科学分野 教授

目　次

Ⅰ　総　論　　1

1. 本領域における概念の変化　　下畑享良　　2
はじめに／治療標的分子と治療戦略／臨床試験の成功を目指した取り組み／各疾患の臨床像

2. 症候の理解と電気生理　　花島律子　　7
非定型パーキンソニズムの特徴的な神経症候／神経生理学的アプローチ

3. 疫学，疫学研究の方法　　瀧川洋史・花島律子　　12
はじめに／臨床研究における疫学研究／非定型パーキンソニズムと疫学研究／JALPAC研究／おわりに

4. 非定型パーキンソニズムの主な症候　　18

a. 運動前症状と意義 ──────── 平野成樹　　18
はじめに／多系統萎縮症（MSA）／4リピートタウオパチー（進行性核上性麻痺・大脳皮質基底核変性症）／おわりに

b. 眼球運動障害 ──────── 廣瀬源二郎　　23
はじめに／パーキンソン病の眼球運動障害／多系統萎縮症（MSA）の眼球運動障害／進行性核上性麻痺（PSP）の眼球運動障害／大脳皮質基底核変性症（CBD）の眼球運動障害

c. 高次脳機能障害 ──────── 大槻美佳　　28
はじめに／診断に必要な高次脳機能障害のポイント／非定型パーキンソニズム（CBD，PSP，MSA，FTLD）にみられる高次脳機能障害

d. 精神症状 ──────── 横田　修・山田了士　　38
はじめに／精神症状／DLBの精神症状／PSPの精神症状／CBDの精神症状／MSAの精神症状

e. 睡眠障害/覚醒障害 ──────── 鈴木圭輔　　45
はじめに／多系統萎縮症（MSA）／不眠や日中の眠気／睡眠構築／レストレスレッグス症候群（RLS）／周期性四肢運動／睡眠関連呼吸障害／レム睡眠行動異常症（RBD）／進行性核上性麻痺（PSP）／レヴィ小体型認知症（DLB）／大脳皮質基底核変性症（CBD）

f. 嚥下障害 ──────── 山本敏之　　52
はじめに／嚥下障害の特徴／嚥下障害への対策／おわりに

g. コミュニケーション障害 ──────── 山田　恵・下畑享良　　57
はじめに／MSAのコミュニケーション障害の特徴／コミュニケーション支援の方法／公的支援制度の種類

5. 非定型パーキンソニズムの現状と課題　　61

a. 脳脊髄液・血液バイオマーカー ──────── 春日健作　　61
はじめに／アルツハイマー病関連CSFバイオマーカー／CSFαシヌクレイン／CSFニューロフィラメント軽鎖／末梢血中NfL／併存病理による限界／おわりに

b. **PET 研究** ──────────────── 島田　斉　67

はじめに～PET 研究とその臨床応用の意義／脳糖代謝イメージングが持つ可能性／
ドパミン神経系だけではない神経伝達機能イメージング／脳内異常蓄積蛋白を可視化する神経病
理イメージング／おわりに

c. **リハビリテーション** ──────────────── 松田直美・饗場郁子　72

非定型パーキンソニズムにおけるリハの現状／各症候に対するリハ（理学療法）

Ⅱ　各　論　81

1. 多系統萎縮症　82

a. **歴史，診断基準，臨床特徴，mimics** ──────────────── 渡辺宏久　82

はじめに／歴史／診断基準／臨床特徴／多彩な表現型

b. **画像診断（コネクトームを含む）** ──────────────── 原　一洋・勝野雅央　89

はじめに／MSA の画像診断／MSA の新しい解析方法を用いた頭部 MRI 所見（コネクトームを含む）／
おわりに

c. **病　理** ──────────────── 他田真理・柿田明美　94

MSA の特徴的組織所見／MSA の基本的病理所見／MSA の呼吸・循環障害にかかわる組織所見／
MSA の認知機能障害にかかわる組織所見

d. **治　療** ──────────────── 三井　純　100

はじめに／パーキンソニズム／小脳性運動失調／自律神経障害／その他の症状／これまでに行わ
れた無作為化比較試験／家族性 MSA の病因遺伝子の発見と CoQ10 補充療法の試み／一般の MSA
患者に対する CoQ10 補充療法の試み

2. 進行性核上性麻痺　105

a. **歴史，臨床像，診断基準，mimics** ──────────────── 饗場郁子　105

はじめに／歴史／臨床像／NINDS-SPSP の診断基準から新診断基準へ／新基準の内容と主な臨床
像／異型 PSP 症候群 variant PSP syndromes（vPSP）／PSP mimics／患者会の役割／おわりに

b. **画像診断** ──────────────── 櫻井圭太・德丸阿耶　114

はじめに／PSP の多様な画像所見／画像診断における PSP mimics

c. **病　理** ──────────────── 吉田眞理　120

病理学的所見／PSP の病理像のスペクトラム／鑑別疾患

d. **治　療** ──────────────── 林　祐一・下畑享良　128

はじめに／従来から行われている対症療法／PSP に対する最新の臨床試験情報／これまでに行わ
れた主な臨床試験／従来の臨床試験から学ぶべきこと／現在進行中のタウを標的とする治療法

3. 大脳皮質基底核変性症　132

a. **臨床像，診断基準，病型，mimics** ──────────────── 下畑享良　132

はじめに／CBD 原著の臨床症候／CBS の疾患概念の成立／CBS の臨床症候と診断基準／CBD の
真の臨床像と臨床病型／CBD の診断基準（Armstrong 基準）／診断基準の検証／認知症を呈する
CBD と AD の鑑別／診断基準の使用法／おわりに

b. **画像診断・検査所見** ──────────── 徳丸阿耶・村山繁雄・櫻井圭太　139
はじめに／大脳皮質基底核変性症の画像所見／おわりに

c. **病　理** ──────────────────────── 古賀俊輔　147
はじめに／CBDの病理像／おわりに

d. **治　療** ──────────────── 藤岡伸助・坪井義夫　152
はじめに／大脳皮質基底核変性症の各症状に対する薬物による対症療法／リハビリテーション療法／大脳皮質基底核変性症に対する治療における最新知見／まとめ

4. 神経変性タウオパチーの分子遺伝学と臨床病理　　池内　健　157

はじめに／進行性核上性麻痺（PSP）の遺伝子変異／大脳皮質基底核変性症（CBD）の遺伝子変異／globular glial tauopathy（GGT）の遺伝子変異／Pick病の遺伝子変異／その他のタウオパチーの遺伝子変異／おわりに

5. Globular glial tauopathy　　岩崎　靖　162

はじめに／GGTの歴史／GGTの臨床像／GGTの病理所見／タウの生化学的所見／おわりに

6. レヴィ小体型認知症　166

a. **歴史，臨床像，診断基準，mimics** ──────── 足立　正・和田健二　166
歴史／臨床像／診断基準／Mimics／おわりに

b. **画像診断・検査所見・治療** ──────────────── 馬場　徹　172
はじめに／DLBの診断に有用な指標的バイオマーカー／レヴィ小体型認知症にみられるその他の検査異常／レヴィ小体型認知症の治療／おわりに

c. **病　理** ──────────────────────── 藤城弘樹　177
はじめに／PD Braakステージと臨床症状の関連／偶発的レヴィ病理とレヴィ小体病の連続性／偶発的レヴィ病理の脳内分布／DLB病理診断基準／DLBDの臨床像／おわりに

7. 正常圧水頭症　182

a. **歴史，臨床像，診断基準，画像所見，治療** ────── 大道卓摩・徳田隆彦　182
歴史／疫学／臨床像／画像所見／診断基準／治療／脳脊髄液の生理的動態と異常

b. **病　理** ──────────────────────── 豊島靖子　188
はじめに／動物モデルでの病理所見／ヒトの病態生理／iNPHと脳の不要物質ドレナージ機構／自験例の組織所見

Ⅲ　病態解明と治療法の確立に向けて　193

1. 治療戦略　194

a. **治療戦略オーバービュー** ──────────── 馬場孝輔・望月秀樹　194
はじめに／MSAに対する最近の臨床試験／MSAに対する進行中の臨床試験／PSPに対する最近の臨床試験／PSPに対する進行中の臨床試験／まとめ

b. **αシヌクレイン** ──────────────────── 長谷川隆文　199
はじめに／MSA病態におけるαSynの役割／αSynを標的としたMSAの疾患修飾療法／おわりに

c. タウ蛋白 ———————————————————————————— 下沢明希・長谷川成人　204

タウ蛋白の特徴／タウ蛋白を標的にした治療戦略／克服すべき課題／おわりに

d. プログラニュリン ———————————————————————————— 細川雅人　209

はじめに／GRN変異とパーキンソン病／GRN変異と大脳皮質基底核症候群／GRN rs5848 遺伝
子多型とPD／GRN rs5848 遺伝子多型とCBS／脳内における異常蛋白の蓄積とPGRN／PGRN
を標的とした治療戦略／おわりに

e. 自己免疫 ———————————————————————————— 木村暁夫　216

パーキンソン病の病態機序と自己免疫／パーキンソン病と自己抗体／非定型パーキンソニズムと
抗神経抗体／非定型パーキンソニズムと抗IgLON5抗体／おわりに

2. 動物モデル　221

a. αシヌクレイン ——————————————— 矢澤　生・佐々木 飛翔・金　成花　221

はじめに／MSAにおける神経変性機構／GCI形成による遺伝子改変モデルマウスの作出／分子
レベルの発病機構の解析と神経病理所見への回帰／治療標的から創薬研究へ

b. タウ蛋白 ———————————————————————————— 佐原成彦　226

はじめに／タウ蛋白とタウオパチー／タウオパチーマウスモデル／マウスモデルを用いた創薬プ
ラットフォーム開発／マウスモデル研究の留意点／おわりに

3. 臨床試験デザイン　　　　　　　　　　　　　　橋詰　淳・鈴木啓介　233

はじめに／多系統萎縮症に対する臨床開発／進行性核上性麻痺に対する臨床開発／レヴィ小体型
認知症に対する臨床開発／非定型パーキンソニズムの臨床開発における問題点／おわりに

索　引 ———————————————————————————————— 239

◆主要略語一覧

略　語	欧　文	和　文
AD	Alzheimer disease	アルツハイマー病
ADL	activities of daily living	日常生活動作
AGD	argyrophilic grain disease	嗜銀顆粒病
ALS	amyotrophic lateral sclerosis	筋萎縮性側索硬化症
AQP4	aquaporin 4	アクアポリン4
CBD	corticobasal degeneration	大脳皮質基底核変性症
CBS	corticobasal syndrome	大脳皮質基底核症候群
CSF	cerebrospinal fluid	脳脊髄液
DAT	dopamine transporter	ドパミントランスポーター
DESH	disproportionately enlarged subarachnoid space hydrocephalus	iNPHの頭部画像診断上の特徴的所見
DLB	dementia with Lewy body	レヴィ小体型認知症
FAB	Frontal Assessment Battery	前頭葉機能検査
FIM	Functional Independence Measure	機能的自立度評価表
FTD	frontotemporal dementia	前頭側頭型認知症
FTDP-17	frontotemporal dementia with parkinsonism linked to chromosome 17	パーキンソニズムを伴う家族性前頭側頭型認知症
FTLD-MAPT	frontotemporal lobar degeneration with MAPT mutation	前頭側頭葉変性症
FUS	fused in sarcoma	
GCI	glial cytoplasmic inclusion	グリア細胞質封入体
GGI	globular glial inclusion	
GGT	globular glial tauopathy	
GRN	granulin	グラニュリン
iNPH	idiopathic NPH	明らかな原因がない特発性NPH
LBD	Lewy body disease	レヴィ小体病
L-Pシャント	lumbo-peritoneal shunt	腰髄腹腔シャント
LTD	long-term depression	長期抑圧
LTP	long-term potentiation	長期増強
MAO-B	monoamine oxidase B	モノアミン酸化酵素B
MBP	myelin basic protein	ミエリン塩基性蛋白
MCI	mild cognitive impairment	軽度認知障害
MEP	motor evoked potential	運動誘発電位
MIBG	^{123}I-metaiodobenzyl guanidine	
MMT	manual muscle testing	徒手筋力検査
MND	motor neuron disease	運動ニューロン病
MRI	magnetic resonance imaging	磁気共鳴画像法
MSA	multiple system atrophy	多系統萎縮症
MSA-C	MSA with predominant cerebellar ataxia	
MSA-P	MSA with predominant parkinsonism	
MSCs	mesenchymal stem cell	間葉系幹細胞
NfL	neurofilament light chain	ニューロフィラメント軽鎖
NFT	neurofibrillary tangle	神経原線維変性
NII	neuronal intranuclear inclusions	神経細胞核内封入体
NMD	nonsense-mediated mRNA decay	ナンセンス変異依存RNA分解機構

略　語	欧　　文	和　　文
NPH	normal pressure hydrocephalus	正常圧水頭症
OPCA	olivopontocerebellar atrophy	オリーブ橋小脳萎縮症
PAGF	pure akinesia with gait freezing	すくみ足を伴う純粋無動症
PD	Parkinson disease	パーキンソン病
PDD	PD dementia	パーキンソン病認知症
PET	positron emission tomography	ポジトロンエミッション断層撮影法
PGRN	progranulin	プログラニュリン
PLMS	periodic limb movements during sleep	周期性四肢運動
PLP	proteolipid protein	
PLS	primary lateral sclerosis	原発性側索硬化症
PNFA	progressive nonfluent aphasia	進行性非流暢性失語
PSP	progressive supranuclear palsy	進行性核上性麻痺
PSP-C	PSP with predominant cerebellar ataxia	
PSP-CBS	PSP with predominant corticobasal syndrome	
PSP-F	PSP with predominant frontal presentation	
PSP-OM	PSP with predominant ocular motor dysfunction	
PSP-P	PSP with predominant parkinsonism	
PSP-PGF	PSP with progressive gait freezing/pure akinesia with gait freezing	
PSP-PI	PSP with predominant postural instability	
PSP-PLS	PSP-primary lateral sclerosis	
PSP-RS	PSP-Richardson's syndrome	
PSP-SL	PSP with predominant speech/language disorder	
PSPRS	PSP rating scale	進行性核上性麻痺機能評価尺度
RBD	REM sleep behavior disorder	レム睡眠行動異常症
RCT	randomized controlled trial	ランダム化比較試験
RS	Richardson's syndrome	Richardson症候群
RWA	REM sleep without atonia	筋緊張を伴わないレム睡眠
SDS	Shy-Drager syndrome	シャイ・ドレーガー症候群
SN	substantia nigra	黒質
SND	striatonigral degeneration	線条体黒質変性症
SPECT	single photon emission computed tomography	単一フォトン断層撮影法
SSRI	selective serotonin reuptake inhibitors	選択的セロトニン再取り込み阻害薬
TMS	transcranial magnetic stimulation	経頭蓋磁気刺激
UMSARS	unified multiple system atrophy rating scale	
UPDRS	unified Parkinson's disease rating scale	
V-P シャント	ventriculo-peritoneal shunt	脳室腹腔短絡術
αSyn	α-synuclein	αシヌクレイン

口絵カラー

I 総論

4. 非定型パーキンソニズムの主な症候
e. 睡眠障害/覚醒障害

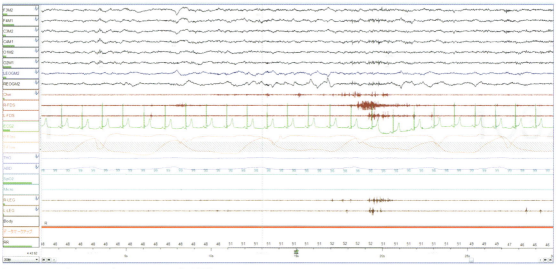

図3 REM sleep without atonia (49頁)
レム睡眠中(Stage R)に顎，深指屈筋，前脛骨筋の筋放電がみられる．

5. 非定型パーキンソニズムの現状と課題
b. PET研究

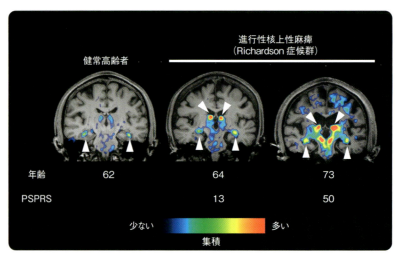

図1 タウPET画像所見と臨床的重症度との関連 (70頁)
代表的な^{18}F-PM-PBB3によるタウPET画像．進行性核上性麻痺においては，運動障害が軽度の症例においても中脳被蓋，視床下核，大脳基底核などにおける集積上昇を認めるが，運動障害が重度の症例では集積の程度が強く，より広範な脳領域に集積がみられる．▷は脈絡叢に対するoff-target結合．
PSPRS, progressive supranuclear palsy rating scale

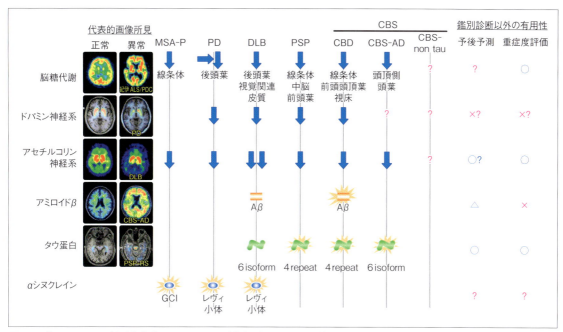

図2 パーキンソン病関連疾患におけるPET検査所見とその意義(70頁)

MSA-P：multiple system atrophy- parkinsonian variant，CBS-AD：CBS due to Alzheimer's disease，CBS-non tau：CBS due to non-tauopathy，紀伊ALS/PDC：(Kii) Amyotrophic Lateral Sclerosis (ALS) and Parkinsonian Dementia Complex (PDC)，PSP-RS：PSP-Richardson syndrome，GCI：glial cytoplasmic inclusion

II 各 論
1. 多系統萎縮症
c. 病 理

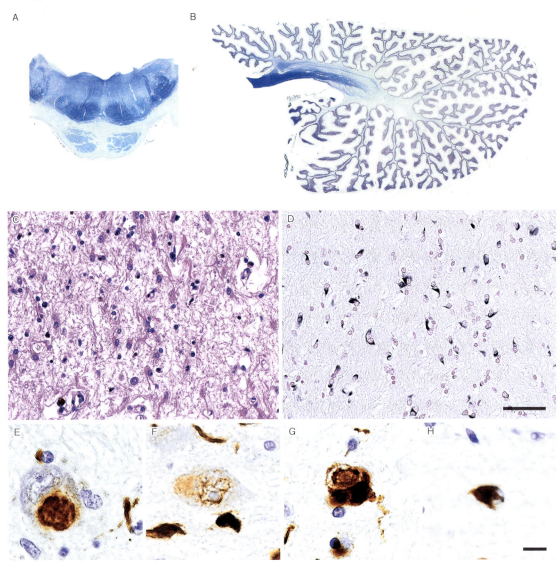

図2 MSA患者脳の組織像（96頁）
A. 橋水平断．橋横走線維が高度に脱落し，錐体路は比較的保たれる．中小脳脚は萎縮している．
B. 小脳矢状断．小脳白質の髄鞘の脱落に対して，歯状核門や上小脳脚は保たれる．A, B：Klüver-Barrera染色.
C. 高度の神経細胞脱落とグリオーシスを呈する被殻．ヘマトキシリン・エオジン染色.
D. Gallyas染色で嗜銀性を示すGCIを認める.
E. 円形のNCI，F. メッシュ状のNNI，G. 輪状のNNIとNCIを持つ神経細胞，H. GNIとGCIを持つオリゴデンドログリア
E～H：橋核，リン酸化αSyn免疫染色．bar＝50μm（C, D），10μm（E～H）.

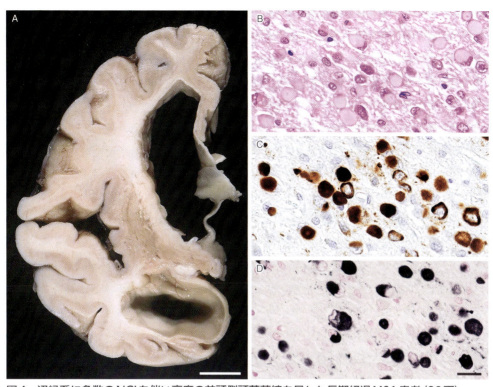

図4 辺縁系に多数のNCIを伴い高度の前頭側頭葉萎縮を呈した長期経過MSA患者（98頁）
A．左大脳半球冠状断．基底核と前頭葉皮質・白質の高度の萎縮と色調変化に加えて，帯状回，内側側頭葉および扁桃体にも高度の萎縮を認める．
B〜D．海馬歯状回顆粒細胞の球状NCI．ヘマトキシリン・エオジン染色で淡い好酸性を示す（B）．抗リン酸化αSyn抗体で標識される（C）．Gallyas染色で嗜銀性を示す（D）．
bar＝1cm（A），10μm（B〜D）． （文献14）より引用）

d. 治 療

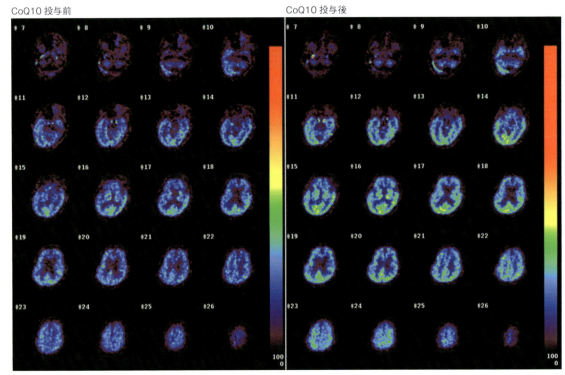

図1 *COQ2*遺伝子の2アレル変異を持つ家族性MSA患者に対する高用量CoQ10投与前後の脳酸素代謝率の比較（103頁）
*COQ2*遺伝子に複合ヘテロ接合性R387*/V393A変異を有する家族性MSA患者1例に対して高用量CoQ10（ユビキノール 1,500mg/日）の探索的な投与試験を行った．投与開始後8週目の脳酸素代謝率は投与前と比べて約30％上昇した．　（文献7）を改変）

2. 進行性核上性麻痺
b. 画像診断

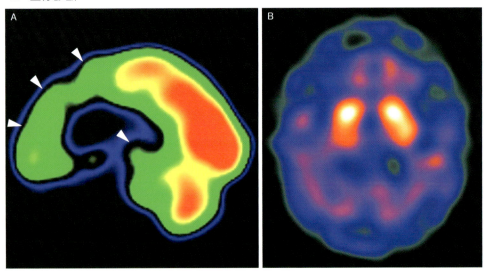

図4 PSP-P臨床診断例70歳台女性（117頁）
脳血流SPECTでは中脳および両側前頭葉の血流低下が認められる（A：▷）．ドパミントランスポーターSPECTでは両側線条体の右側優位の集積低下に加え，バックグラウンドである脳実質の集積が相対的に上昇しており，"burst striatum"の状態である（B）．形態画像と比較して，機能画像が画像診断に有用な症例であった．

c. 病 理

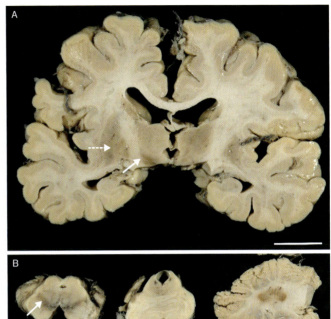

図1 PSPの肉眼所見（121頁）
A. 典型的なRichardson症候群の冠状断割面では淡蒼球（⇢），視床下核（⇨）の萎縮，軽度の前頭葉萎縮を示す．
B. 脳幹部・小脳では，中脳・橋被蓋の萎縮，黒質（⇨）の褪色を認め，青斑の色調は保たれ，小脳歯状核（右）の萎縮を認める．bar ＝2cm

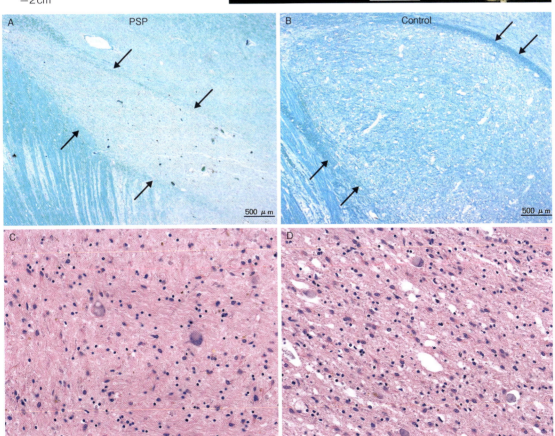

図2 淡蒼球・視床下核の変性（121頁）
PSPの視床下核（A：→）はコントロール（B：→）に比して萎縮が強く，淡蒼球（C），視床下核（D）は高度な細胞脱落とグリオーシスを示す．

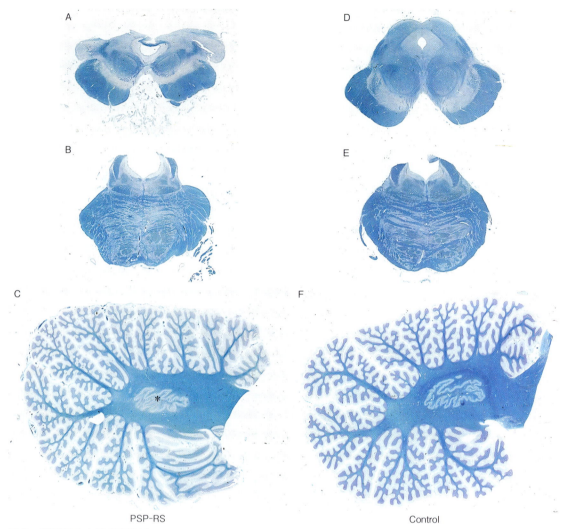

図3 脳幹部と小脳(122頁)
PSPの中脳(A)，橋(B)は，コントロール(D, E)に比して被蓋が高度に萎縮している．小脳歯状核(C)はコントロール(F)に比して萎縮し，歯状核門の(C：＊)の淡明化を認め，上小脳脚の萎縮を認める．

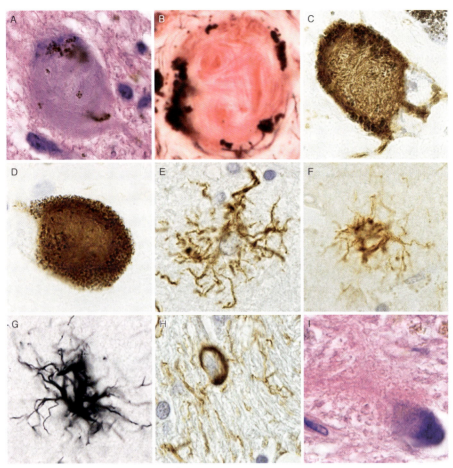

図4 PSPの組織学的所見（123頁）
神経原線維変化（A：H&E染色，B：Bodian染色，C：リン酸化タウ免疫染色，D：4リピートタウ免疫染色），tufted astrocyte（E：リン酸化タウ免疫染色，F：4リピートタウ免疫染色，G：Gallyas-Braak染色），coiled bodyやthreads（H：リン酸化タウ免疫染色，I：4リピートタウ免疫染色）．

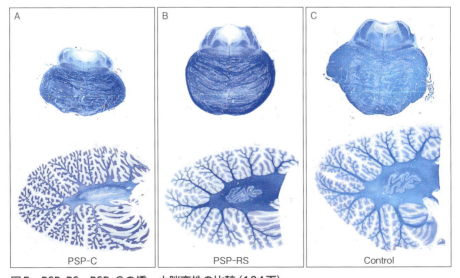

図5 PSP-RS，PSP-Cの橋，小脳変性の比較（124頁）
PSP-C（A），典型的なPSP-RS（B），コントロール（C）．PSP-Cでは橋被蓋に加えて橋底部の萎縮，小脳歯状核，小脳白質の変性，上小脳脚の萎縮が強い．

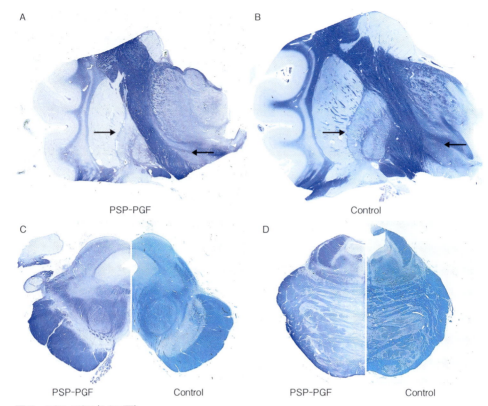

図6　PSP-PGF（125頁）
PSP-PGF（A，C左，D左）とコントロール（B，C右，D右）の比較．PSP-PGFでは淡蒼球，視床下核の萎縮（A）を高度に認めるが，中脳や橋被蓋の萎縮はみられず（C，D），上小脳脚も保たれ（D），淡蒼球・視床下核，黒質変性に比較的限局した変性を認める．

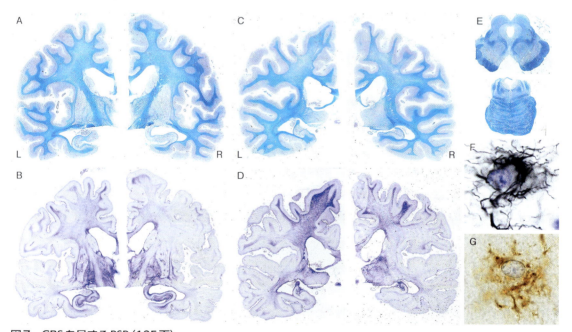

図7　CBSを呈するPSP（125頁）
CBSを呈するPSPでは大脳皮質，淡蒼球・視床下核は左右差を伴う変性（A，C：Klüver-Barrera染色，B，D：Holzer染色）を示し，中脳・橋などの脳幹部被蓋（E）の萎縮は軽いが，組織学的にはtufted astrocyte（F：Gallyas-Braak染色，G：リン酸化タウ免疫染色）を認める．L；left，R；right．

3. 大脳皮質基底核変性症
b. 画像診断・検査所見

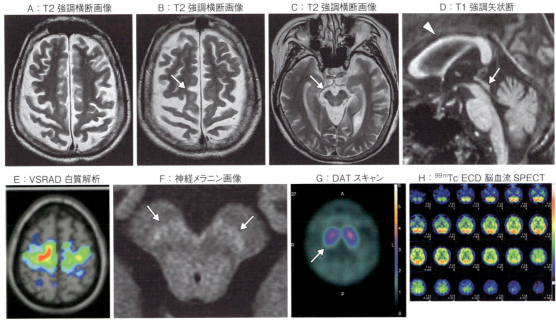

図1 60歳台女性（臨床診断：CBS）（141頁）

左手から始まる固縮の進行．A, B：T2強調横断画像では，右優位に中心溝をまたいで前頭頭頂葉萎縮が明瞭である．また，右優位に白質に高信号が捉えられる（⇨）．C：右優位に大脳脚萎縮を認める（⇨）．D：正中矢状断での中脳被蓋面積は90mm²，軽度萎縮が捉えられ（⇨），脳梁体部にも菲薄化がある（▷）．E：VSRAD白質解析では，右優位に前頭葉白質のZスコア上昇を認め，萎縮を反映している可能性がある．F：神経メラニン画像では，黒質のT1短縮が不明瞭となっている（⇨）．G：ドパミントランスポーターイメージング，DATスキャンでは，SBR 4.15（右：4.02 左：4.28）と明瞭な低値は指摘できなかったが，定性的に右基底核の取り込み低下が示唆される（⇨）．H：⁹⁹ᵐTc ECD 脳血流SPECTでは，両側中心溝周囲から前頭葉の集積低下が認められ，側頭葉も右優位に集積低下が疑われる．
VSRAD：Voxel based Specific Regional analysis system for Alzheimer's Disease，DAT：dopamine transporter

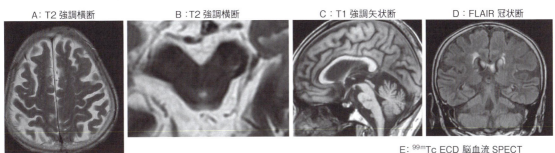

図3 70歳台女性（臨床診断：AD疑い，病理診断：CBD）（143頁）

内服管理ができない，日付がわからない，料理の手順がわからなくなり，当科受診．受診時MMSE 11/30．次第に易転倒性などが明らかとなる．
A, B：T2強調横断画像で，中心溝の見える断面で萎縮の左右差を指摘するのは難しく，大脳脚にも萎縮の左右差は指摘できない．C：T1強調矢状断（正中）で中脳被蓋面積は123mm²，明瞭な萎縮の指摘は難しい（⇨）．橋底部には，小梗塞の合併が認められる．D：FLAIR冠状断，上小脳脚の高度萎縮は捉えられない（⇨）．海馬近傍の萎縮は視診上軽度指摘できる．E：⁹⁹ᵐTc ECD 脳血流SPECTでは，両側前頭葉から頭頂葉の集積低下が認められる．わずかに左優位かもしれないが，ADを否定するのはこの段階では難しい．剖検は，この検査から4年後であるが，黒質，脳幹被蓋，扁桃核，海馬，前頭葉に変性，タウ病理を強く認めた．経時的変化で，形態的に所見が明瞭となっていたのかどうかの確認はできないが，多様な臨床病型を示す症例での，神経画像診断の困難を示している．

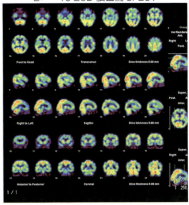

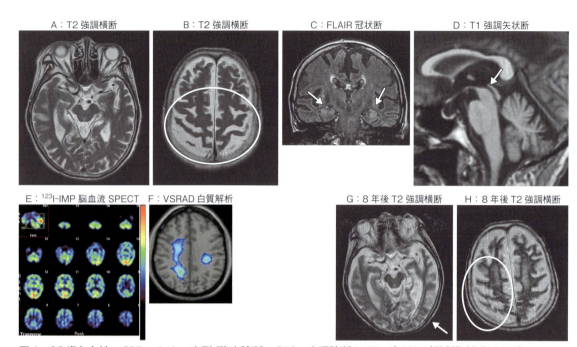

図4 80歳台女性 CBD mimics 症例（臨床診断：CBS, 病理診断：AD, 左PCA領域梗塞）(144頁)
服の着方がわからないという症状から始まり，左手が思うように動かせない状況が出現．企図振戦，少歩，易転倒性の増悪があり，CBSが疑われた．A, B：発症時MRI T2強調画像では，中心溝をまたいでの前頭頭頂葉萎縮は指摘できるが（○），左右差の特定は視診のみでは難しい．C：FLAIR冠状断では，高度の海馬近傍萎縮は捉えられない（⇒）．D：T1強調矢状断では，中脳被蓋萎縮は捉えられない（⇒）．E：^{123}I-IMP脳血流SPECTでは，中心溝を挟んで両側頭頂葉の集積低下を認める．F：VSRAD白質解析では，右優位に前頭頭頂葉Zスコア上昇が捉えられた（青）．G, H：発症から8年目のMRI T2強調画像を示す．経過中に左後大脳動脈領域の梗塞が加わっている（⇒）．前脳萎縮の進行が明瞭である．梗塞は左後大脳動脈領域であるが，中心溝をまたぐ前頭頭頂葉の萎縮は右優位に捉えられる（○）が，病理学的には神経原線維変化，老人斑の局在に，明らかな左右差は捉えられなかった．

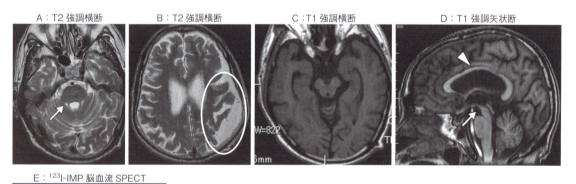

図5 80歳台男性 CBD mimics 症例（臨床診断：CBS, 病理診断：PSP）(145頁)
右手が使いにくいという初発症状に続き，右優位のパーキンソン症状の増悪を認める．A, B：発症7年目のMRI T2強調画像．上小脳脚は軽度萎縮が指摘できるかもしれないが，断定は難しい（⇒）．左側ではクモ膜下腔の拡大，一部に硬膜下水腫様所見が加わり萎縮評価は難しい．しかし，脳溝拡大は，視診上，臨床症状が強い側の対側，左側に目立つ（○）．C：T1強調横断像では，中脳周囲の脳脊髄液腔の拡大があり，中脳被蓋萎縮は示唆される．大脳脚の明らかな左右差を特定できない．D：T1強調矢状断像で，中脳被蓋面積は90mm^{2}と軽度萎縮を示す（⇒）．脳梁は菲薄化が疑われる（▷）．E：^{123}I-IMP脳血流SPECTでは，上述の脳実質外，脳脊髄液腔拡大の影響を勘案する必要があるが，左大脳に優位の集積低下が認められる．

c. 病理

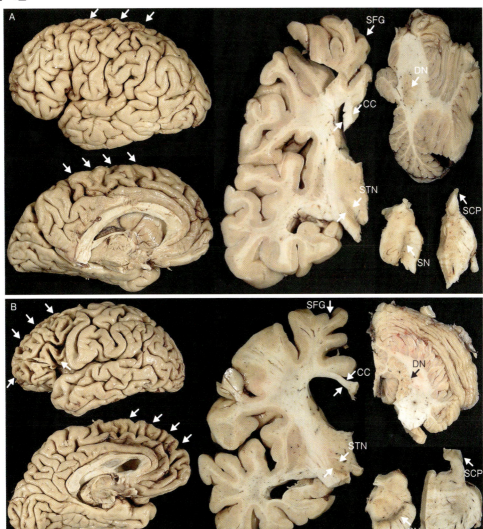

図2 CBD患者の剖検脳肉眼所見（149頁）
A. 症例1．右上肢の肢節運動失行が初発症状で，臨床診断は大脳皮質基底核症候群．
B. 症例2．行動異常と認知症が主症状で，臨床診断は前頭側頭型認知症．
症例1は大脳皮質の萎縮が上前頭回と中心傍回に限局しているのに対し，症例2は萎縮が弁蓋部を含む下前頭回に及んでおり両者の臨床型の違いを反映している．症例2は脳梁の菲薄化および側脳室の拡大も認める．両症例とも視床下核，小脳歯状核，上小脳脚は保たれており，中脳黒質は軽度の色素脱落を認める．
CC；脳梁，DN；歯状核，SCP；上小脳脚，SFG；上前頭回，SN；黒質，STN；視床下核．

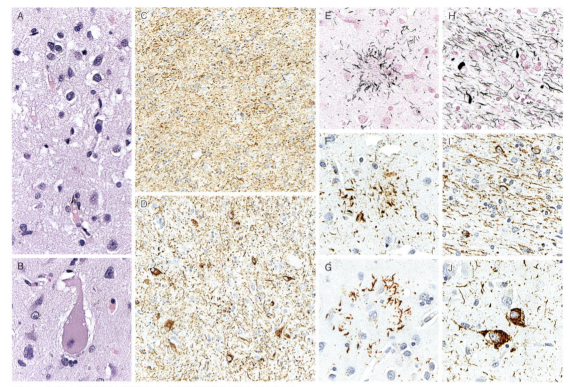

図3 大脳皮質基底核変性症の病理組織学的所見（150頁）
A．大脳皮質表層の海綿状変化．B．細胞質の膨化したballooned neuronを大脳皮質深層に認める．C．運動皮質の弱拡大像．無数のスレッドを認める．D．尾状核の弱拡大像．プレタングル，astrocytic plaque，そして無数のスレッドを認める．E〜G．上前頭回皮質のastrocytic plaque．突起遠位部に嗜銀性構造物の蓄積を認める．抗リン酸化タウ抗体（CP13），および抗4リピートタウ抗体（RD4）陽性．H，I：上前頭回白質にはcoiled bodyのほか無数のスレッドを認める．J：上前頭回皮質のプレタングル．
A，B：ヘマトキシリン・エオジン染色．C，D，F，I，J：CP13免疫染色．E，H：Gallyas-Braak染色．G：RD4免疫染色．

5. Globular glial tauopathy

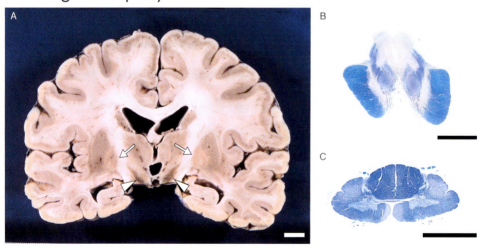

図2 GGT症例の神経病理所見（164頁）
A．ホルマリン固定後の大脳冠状断：淡蒼球（⇒）と視床下核（▷）に萎縮を認めた症例．
B．中脳被蓋に高度の萎縮を認めた症例．
C．脊髄（頸髄）に錐体路変性を認めた症例．
（スケールバー：A，B；10mm．C；5mm．B，C：クリューバー・バレラ（Klüver-Barrera）染色）

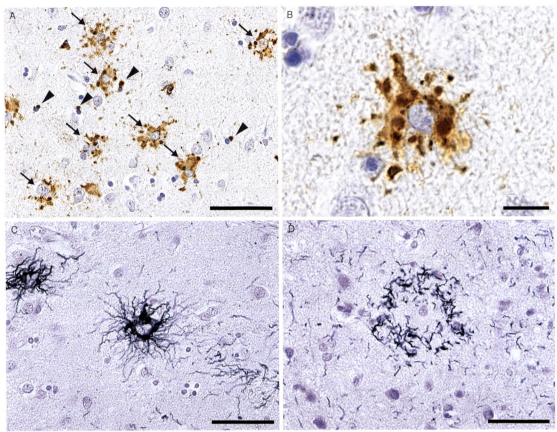

図3 GGTや他のタウオパチーでみられるグリアの特徴的な病理所見（165頁）
A. GGTの基底核（被殻）にみられた，多数のGAI（→）と，GOI（▶）．
B. GAIの拡大像：アストロサイトの胞体内から突起内にタウ陽性所見を認め，小球状の陽性封入体（GGI）を伴っている．
C, D. PSPに特徴的なtuft-shaped astrocyte（C）と，CBDに特徴的なastrocytic-plaque（D）．GAIとは形態が明らかに異なっている．
（スケールバー：A, C, D；50μm．B；10μm．A, B：抗リン酸化タウ抗体（AT-8）を用いた免疫染色．C, D：Gallyas-Braak鍍銀染色．）

6. レヴィ小体型認知症
b. 画像診断・検査所見・治療

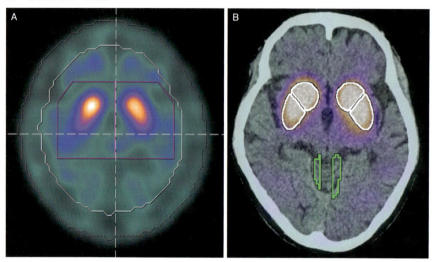

図1　DATスキャン解析例（173頁）
A. DAT viewでは台形ROIを用いてSBRを算出する．
B. SceniumではSPECT/CT合成画像を標準脳に合わせて変形することで，尾状核・被殻に設定したROI内の集積を評価できる．

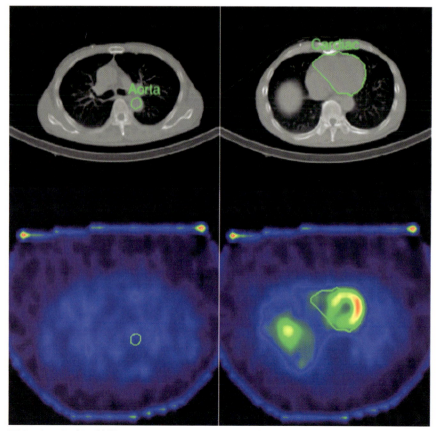

図2　SPECT/CT装置を用いたMIBG心筋シンチグラフィー解析の例（174頁）
CT画像を元に大動脈および心臓にROIを設定し（上段），そのROIをSPECT画像と重ね合わせることで心臓におけるMIBG集積をより高精度に評価できる．

III 病態解明と治療法の確立に向けて
1. 治療戦略
c. タウ蛋白

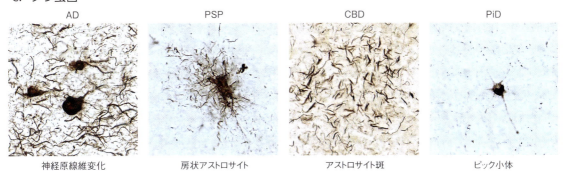

図2 主要なタウ蛋白蓄積疾患(タウオパチー)の特徴的病理像(205頁)
抗リン酸化タウ抗体(AT8)による免疫組織化学染色. 特徴的な病理像としてADで神経原線維変化, PSPでは房状アストロサイト, CBDではアストロサイト斑, PiDではピック小体が認められる. これらの疾患は蓄積するタウ蛋白のアイソフォームが異なり, ADには3リピートタウ, 4リピートタウがともに蓄積し, PSPとCBDは4リピートタウ, PiDでは3リピートタウが蓄積してくる.

2. 動物モデル
b. タウ蛋白

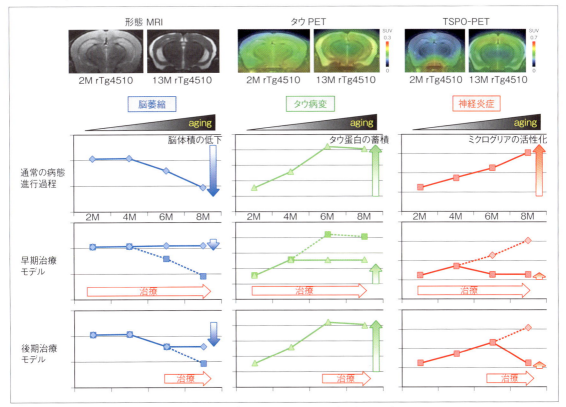

図2 タウオパチーマウスの生体イメージングによる治療評価モデル(230頁)
1段目:rTg4510マウスの形態MRI画像, タウPET画像, 神経炎症(TSPO)PET画像.
2段目:rTg4510マウスの病態進行過程. 左より, 脳体積, タウ蛋白蓄積, ミクログリア活性.
3段目:早期治療(4ヵ月齢より)による病態進行への影響.
4段目:後期治療(6ヵ月齢より)による病態進行への影響.

I 総 論

I 総 論

1. 本領域における概念の変化

下畑享良
岐阜大学大学院医学系研究科脳神経内科学分野

ESSENCE

◆ 病態抑止療法の実現を目指した臨床試験を成功に導くため，より正確で，より早期の臨床診断が求められるようになった．

◆ 新しい臨床診断基準は，さまざまな表現型を可能な限り漏らさず，そしてmimicsを除外し，かつ早期の段階から診断できることが理想である．

◆ 病態抑止療法の実現のための今後の課題として，新診断基準の検証と診断バイオマーカーの確立，そして合併病理が臨床像や検査に及ぼす影響を明らかにすることが挙げられる．

はじめに

近年，非定型パーキンソニズムのうち，進行性核上性麻痺（PSP），大脳皮質基底核変性症（CBD），レヴィ小体型認知症（DLB）の診断基準の改訂が行われた[1~3]．また多系統萎縮症（MSA）でも，2020年までに診断基準の改訂が予定されている[4]．これらの改訂の目的は，αシヌクレイン（αSyn）やタウ蛋白を治療標的分子とした病態抑止療法の実現が現実味を帯び，臨床試験の成功のため，より正確で，より早期の臨床診断が求められるようになったためである．本稿では，これら疾患概念の変化と今後の課題について議論したい．

治療標的分子と治療戦略

αSynが原因となって発症するαシヌクレイノパチーには，パーキンソン病（PD），MSA，DLBが含まれる．一方，タウ蛋白が原因となって発症するタウオパチーは，4リピートタウが蓄積する

PSP，CBD，globular glial tauopathy（GGT），3リピートタウが蓄積するPick病，両者およびアミロイドβが蓄積するアルツハイマー病（AD）が含まれる．

現在，それぞれの蛋白質は脳内を伝播し，異常蓄積を誘導するという仮説が有力視されている[5]．異常型プリオンの自己増幅や伝播と似ていることから「プリオン様伝播仮説」と呼ばれている[6]．また病因蛋白の折りたたみ構造が疾患ごとに異なり，その違いが病理学的な差異を生み出すという仮説も提唱されている[7]．αSynやタウ蛋白のコンホメーションが異なる型（strain）が，異なる疾患を引き起こすという考え方である．そしてこれらの病態仮説を踏まえた治療戦略として，これらの蛋白質発現の抑制，凝集の阻害，伝搬の阻害，クリアランスの促進などの方法が考案され，一部は臨床試験が開始されている[8,9]．ADのようなアミロイドβとタウ蛋白という少なくとも2つの治療標的分子が存在する疾患と比較し，PSPやCBDは4リピートタウのみを治療標的とするため，病態抑止療法が奏効しやすい可能性がある．

KEY WORDS　病態抑止療法，臨床診断基準，αシヌクレイン，タウ蛋白，合併病理

臨床試験の成功を目指した取り組み

病態抑止療法の実現を目指した臨床試験を成功に導くため，より正確で，より早期の臨床診断が求められている．しかしこれらの疾患の臨床診断は容易ではない．その理由は，①同じ病理学的変化であっても，古典的/典型的な表現型のみならず，多彩な表現型を呈しうること（図1～3：※），②各疾患の古典的/典型的な表現型に類似した臨床像を呈する他の疾患，すなわちmimicsないしlook alike syndromeと呼ばれる疾患が存在すること（図1～3：#），③早期診断が望ましいものの，発症早期に認められる非運動症状や運動前症状による診断は容易ではないことが挙げられる．よって新しい臨床診断基準は，さまざまな表現型を可能な限り漏らさず，そしてmimicsを除外し，かつ早期の段階から診断できることが理想である．

各疾患の臨床像

1. 進行性核上性麻痺 (PSP)

古典的な疾患概念としてのPSPは現在，Richardson症候群（RS）と呼ばれ，NINDS-SPSP基準により診断される[10]．そのなかで病理学的にPSPと診断されるものはPSP-RSと呼ばれる．RSでありながら病理学的にPSPでないものはPSP mimicsと呼ばれるが，内訳としてCBDが多い（CBD-RS）．そのほかに遺伝性，非遺伝性の疾患がRSを呈する（図1）．病理学的にPSPであるも

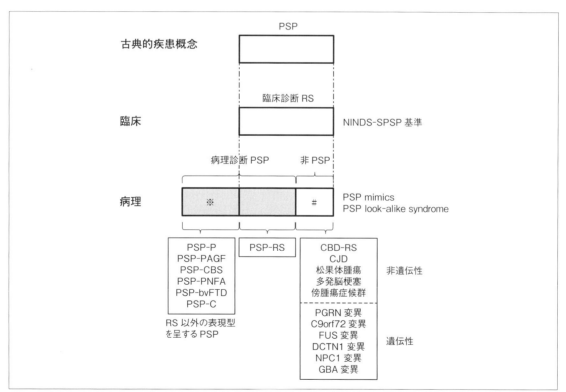

図1 PSPの疾患概念の変遷
CBD：corticobasal degeneration, CJD：Creutzfeldt-Jacob disease, DCTN1：dynactin subunit 1,
FUS：fused in sarcoma, GBA：glucosylceramidase, NPC1：Niemann-Pick disease type C1,
NINDS-SPSP：National Institute of Neurological Disorders and Stroke and Society for PSP, PGRN：progranulin,
PSP：progressive supranuclear aplsy, PSP-RS：PSP-Richardson syndrome, PSP-P：PSP-parkinsonism,
PSP-PAGF：PSP-pure akinesia with gait freezing, PSP-CBS：PSP-corticobasal syndrome,
PSP-PNFA：PSP-progressive nonfluent aphasia, PSP-bvFTD：PSP-behavioral variant frontotemporal dementia,
PSP-C：PSP-predominant cerebellar ataxia, RS：Richarson syndrome.

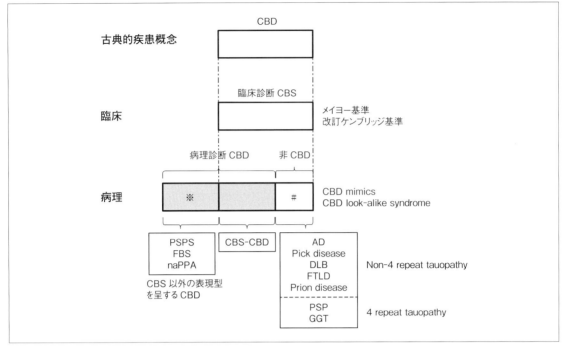

図2 CBS/CBDの疾患概念の変遷
AD: Alzheimer disease, CBD: corticobasal degeneration, CBS: corticobasal syndrome,
DLB: dementia with Lewy bodies, FBS: frontal behavioral-spatial syndrome, FTLD: frontotemporal dementia,
GGT: globular glial tauopathy, naPPA: non-fluent/agrammatic primary progressive aphasia,
PSP: progressive supranuclear palsy, PSPS: PSP syndrome.

ののRS以外の表現型を呈する異型PSP症候群は，MDS PSP diagnostic criteriaではPSP-Pなど7種類存在する[1]．わが国から報告された，小脳性運動失調を主徴とするPSP-C[11]は上記の診断基準が定める異型PSP症候群のなかには含まれていないが，海外においても少数例ながら存在することが報告されている[12]．

2. 大脳皮質基底核変性症（CBD）

古典的疾患概念としてのCBDは，現在，臨床診断ではcorticobasal syndrome (CBS)と呼ばれ，主に改訂ケンブリッジ基準が診断に用いられる[13]．そのなかで病理学的にCBDと診断されるあるものはCBS-CBDと呼ばれる．CBSを呈しながら病理学的にCBDでないものはCBD mimicsと呼ばれ，頻度としてはPSPやADが多い．PSPやGGTはCBDと同じ4リピートタウオパチーであることから，同一の治療戦略が奏効する可能性がある．病理学的にCBDであるもののCBS以外の表現型を呈する異型CBD症候群は，いわゆるArmstrong基準ではCBS-PSPSなど3種類存在する（図2）[2]．この診断基準に含まれなかった病型として，ADやPDの表現型を呈する症例が存在する．

3. 多系統萎縮症（MSA）

古典的疾患概念であるオリーブ橋小脳萎縮症（OPCA），線条体黒質変性症（SND），Shy-Drager症候群（SDS）は，共通する病理所見からMSAとまとめられ，さらにGilman分類により，臨床診断はMSA-CないしMSA-Pに分類される．近年，MSAの臨床診断も必ずしも容易ではないことが明らかにされている．MSA-P mimicsとしてはパーキンソニズムに自律神経障害を合併するDLB，PD，PSPが，MSA-C mimicsとしてはPSP-C[11]やCBD-OPCA[14]，遺伝性脊髄小脳変性症の孤発例が挙げられる．画像所見からは，小脳性運動失調が存在するにもかかわらず小脳萎縮を

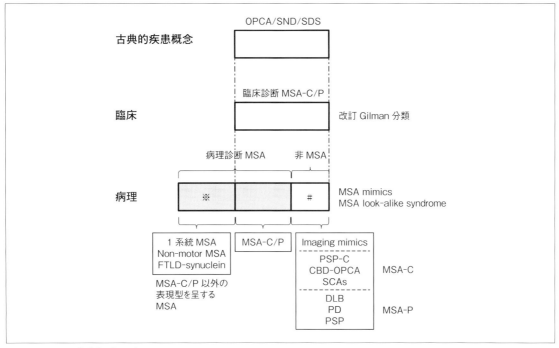

図3　MSAの疾患概念の変遷
CBD-OPCA：corticobasal degeneration-olivopontocerebellar atrophy，DLB：dementia with Lewy bodies，
FTLD-synuclein：frontotemporal dementia-synuclein，
MSA-C/P：multiple system atrophy predominated in parkinsonism/cerebellar ataxia，PD：Parkinson disease，
PSP：progressive supranuclear palsy，PSP-C：PSP-predominant cerebellar ataxia，SCAs：spinocerebellar ataxias，
SDS：Shy-Drager syndrome，SND：striatonigral degeneration.

認めない場合にはPSP-Cを，小脳萎縮に左右差を認める場合にはCBD-OPCAを疑う．またhot cross bun signや中小脳脚サイン，putaminal rim signを呈するimaging mimicsも鑑別に挙がる．病理学的にはMSAであるものの，MSA-C/P以外の表現型を呈する異型MSA症候群としては，1系統のみの変性をきたすもので，小脳性運動失調を主徴とし特発性小脳失調症と臨床診断される病型や，自律神経障害を主徴とするnon-motor MSA[15]や純粋自律神経不全症（pure autonomic failure）[16]，さらに前頭側頭葉変性症を呈するFTLD-synuclein[17]が存在する（図3）．

今後の課題

① 新診断基準の検証と診断バイオマーカーの確立
▶ まず上述の新診断基準の感度，特異度，陽性適中率を明らかにし，その問題点の有無を検証する必要がある．例えばArmstrong基準に関しては2つの検証試験が行われ，感度，特異度は必ずしも高くないことが明らかにされている[18,19]．この問題を解決するために，診断バイオマーカーの併用が必要と考えられる．具体的には，アミロイドPETやタウPETとの併用や，髄液や血液を用いたバイオマーカーの開発が望まれる．また新診断基準を用いた各疾患の自然歴の検証も病態抑止療法の実現には不可欠であり，そのためには疾患レジストリの確立・維持と，確定診断のための剖検率の向上が必要である．後者には生前同意ブレインバンクのような仕組みづくりが望まれる．

② 合併病理の問題

▶病態抑止療法に影響を与え，かつ臨床診断を困難にする要因として合併病理がある．例えばCBDの場合，AD病理やTDP43病理が合併することが報告されている．前者は17例の検討で，AD病理の合併が10例（59％）に認められた[20]．AD病理の合併は，表現型，認知症の進行速度，認知症の期間には影響しなかったが，アミロイドPETで診断したADのなかにCBDが混入する可能性があり，ADの臨床試験の結果に影響する可能性がある．

▶後者は187例の検討で，TDP43病理の合併が84例（45％）に認められた[14]．部位としては中脳被蓋や視床下核が多く，一部の症例は垂直方向性注視麻痺を呈し，PSP（CBD-PSP）と臨床診断されていた．またオリーブ橋小脳系のTDP43病理が強い症例は，MSA-Cと臨床診断されうる（CBD-OPCA）[14]．以上のように，合併病理の存在は臨床診断や検査に大きな影響を及ぼすため，より詳細な検討が必要である．

文 献

1) Höglinger GU, Respondek G, Stamelou M, et al. Clinical diagnosis of progressive supranuclear palsy：The movement disorder society criteria. Mov Disord 2017；**32**：853-864.

2) Armstrong MJ, Litvan I, Lang AE, et al. Criteria for the diagnosis of corticobasal degeneration. Neurology. 2013；**80**：496-503.

3) McKeith IG, Boeve BF, Dickson DW, et al. Diagnosis and management of dementia with Lewy bodies：Fourth consensus report of the DLB Consortium. Neurology 2017；**89**：88-100.

4) the MoDiMSA meeting 2018（Hong Kong）

5) Wong YC, Krainc D. α-synuclein toxicity in neurodegeneration：mechanism and therapeutic strategies. Nat Med 2017；**23**：1-13.

6) Woerman AL, Watts JC, Aoyagi A, et al. α-synuclein：multiple system atrophy prions. Cold Spring Harb Perspect Med 2018；**8**(7).

7) Falcon B, Zhang W, Murzin AG, et al. Structures of filaments from Pick's disease reveal a novel tau protein fold. Nature 2018；**561**：137-140.

8) Jankovic J, Goodman I, Safirstein B, et al. Safety and tolerability of multiple ascending doses of PRX002/RG7935, an anti-α-synuclein monoclonal antibody, in patients with Parkinson disease：a randomized clinical trial. JAMA Neurol 2018；**75**：1206-1214.

9) West T, Hu Y, Verghese PB, et al. Preclinical and clinical development of ABBV-8E12, a humanized anti-tau antibody, for treatment of Alzheimer's disease and other tauopathies. J Prev Alzheimers Dis 2017；**4**：236-241.

10) Litvan I, Agid Y, Calne D, et al. Clinical research criteria for the diagnosis of progressive supranuclear palsy (Steele-Richardson-Olszewski syndrome)：report of the NINDS-SPSP international workshop. Neurology 1996；**47**：1-9.

11) Shimohata T, Kanazawa M, Yoshida M, et al. Clinical and imaging findings of progressive supranuclear palsy with predominant cerebellar ataxia. Mov Disord 2016；**31**：760-762.

12) Koga S, Josephs KA, Ogaki K, et al. Cerebellar ataxia in progressive supranuclear palsy：An autopsy study of PSP-C. Mov Disord 2016；**31**：653-662.

13) Mathew R, Bak TH, Hodges JR. Diagnostic criteria for corticobasal syndrome：a comparative study. J Neurol Neurosurg Psychiatry 2012；**83**：405-410.

14) Koga S, Kouri N, Walton RL, et al. Corticobasal degeneration with TDP-43 pathology presenting with progressive supranuclear palsy syndrome：a distinct clinicopathologic subtype. Acta Neuropathol 2018 Jun 20. doi：10.1007/s00401-018-1878-z.〔Epub ahead of print〕

15) Riku Y, Watanabe H, Mimuro M, et al. Non-motor multiple system atrophy associated with sudden death：pathological observations of autonomic nuclei. J Neurol 2017；**264**：2249-2257.

16) Kaufmann H, Norcliffe-Kaufmann L, Palma JA, et al. Natural history of pure autonomic failure：A United States prospective cohort. Ann Neurol 2017；**81**：287-297.

17) Aoki N, Boyer PJ, Lund C, et al. Atypical multiple system atrophy is a new subtype of frontotemporal lobar degeneration：frontotemporal lobar degeneration associated with α-synuclein. Acta Neuropathol 2015；**130**：93-105.

18) Ouchi H, Toyoshima Y, Tada M, et al. Pathology and sensitivity of current clinical criteria in corticobasal syndrome. Mov Disord 2014；**29**：238-244.

19) Alexander SK, Rittman T, Xuereb JH, et al. Validation of the new consensus criteria for the diagnosis of corticobasal degeneration. J Neurol Neurosurg Psychiatry 2014；**85**：925-929.

20) Day GS, Lim TS, Hassenstab J, et al. Differentiating cognitive impairment due to corticobasal degeneration and Alzheimer disease. Neurology 2017；**88**：1273-1281.

I 総論

2. 症候の理解と電気生理

花島律子
鳥取大学医学部医学科脳神経医科学講座脳神経内科学分野

ESSENCE

◆ 非定型パーキンソニズムの症候は各疾患の病変の分布を反映したものであるが，神経症候は非特異的であり臨床診断は困難である．

◆ パーキンソニズムの中核は動作緩慢・寡動であり，基底核障害，特に淡蒼球病変が関与していると考えられている．

◆ 皮質内抑制や小脳抑制，可塑性誘導などの種々の生理学的指標を組み合わせることで，各疾患の鑑別に役立つ可能性があるが病理診断の裏付けが必要である．

非定型パーキンソニズムの特徴的な神経症候

非定型パーキンソニズムとは，パーキンソン病（PD）と鑑別が必要なパーキンソニズムを呈する種々の神経変性疾患であり，パーキンソニズムが主体の多系統萎縮症（MSA-P），進行性核上性麻痺（PSP），大脳皮質基底核変性症（CBD），アルツハイマー病（AD），レヴィ小体型認知症（DLB）などが含まれる．パーキンニズムとは，動作緩慢・寡動，筋強剛，静止時振戦，姿勢保持障害を併せ持つ症候であるが，動作緩慢・寡動を呈したうえで，強剛，静止時振戦，姿勢保持障害のいずれかを示すものと定義されている．非定型パーキンソニズムでは，まずパーキンソニズムが存在し，そのほかに原因となっている神経疾患に特有の神経症候を表すこととなる．すなわち，MSA-Pであれば自律神経障害や小脳症状および錐体路徴候，PSPであれば垂直性眼球運動障害，遂行機能障害，CBDの場合にはミオクローヌス，

ジストニア，失行，皮質性感覚障害などが特徴とされる．

これらの，疾患に特有な神経症候は，それぞれの疾患の障害部位を反映している．すなわち，基底核系の淡蒼球，視床下核，黒質などの病変により，パーキンソニズムおよびジストニアなどを呈すると考えられ，PSPの脳幹（中脳）被蓋病変は眼球運動障害の原因になり，CBDの前頭葉，頭頂葉などの病変では失行や皮質性感覚障害が生じるとされる．しかし，これらの非定型パーキンソニズムは他の疾患の特徴とされる症候を併発する場合もあり必ずしも特徴とされる神経症候を示さないこともある．MSAと診断されていても病理診断ではPDやDLBもしくはPSPであったり，PSPと診断されていてもCBDやAD，前頭側頭型認知症（FTD）であったりすることがしばしば報告されている[1~3]．各疾患の病変部位が広範囲に及び重なり合い，障害部位に特異性がないため，各部位の障害の程度によって同一の疾患でも種々の症候を呈しうるため，臨床症状からの原因

KEY WORDS 動作緩慢・寡動, Alexander & Crutcher モデル, 経頭蓋磁気刺激, 皮質内抑制, 可塑性誘導

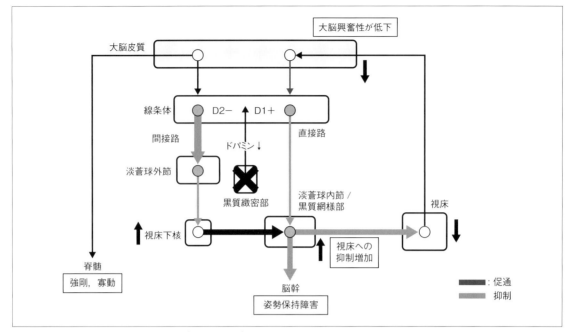

図1 Alexander & Crutcherモデルによるパーキンソン病での寡動の発生機序の説明　　（文献4）より引用）

疾患の鑑別は困難である．

　非定型パーキンソニズムにおけるパーキンソニズムは，通常PDよりも症状進行が早く，姿勢保持障害や転倒が早期から出現し，静止時振戦の頻度は少ないとされている．それぞれの原因疾患によるパーキンソニズムのなかでの症状の違いは，基底核内での病変の分布の違いによると推定されるが，その機序はまだ解明されていない．PDの寡動は，Alexander & Crutcher[4]のモデルでは，黒質の変性により線条体のドパミンが不足するため，直接路（線条体-淡蒼球内節）の抑制低下と間接路（線条体-淡蒼球外節-視床下核-淡蒼球内節）の促通亢進が起こり，淡蒼球内節の興奮が増強することで視床への抑制が増加し，結果視床-皮質の興奮性入力が減少するためと考えられている（図1）．非定型パーキンソニズムにおいては，病初期には強剛はみられず，すくみ足，小字，小声などの寡動・無動がみられるタイプのPSP-pure akinesia with gait freezing（PSP-PAGF）では，PSP-RSに比べると小脳核の変性は軽度で黒質，淡蒼球内節，視床下核に変性がみられ[5,6]，淡蒼球の病変により寡動・無動を呈するという症例報告から，寡動・無動は淡蒼球病変に関与していると考えられている[7]．淡蒼球病変による寡動・無動の発生機序は，Alexander & Crutcherモデルの単純な促通・抑制だけでは発生機序の説明が難しい部分があり，大脳皮質と淡蒼球の神経活動の13～30Hzベーター帯域での異常同期が寡動と関係しており[8]，他部位とのネットワーク内の調節障害の関与も考えられている．

神経生理学的アプローチ

　非定型パーキンソニズムの病態を神経生理検査で客観的に把握する種々の試みが行われている．指タッピングの動作解析では，MSAではPDと同様に反復運動時の指間距離振幅の減衰が観察されるが[9]，PSPでは振幅は小さいが減衰には乏しくPDと差異がみられる[9,10]．振幅減少と反復運動中の振幅減衰とは異なる機序によるものと推察され，二つの疾患の病態の差異を反映している可能性がある．一方，CBSでは失行により行動開始の遅れや動作の遅さ，各指の動きの統合が障害され巧緻運動の障害がみられる[11]．

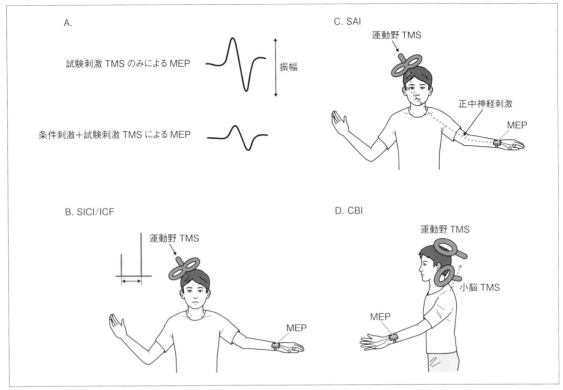

図2 種々の条件―試験運動野経頭蓋磁気刺激（TMS）による運動野興奮性の評価
A. 運動野TMSによる刺激対側四肢筋の運動誘発電位（MEP）の振幅を運動野興奮性の指標とする．試験刺激のみのときのMEPの大きさと，条件刺激を加えたときの振幅の大きさを比較し，その変化を条件刺激による運動野の興奮性変化とする．
B. SICI/ICF．運動野2発磁気刺激する．条件刺激は運動閾値以下，試験刺激はMEPが誘発できる強度とする．
C. SAI．条件刺激を対側正中神経刺激，試験刺激を運動野TMSとする．
D. CBI．条件刺激を小脳部磁気刺激，試験刺激を運動野TMSとする

また，PSPとCBSの脳波は，CBSでは障害が強い大脳半球側での徐波化が認められ，PSPとの鑑別に役立つ可能性が示唆されている[12]．

脳幹機能を評価するため，予期せぬ音刺激や電気刺激により四肢体幹の筋電図が誘発される驚愕反射や，三叉神経刺激により眼輪筋収縮が誘発される瞬目反射などの脳幹反射が用いられる．驚愕反射は橋網様体起源とされ，瞬目反射の早期成分R1は橋，後期成分R2は延髄毛様体起源と考えられている[13]．MSAでは驚愕反射および瞬目反射が亢進しており，PSPでは驚愕反射が減弱し瞬目反射は正常であり，CBSでは両方異常がなく，疾患により違いがみられている[14]．

一方，運動野経頭蓋磁気刺激（TMS）による刺激対側の四肢筋の運動誘発電位（MEP）を評価に用いて，中枢神経内の運動伝導時間を測定し錐体路障害を検出するほかに，種々の条件刺激によるMEP振幅の変化を評価することで運動野興奮性変化や脳内ネットワークの異常を捉える試みが行われている（図2）．その一つの運動野二連発法では，運動閾値以下の磁気刺激を条件刺激として与え，試験刺激に1～5ms先行させるとMEPの振幅が試験刺激のみのときよりも小さくなり，10～20msでは大きくなる[15]（図2A, B）．これらは運動野内介在ニューロンなどの興奮性調節機構を反映した効果とされ，前者は短潜時皮質内抑制（SICI）と呼ばれGABA系抑制性介在ニューロンの機能に関係し，後者は皮質内促通（ICF）と呼ばれ興奮性介在ニューロンに関係していると考えられている．SICIはPDで減弱するとされ，基底核

の入力の異常により運動野興奮性の異常が生じたためと考えられている．また，正中神経刺激を条件刺激として，皮質潜時に相当する19〜21 ms後に運動野TMSを与える方法では，感覚入力によりMEP振幅は減弱し，短潜時求心性抑制（SAI）と呼ばれる[16]（図2C）．SAIは皮質内コリン系伝達物質の関与が示唆されており，コリン系の機能障害がみられるADでは，SAIの減弱が起こる[17]．

これらの指標は，PSPではSICIが減弱しICFとSAIは正常である[18]．CBSおよびMSAでもSICI減弱が報告され[19]，CBSでは早期からPDよりも強いSICI減弱がみられるとされる[20]．また，CBS/PSPのパーキンソニズムではSICIのみ異常であり，ADではSAIのみ異常であるが，DLBでは両方が異常となることから，SICIとSAIを組み合わせにより，これらの疾患の鑑別に役立つと報告されている[21]．

このほか，小脳や対側運動野から運動野への入力による調節を調べる方法も開発されている．小脳部磁気刺激後5〜7 msに運動野TMSを与えるとMEP振幅が減少する小脳抑制（CBI）は，疾患の検討から小脳皮質から上小脳脚，視床を介した運動野への入力を反映していると考えられている[22]（図2D）．PSP-RSは病理学的には歯状核などの異常が存在するにもかかわらず，臨床的には小脳性運動失調がみられないが，CBIは減弱しており小脳系の異常を捉えることができる[23]．また，別の小脳機能の検査として，音刺激と電気刺激を同時に与え瞬目反射を誘発することを繰り返すと，音のみで瞬目反射が出現するようになる古典的条件付けがあるが，これもMSAとPSPでは消失していると報告されている[24]．

また，対側の運動野磁気刺激により対側運動野

表1 非定型パーキンソニズムの種々の指標の変化のまとめ

	驚愕反射	瞬目反射	SICI	SAI	小脳	可塑性誘導
PD	減弱正常	正常	減少	正常	正常減弱	減弱
MSA	亢進	亢進	減少	減少	減少	減弱
PSP	減弱	遅延減弱	減少	正常	減少	LTP亢進
CBS	正常	正常	減少	正常	不明	一定ではない
DLB	減弱	遅延	減少	減少	不明	不明

ただし，異なる報告もみられることと病理診断の裏付けがないことから，まだ確定的なものではない．

から脳梁を介した運動野への抑制性の入力を検出することができるが，PSP-RSではPSP-PやPDよりも抑制が強く障害されており，障害の程度は認知機能に関連すると報告されている[25]．

さらに，反復TMSにより刺激後に長期増強（LTP）および長期抑圧（LTD）様の神経可塑性様変化を誘導できることが知られている．PDではLTP/LTDともに誘導されずL-ドパ内服で改善することが知られているが，MSA-PでもLTD/LTP誘導が悪いと報告されている[26]．CBSでは障害の軽い側でも可塑性誘導が障害されているが，障害の強い側では錐体路障害が強く検査ができないことや，合併する認知機能障害の程度により病態の違いを反映して種々の結果を示す[27]．また，PSPでは逆にLTP様効果が増大していると報告されている[28]．

以上述べた種々の生理学的検査は，非定型パーキンソニズムの各疾患により違いがみられる可能性があり，検査の組み合わせにより病態の把握や，診断の一助になる可能性がある[29]（表1）．

今後の課題

▶非定型パーキンソニズムの鑑別診断，病状の進行を把握するための神経生理検査の開発が期待される．
▶今後の課題として，神経生理学的検査と病理診断との対応が必要である．

文献

1) Hughes AJ, Daniel SE, Kilford L, et al. Accuracy of clinical diagnosis of idiopathic Parkinson's disease：a

clinico-pathological study of 100 cases. J Neurol Neurosurg Psychiatry 1992；**55**：181-184.

2) Koga S, Aoki N, Uitti RJ, et al. When DLB, PD, and PSP masquerade as MSA：an autopsy study of 134 patient. Neurology 2015；**85**：404-412.

3) Josephs KA, Petersen RC, Knopman DS, et al. Clinicopathologic analysis of frontotemporal and corticobasal degenerations and PSP. Neurology 2006；**66**：41-48.

4) Alexander GE, Crutcher MD. Functional architecture of basal ganglia circuits：neural substrates of parallel processing. Trends Neurosci 1990；**13**：266-271.

5) Matsuo H, Takashima H, Kishikawa, M et al. Pure akinesia：an atypical manifestation of progressive supranuclear palsy. J Neurol Neurosurg Psychiatry 1991；**54**：397-400.

6) Williams DR, Holton JL, Strand K, et al. Pure akinesia with gait freezing：a third clinical phenotype of progressive supranuclear palsy. Mov Disord 2007；**22**：2235-2241.

7) Pramstaller PP, Salerno A, Bhatia KP. et al. Primary central nervous system lymphoma presenting with a parkinsonian syndrome of pure akinesia. J Neurol 1999；**246**：934-938.

8) Little S, Brown P. The functional role of beta oscillations in Parkinson's disease. Parkinsonism Relat Disord 2014；**20** Suppl 1：S44-48.

9) Djurić-Jovičić M, Petrović I, Ječmenica-Lukić M, et al. Finger tapping analysis in patients with Parkinson's disease and atypical parkinsonism, J Clin Neurosci 2016；**30**：49-55.

10) Ling H, Massey LA, Lees AJ, et al. Hypokinesia without decrement distinguishes progressive supranuclear palsy from Parkinson's disease. Brain 2012；**135**：1141-1153.

11) Leiguarda RC, Merello M, Nouzeilles MI, et al. Limb-kinetic apraxia in corticobasal degeneration：clinical and kinematic features. Mov Disord 2003；**18**：49-59.

12) Tashiro K, Ogata K, Goto Y, et al. EEG findings in early-stage corticobasal degeneration and progressive supranuclear palsy：a retrospective study and literature review. Clin Neurophysiol 2006；**117**：2236-2242.

13) Valls-Sole J. Assessment of excitability in brainstem circuits mediating the blink reflex and the startle reaction. Clin Neurophysiol 2012；**123**：13-20.

14) Valls-Solé J, Valldeoriola F, Marti MJ, et al. Distinctive abnormalities of facial reflexes in patients with PSP. Brain 1997；**120**：1877-1883.

15) Kujirai T, Caramia MD, Rothwell JC, et al. Corticocortical inhibition in human motor cortex. Journal of Physiology 1993；**471**：501-519.

16) Tokimura H, Di Lazzaro V, Tokimura Y, et al. Short latency inhibition of human hand motor cortex by somatosensory input from the hand. J Physiol 2000；**523**：503-513.

17) Di Lazzaro V, Oliviero A, Tonali PA, et al. Noninvasive in vivo assessment of cholinergic cortical circuits in AD using transcranial magnetic stimulation. Neurology 2002；**59**：392-397.

18) Brusa L, Ponzo V, Mastropasqua C, et al. Theta burst stimulation modulates cerebellar-cortical connectivity in patients with progressive supranuclear palsy. Brain Stimul 2014；**7**：29-35.

19) Hanajima R, Ugawa Y, Terao Y, et al. Ipsilateral corticocortical inhibition of the motor cortex in various neurological disorders, J Neurol Sci 1996；**140**：109-116.

20) Frasson E, Bertolasi L, Bertasi V, et al. Paired transcranial magnetic stimulation for the early diagnosis of corticobasal degeneration. Clin Neurophysiol 2003；**114**：272-278.

21) Benussi A, Dell'Era V, Cantoni V, et al. Discrimination of atypical parkinsonisms with transcranial magnetic stimulation. Brain Stimul 2018；**11**：366-373.

22) Ugawa Y, Day BL, Rothwell JC, et al. Modulation of motor cortical excitability by electrical stimulation over the cerebellum in man. J Physiol 1991；**441**：57-72.

23) Shirota Y, Hamada M, Hanajima R, et al. Cerebellar dysfunction in progressive supranuclear palsy：a transcranial magnetic stimulation study. Mov Disord 2010；**30**：25：2413-2419.

24) von Lewinski F, Schwan M, Paulus W, et al. Impairment of brainstem implicit learning paradigms differentiates multiple system atrophy (MSA) from idiopathic Parkinson syndrome. BMJ Open 2013；**3**：e003098.

25) Wittstock M, Pohley I, Walter U, et al. Interhemispheric inhibition in different phenotypes of progressive supranuclear palsy. J Neural Transm (Vienna) 2013；**120**：453-461.

26) Suppa A, Marsili L, Di Stasio F, et al. Primary motor cortex long-term plasticity in multiple system atrophy. Mov Disord 2014；**29**：97-104.

27) Suppa A, Di Stasio F, Marsili L, et al. Primary motor cortex LTP/LTD-like plasticity in probable corticobasal syndrome. J Neurophysiol 2016；**115**：717-727

28) Conte A, Belvisi D, Bologna M, et al. Abnormal cortical synaptic plasticity in primary motor area in progressive supranuclear palsy. Cereb Cortex 2012；**22**：693-700.

29) Bologna M, Suppa A, Di Stasio F, et al. Neurophysiological studies on atypical parkinsonian syndromes. Parkinsonism Relat Disord 2017；**42**：12-21

I 総　論

3. 疫学，疫学研究の方法

瀧川洋史・花島律子
鳥取大学医学部医学科脳神経医科学講座脳神経内科学分野

ESSENCE

◆疫学とは健康関連の事象の頻度と分布およびそれらに影響を与える因子を明らかにするものであり，疾患を理解するうえで基本的な項目である．

◆非定型パーキンソニズムのなかでもPSP/CBDは多彩な臨床像を呈し，臨床診断と病理診断が乖離する場合がある．

◆非定型パーキンソニズムの臨床像理解とバイオマーカー確立を目指した，全日本コンソーシアムによる臨床情報および生体試料/遺伝子試料収集のコホート研究が行われている．

◆バイオマーカーの確立は，病態の解明へのブレイクスルーとなることが期待され，病態修飾薬の開発に寄与することが期待される．

はじめに

　疫学とは「明確に規定された人間集団の中で出現する健康関連のいろいろな事象の頻度と分布およびそれらに影響を与える要因を明らかにして，健康関連の諸問題に対する有効な対策樹立に役立てるための科学」と定義される．神経疾患に限らず疾患の分布(有病率，性別，好発年齢)，自然史，発症の要因や原因も含めた疫学的情報は臨床において基本的な項目と考えられる．ロンドンにおけるコレラ患者の発症地域が特定の水源を利用している住民に多いことから疾患との関連性が疑われ，その水源の使用を禁止することで，コレラの流行が抑制されたことは疫学的研究例として知られている．

　本稿では，臨床研究における疫学研究について概説するとともに非定型パーキンソニズムである多系統萎縮症(MSA)，進行性核上性麻痺(PSP)，大脳皮質基底核変性症(CBD)，レヴィ小体型認知症(DLB)における疫学的研究について解説し，わが国においてPSP/CBDを対象として進行中である多施設共同コホート研究であるJALPAC(Japanese Longitudinal Biomarker Study in PSP and CBD)研究について紹介しながら問題点と課題を共有していきたい．

臨床研究における疫学研究

　疫学研究は分析的研究の一つであり，地域社会や特定の人間集団を対象として健康に関する事象(疾病の発症や進行など)の頻度や分布を調査し，その要因を明らかにするためのものである．時間軸で研究デザインを考えたときに対象集団における特定の時点における事象を解析するものが横断研究であり，経時的な視点で解析するものが縦断研究である．対象集団を現在から過去に翻って，

KEY WORDS
疫学研究，コホート研究，コンソーシアム，バイオマーカー，JALPAC研究

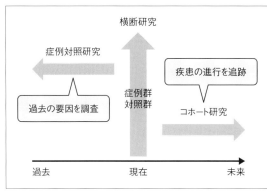

図1 横断研究と縦断研究
対象集団における特定の時点における事象を解析するものが横断研究であり，経時的な視点によって疾患の要因や進行・予後を解析するものが縦断研究である．対象集団を現在から過去に翻って後ろ向きに解析するものが症例対照研究であり，現在から未来に向かって前向きに解析するものが，コホート研究である．

表1 症例対照研究とコホート研究

	症例対照研究	コホート研究
観察期間	短い	長い
労力と費用	小さい	大きい
まれな疾患の調査	できる	ほとんどできない
疾患診断の信頼性	勝る	劣る
人口移動の大きい集団	実施可能	実施不可能
暴露情報の信頼性	劣る	勝る
バイアスの影響	大きい	小さい
関連の時間性の評価	できない	できる
発生率	算出不可	算出可
総合的な信頼性	劣る	勝る

疾患の要因や症候学的な特徴，検査データなどを後ろ向きに解析するものが症例対照研究であり，対象集団を現在から未来に向かって前向きに臨床症候や検査データなどを解析するものがコホート研究である（**図1**）．コホート研究では特定の疾患集団などを対象集団として登録（レジストリー）し，前向きに追跡研究する場合や地域住民などより広範囲を対象とする場合がある．症例対照研究ではコホート研究と比較して短い観察期間，小さい労力と費用，診断の信憑性の高さにおいては有用であるが，暴露情報の信憑性，バイアスの影響，発生率の算出においては劣るとされ，総合的にはコホート研究のほうがより信頼性が高いと考えられている（**表1**）．

非定型パーキンソニズムと疫学研究

1. 多系統萎縮症（MSA）

MSAは小脳性運動失調，パーキンソン症状，自律神経症状など多系統にわたる症状を徐々に呈する成人発症の孤発性神経変性疾患である．40〜60歳代での発症が多く，有病率は4.4人/10万人と報告されている[1]．MSAにおける多施設共同によるコホート研究として，わが国ではJAMSAC（Japan Multiple System Atrophy Consortium），欧州ではEMASA SG（European Multiple System Atrophy Study Group）[2]，北米ではNAMSA SG（North American Multiple System Atrophy Study Group）がある[3]．平均予後はいずれの研究においても約9年と一致した結果であり，UMSARSの運動機能に関する評価スコア（UMSARS part II）が進行を捉える評価スケールとして有用であり，自律神経障害の程度が予後予測因子となることが示された．治験とリンクしたMSAレジストリー研究が東京大学を研究代表施設として進行している．

2. 進行性核上性麻痺（PSP）

PSPは，1964年にSteeleらによって報告された中年期以降に発症し，病初期から易転倒性を伴う姿勢保持障害を特徴としており，垂直性核上性眼球運動障害，体軸性強剛，認知障害などを示す[4]．剖検例の検討では車椅子が必要となるのに2〜3年，臥床状態になるのに4〜5年，平均罹病期間は5〜9年と報告されている．病理診断された103例による後方視的研究によってパーキンソン病（PD）に類似した臨床像を示す一群が明らかとなり，古典的PSPをRichardson症候群と称するのに対してPSP-P（PSP-parkinsonism）と呼ばれるようになった[5]．さらにPSP-PAGF（PSP-pure akinesia with gait freezing）[6]，PSP-C（PSP with cerebellar ataxia）[7]などの臨床亜型が報告

され多彩な臨床像を示し，2017年には新たな診断基準が上梓されている[8]．鳥取県米子市にて行われた疫学調査での有病率は，2000年には5.82人/10万人であったが[9]，2010年頃には，17.90人/10万人と増加しており，高齢化やPSP-PやPSP-PAGFなど臨床亜型の存在が明らかになった影響が考察されている[10]．富山大学法医学講座からの報告では，司法解剖で中枢神経が評価可能であった998例のうち28例（2.8％）において，病理学的にPSPの診断基準を満たしており，生前にはPSPと診断されていない例が多数例存在する可能性が示されている[11]．多施設共同によるコホート研究として，わが国ではJALPAC研究が進行しているが，米国，英国，フランス，ドイツ，イタリアなど欧米各国においても実施されており，将来的には国際的なコホート研究が検討されている．

3. 大脳皮質基底核変性症（CBD）

CBDは，1968年にRebeizらによって臨床病理報告された前頭・頭頂葉徴候としての肢節運動失行，把握反射，他人の手徴候，皮質性感覚障害，錐体外路徴候としての無動，強剛，ジストニア，ミオクローヌスなどを示し，古典的には一側優位性な臨床像を呈することを特徴としている[12]．2007年に高知県高幡地方（人口66,465人）において地域内の医療機関での診療記録，介護保険施設での利用者，保健所での特定疾患受給者を共同調査した悉皆調査では，有病率9人/10万人であり，標準人口を基準とした訂正有病率は6人/10万人であった[13]．Boeveらの検討では，CBDと臨床診断された13例の病理診断はCBD 7例，アルツハイマー病2例，PSP 1例，Pick病1例，Creutzfeldt-Jakob病1例，非特異的神経変性症1例と多彩であった[14]．国際コンソーシアムによる病理学的に診断が得られたCBD 210例の検討では，発症年齢は63.7±7.0歳，罹病期間は6.6±2.4年であったが生前の臨床診断が合致していたのは，37.1％にすぎなかった[15]．CBDが多彩な臨床像を示すことから臨床診断名をCBS（corticabasal syndrome），病理診断名をCBDとして区別するようになった．

CBDの臨床診断には，Mayo基準，改定Cambridge基準，Armstrong基準が使用されているが，感度，特異度とも高くないという問題点がある[16,17]．わが国においてはPSPと同様にJALPAC研究による多施設共同によるコホート研究が進行しており，CBD剖検例による後方視的な検証研究も進行中である．

4. レヴィ小体型認知症（DLB）

DLBは多くは50〜70歳台に発症する進行性の認知機能障害に加えて，パーキンソニズムと幻覚などを伴う精神症状を示す神経変性疾患である．認知機能では病初期には記憶障害は軽微で注意障害，遂行機能障害，視空間認知障害が前景に立つ場合がある．65歳以上の地域住民を対象とした全国調査による集計では，2010年における全国の認知症有病者数は約439万人と算出され，DLB/PDD（Parkinson's disease with dementia）が4.3％と推定されている[18]．2017年には国際コンソーシアムによる診断基準が上梓され，認知機能の変動，繰り返し出現する具体的な幻視，レム睡眠期行動異常症，誘因のないパーキンソニズムが中核的特徴とされている[19]．わが国では福岡県久山町や島根県海士町を含めた全国8地域に在住する65歳以上の地域高齢者約1万人を対象とした認知症調査後に前向き追跡研究を行う大規模認知症コホート研究であるJPSC-AD（Japan Prospective Studies Collaboration for Aging and Dementia）が進行している．

JALPAC研究

PSP/CBDの臨床像を解明し，バイオマーカーを確立することは，臨床診断や背景病理の指標，病期進行や治療効果の指標，病態解明の手掛かりになることが期待される．希少疾患であることから単独施設での多数例の検討は困難であり，PSP/CBD診療に熟達している複数の施設によるコンソーシアムを形成し，詳細な臨床情報の整った生体試料/遺伝子試料を経時的変化を把握しながらall Japanで収集するJALPAC研究が整備さ

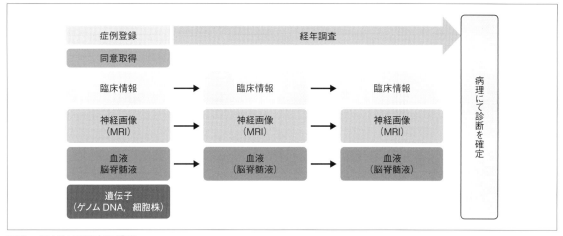

図2 JALPAC研究の流れ
JALPAC研究では，PSP/CBDと臨床診断された症例を登録し，共通プロトコールに従い縦断的かつ包括的に臨床症状，生体試料/遺伝子試料を経年的に収集する．

れた．生体試料収集における基本コンセプトとしては，①統一したプロトコールと資材を用い品質の高い生体試料の収集，②現場の医師の負担をなるべく減らしたシステム，③貴重な生体試料をパブリックに保管・管理し，長期間にわたり維持・運用できる体制を構築することにあり，JALPAC研究では検査会社を介することで，共通の資材，検体処理，搬送をスムースに行えるように工夫している．

1. 研究体制

研究参加施設において文書での同意を得られた症例について共通のプロトコールに従って収集している．生体試料(血清，血漿，脳脊髄液)，遺伝子試料(ゲノムDNA，細胞株)，臨床情報，画像情報は各施設内で匿名化を行い，臨床情報と画像情報は鳥取大学，松江医療センター，新潟大学内に設置したデータベースに保管し，生体試料および遺伝子試料は新潟大学ならびに鳥取大学に保管する体制としている．登録する臨床情報には年齢，性別，臨床診断，既往歴，家族歴，PSPやCBD診断基準項目を含めた神経症候，ADL評価(PSPRS-J(PSP Rating Scale 日本語版)，BI(Barthel index))，認知機能(MMSE(Mini-Mental State Examination)，FAB(Frontal Assessment Battery))，合併症・療養先・介護者が困っていることを含めた7カテゴリー，120項目から構成されている．生体試料/遺伝子試料は，研究参加施設で採取後，検査会社にて回収・検体処理を行い，一部検体にて検査を行った後に保存施設に搬送される．参加施設には，診断基準に照らし合わせた診断情報，検査会社で測定された生化学的検査(血清総蛋白，アルブミン，AST，ALT，クレアチニン，血漿CK，脳脊髄液蛋白値)，新潟大学にて測定された脳脊髄液検査値(タウ蛋白，リン酸化タウ蛋白，Aβ42)がフィードバックされる．症例登録後は，1年ごとに臨床情報と生体試料を追加登録することにより経年的な変化，最終的には病理診断された症例の収集を目指している(図2)．

2. 実施状況

全国44施設が本研究に参加し，症例登録が進行中である．2014年11月に症例登録を開始してから2018年12月現在においてベースラインとして271症例(PSP 147例，CBD/CBS 61例，その他53例，コントロール10例)が登録され，初回登録時において生体試料[血清260例(99.6%)，血漿248例(95.0%)，脳脊髄液183例(70.1%)]，遺伝子試料[ゲノムDNA 223例(84.5%)，細胞株218例(82.6%)]，画像情報148例(56.7%)が収集された．経年的な再登録として140例が登録さ

れ，初回登録1年後のフォローアップ率は84.9％であった．登録後に22例が亡くなり，10例については病理解剖が実施された．PSPの臨床亜型における初発症状の相違，PSPRS-JとBIの相関など臨床像の解析が進められている．

3. 今後の展望

多数例の解析によって臨床像，自然史，予後予測因子などが解明され臨床現場への直接的な貢献のみならず，治験への症例リクルートへの貴重な基礎情報が得られることが予想される．また，症例登録を基盤とした臨床情報，生体試料/遺伝子試料の収集は，高品質のバイオリソースとなり，疾患特異的なバイオマーカーの探索，病態解明，さらには，治療法開発のブレイクスルーとなることが期待される．多彩な臨床像を呈する疾患であることからも病理診断例の集積がきわめて重要である．

おわりに

疾患を理解するうえで疫学的研究は基本であり，疫学的研究によって非定型パーキンソニズムの有病率，臨床亜型，自然史など疾患への理解が深まってきているが，その一方で多彩な臨床像を呈し最終診断が病理学的な検索によるために臨床診断が困難な場合がある．非定型パーキンソニズムへの理解を深め，有効なバイオマーカーを確立していくためにも臨床の質が担保された長期的なフォローアップによる詳細な臨床情報や生体試料/遺伝子試料の収集が重要であり，コンソーシアムによるコホート研究の推進，剖検例の集積が必要不可欠である．また，これらによって得られる知見は，今後発展すると期待される疾患修飾薬の開発にも貢献することが期待される．

今後の課題

▶ 多彩な臨床像を呈する非定型パーキンソニズムへの理解を深めるためにはコホート研究による剖検例の集積が重要であり，生前同意によるブレインバンクのような試みが必要である．

▶ 詳細な臨床症状と生体試料/遺伝子試料の揃った多数例の収集が，バイオマーカーの確立や病態解明へのブレイクスルーに寄与することが期待される．

▶ 有用なバイオマーカーの確立は，早期の臨床診断を可能とし，疾患修飾薬による治療実現を推進するために重要である．

文 献

1) Schrag A, Ben-Shlomo Y, Quinn NP. Prevalence of progressive supranuclear palsy and multiple system atrophy：a cross-sectional study. Lancet 1999；**354**：1771-1775.

2) Paul S, Hwang JK, Kim HY, et al. Multiple biological properties of macelignan and its pharmacological implications. Arch Pharm Res 2013；**36**：264-272.

3) Low PA, Reich SG, Jankovic J, et al. Natural history of multiple system atrophy in the USA：a prospective cohort study. Lancet Neurol 2015；**14**：710-719.

4) Steele JC, Richardson JC. Olszewski J. Progressive supranuclear palsy. A heterogeneous degeneration involving the brain stem, basal ganglia and cerebellum with vertical gaze and pseudobulbar palsy, nuchal dystonia and dementia. Arch Neurol 1964；**10**：333-359.

5) Williams DR, de Silva R, Paviour DC, et al. Charac-

teristics of two distinct clinical phenotypes in pathologically proven progressive supranuclear palsy：Richardson's syndrome and PSP-parkinsonism. Brain 2005；**128**：1247-1258.

6) Williams DR, Holton JL, Strand K, et al. Pure akinesia with gait freezing：a third clinical phenotype of progressive supranuclear palsy. Mov Disord 2007；**22**：2235-2241.

7) Kanazawa M, Shimohata T, Toyoshima Y, et al. Cerebellar involvement in progressive supranuclear palsy：A clinicopathological study. Mov Disord 2009；**24**：1312-1318.

8) Hoglinger GU, Respondek G, Stamelou M, et al. Clinical diagnosis of progressive supranuclear palsy：The movement disorder society criteria. Mov Disord 2017；**32**：853-864.

9) Kawashima M, Miyake M, Kusumi M, et al. Preva-

lence of progressive supranuclear palsy in Yonago, Japan. Mov Disord 2004；**19**：1239-1240.

10）Takigawa H, Kitayama M, Wada-Isoe K, et al. Prevalence of progressive supranuclear palsy in Yonago：change throughout a decade. Brain Behav 2016；**6**：e00557.

11）Yoshida K, Hata Y, Kinoshita K, et al. Incipient progressive supranuclear palsy is more common than expected and may comprise clinicopathological subtypes：a forensic autopsy series. Acta Neuropathol 2017；**133**：809-823.

12）Rebeiz JJ, Kolodny EH, Richardson EP, Jr. Corticodentatonigral degeneration with neuronal achromasia. Arch Neurol 1968；**18**：20-33.

13）Osaki Y, Morita Y, Kuwahara T, et al. Prevalence of Parkinson's disease and atypical parkinsonian syndromes in a rural Japanese district. Acta Neurol Scand 2011；**124**：182-187.

14）Boeve BF, Maraganore DM, Parisi JE, et al. Patho-logic heterogeneity in clinically diagnosed corticobasal degeneration. Neurology 1999；**53**：795-800.

15）Armstrong MJ, Litvan I, Lang AE, et al. Criteria for the diagnosis of corticobasal degeneration. Neurology 2013；**80**：496-503.

16）Ouchi H, Toyoshima Y, Tada M, et al. Pathology and sensitivity of current clinical criteria in corticobasal syndrome. Mov Disord 2014；**29**：238-244.

17）Alexander SK, Rittman T, Xuereb JH, et al. Validation of the new consensus criteria for the diagnosis of corticobasal degeneration. J Neurol Neurosurg Psychiatry 2014；**85**：925-929.

18）朝田　隆．厚生労働科学研究費補助金認知症対策総合研究事業．都市部における認知症有病率と認知症の生活機能障害への対応．editor2013.

19）McKeith IG, Boeve BF, Dickson DW, et al. Diagnosis and management of dementia with Lewy bodies：Fourth consensus report of the DLB Consortium. Neurology 2017；**89**：88-100.

I 総論

4. 非定型パーキンソニズムの主な症候

a. 運動前症状と意義

平野成樹
千葉大学大学院医学研究院脳神経内科学

ESSENCE

◆ 多系統萎縮症は，L-ドパ不応性パーキンソニズム，小脳性運動失調，自律神経障害（起立性低血圧，排尿排出障害），睡眠時無呼吸症候群，レム睡眠行動障害などの症状が単独で先行する可能性がある.

◆ 4リピートタウオパチーはパーキンソニズム，ジストニア，ミオクローヌス，核上性垂直性眼球運動障害，大脳皮質症状，認知・精神症状，発語失行などの症状が単独で先行する可能性がある.

◆ 非定型パーキンソニズムの前駆症状は複数の症候や検査所見を組み合わせる必要がある.

はじめに

　非定型パーキンソニズムは早期診断が難しく，確実に単独で診断がつく症候やバイオマーカーを欠くことが問題点である. 多彩な症状を呈する非定型パーキンソニズムにおける前駆症状は，疾患理解，バイオマーカー，新規治療の開発研究にとって大変重要なテーマである. 本稿では，非定型パーキンソニズムにおける前駆症状について概説する.

多系統萎縮症（MSA）

　MSAは自律神経障害を軸としてパーキンソニズムか小脳性運動失調を伴う神経変性疾患である. 初発症状からGilman分類のprobable MSAと診断されるまでの期間は平均2年であるが，1～10年と幅があり，発症後2年時には約4割が1系統しか障害されていない[1]. 後にMSAと診断される人の初期診断としては，主には，①パーキンソン病（PD），②孤発性純粋小脳性運動失調，

③純粋自律神経不全症，④特発性レム睡眠行動障害，⑤睡眠時無呼吸症候群の5つが想定される（図1）.

1. パーキンソニズム

　MSAの特異的運動所見としてL-ドパ不応性，小脳性運動失調，病初期からの重度の自律神経障害，ジストニア（頸下がり，顔面下部），MIBG心筋シンチグラフィでの集積正常，声帯外転麻痺，深いため息様吸気などが挙げられる.

　嗅覚検査は非定型パーキンソニズムは軽度低下から正常のスクリーニングには不適だが，レヴィ小体病は著しく嗅覚低下していることが多い. しかし，いずれも単独では，病初期での感度や特異度は高いとはいえないため，組み合わせや経過観察が肝要である.

2. 小脳性運動失調

　孤発性純粋小脳性運動失調の約3割は後にMSAに進展すると報告されており，観察期間によってこの割合は異なると考えられる. 起立性低

KEY WORDS 自律神経障害，睡眠障害，眼球運動障害，認知機能障害，言語障害

血圧やレム睡眠行動障害がみられる場合は，MSAである可能性が高い．尿失禁を伴う場合は進行性核上性麻痺（PSP）や脊髄小脳変性症など他疾患が否定できないが，MSAの場合には排出障害が重篤であることが特徴となる．

3. 自律神経障害

MSAにおける自律神経障害では，まず性機能障害が（特に男性で）最も早く出現する．PDにおけるMDS診断基準には，相対的除外基準として発症5年以内の重度の自律神経障害が採用されている．その内容は，起立性低血圧（立位3分以内に少なくとも収縮期で30 mmHgまたは拡張期で15 mmHgの血圧低下がみられる），重度の尿失禁や尿閉がみられる2項目が記載されている[2]．自律神経症状のみ呈する状態としては純粋自律神経不全症と診断され，その多くはレヴィ小体を背景病理に有する交感神経節後線維が障害される疾患と考えられている．一方，MSAでは交感神経節前線維が変性する．[^{123}I]MIBG心筋シンチグラフィは心臓交感神経節後線維の機能を反映し，レヴィ小体の存在を意味すると考えられ，PD，レヴィ小体型認知症，純粋自律神経不全症，自律神経ニューロパチー，特発性レム睡眠行動障害で心臓集積低下を認める．純粋自律神経不全症の長期経過観察によると，その後MSAに進展する症例では，MIBG心筋シンチグラフィでの心臓集積が保たれると報告され，MIBG心筋シンチグラフィが早期鑑別診断に有用な可能性がある[3]．純粋自律神経不全症患者の4年間追跡調査によると，レヴィ小体病に進展する群に比して，MSAに進展する群に認める特徴として若年発症（平均52歳），重度の排尿障害，嗅覚障害を認めず，起立試験で起立3分後に心拍数10/分以上増加が挙げられている[4]．

4. レム睡眠行動障害

レム睡眠行動障害はrapid eye movement（REM）睡眠期にみる夢内容の行動化を認め，睡眠時ポリソムノグラフィーにてREM睡眠期に筋活動抑制を伴わないこと（REM without atonia）

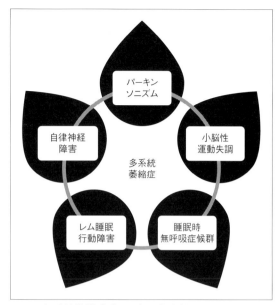

図1　多系統萎縮症（MSA）の主症状

が特徴である．特発性レム睡眠行動異常症（RBD）87例を平均5.7年経過観察すると，MSAの1例を含む25例（28.7％）がαシヌクレイノパチーを発症する[5]．同報告では観察開始時に撮像されたドパミントランスポーター画像で51例（58.6％）が線条体集積低値を示し，これらの症例はその後高率にαシヌクレイノパチーを発症した（感度75％，特異度51％，尤度比1.54）．また，特発性RBDでは9割以上の感度でMIBG心筋シンチグラフィでの心臓集積が異常低下し，多系統萎縮症では集積正常である[6]．以上より，特発性RBDにおいてドパミントランスポーター線条体集積低下やMIBG心筋シンチグラフィ正常例では，後にMSAを発症する可能性がある．

5. 睡眠時無呼吸症候群

運動症状に先行して自律神経症状や睡眠時無呼吸のみで初発し，生存期間が短く，病理学的にMSAと診断される一群（minimal change MSA）の存在も最近注目されている[7]．声帯外転障害，声帯の奇異性運動（吸気時声帯内転）や吸気性喘鳴など一般的な閉塞型睡眠時無呼吸症候群と異なる多系統萎縮症の特徴を捉えることが重要となる．

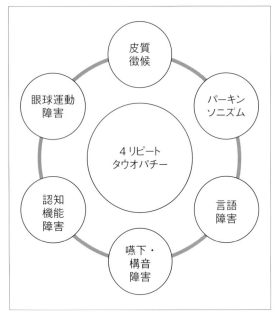

図2　4リピートタウオパチー（PSP・CBD）の主症状

まとめると，MSAをより早期に発見するには，PD，孤発性純粋小脳性運動失調症，特発性レム睡眠行動障害，純粋自律神経不全症患者に対して詳細な運動評価，自律神経機能評価（心循環系・泌尿生殖器・MIBG心筋シンチグラフィ），脳MRIやドパミントランスポーター画像，嗅覚機能検査で著しい低下がないこと，ポリソムノグラフィー（REM sleep without atoniaと無呼吸評価）を組み合わせて行うことが有用である可能性がある．

4リピートタウオパチー（進行性核上性麻痺・大脳皮質基底核変性症）

PSPと大脳皮質基底核変性症（CBD）は，これら2疾患の区別が生前診断困難であることから，これら2疾患の前駆症状については4リピートタウオパチーとしてまとめて述べる．4リピートタウオパチーにおける転倒は初発症状として多く，その原因は姿勢保持障害だけでなく，脱抑制や被影響性の亢進（目の前に興味を引く物があるとつい立ち上がってしまう）などの認知機能障害，立ち上がりや座るときに急な身体移動を行う（rocket sign），下方視制限や複視などの眼球運動障害で躓く，開瞼困難など複数の要素から生じる可能性がある．PDと異なる運動症状としてPSPでは発症3年以内の無動，頸部後屈や顔面上部のジストニア，大脳皮質基底核変性症（CBD）では左右非対称性のジストニアやミオクローヌスがある．

PSPのMDS診断基準では，前駆症状から発症するサブタイプとして，眼球運動障害型（PSP-OM），前頭葉機能障害/行動障害型（PSP-F），言語障害型（PSP-SL），皮質基底核症候群型（PSP-CBS）が挙げられる[8]（詳細は別項）．一方CBDの診断基準から，非運動症状として挙げられるならば，皮質症状（口舌・手足の失行，皮質性感覚障害，他人の手徴候），frontal behavioral-spatial syndrome（遂行機能障害，行動・人格変化，視空間機能障害），非流暢型/失文法型進行性失語症のタイプに分けられる[9]．これらをまとめると，4リピートタウオパチーにおける前駆症状として，眼球運動障害，認知機能障害・精神症状・行動異常，言語障害の3つに大別され，それぞれ概説する（図2）．

1. 眼球運動障害

核上性垂直性眼球運動障害はPSPの特徴である[10]．初期は垂直方向衝動性運動の速度低下（MDS-PSP診断基準 O2）を認める[8]．これは正面視から20度以上の位置に上下交代性に指標を呈示し，検者が動作途中の眼球運動を視認することができれば速度が低下していると見なす[8]．上方視制限は正常加齢でも認められるため特異度が低いが，下方視制限は特異的な所見である．一方，垂直性眼球運動制限は，代謝疾患や中脳病変など他疾患で認められることもある[10]．正中固視時のmacro square-wave jerkも小脳遠心系の障害により生じ，上小脳脚が萎縮するPSPにおいて特徴的所見であり，3～4度以上の振幅で10回/分以上の高頻度で主に水平成分に認められる[8]．CBDでは垂直性衝動性運動時の潜時が延長する[10]．輻輳障害による近見時の複視も病初期から認めるが，PDでも認めることがある[11]．

2. 認知機能障害，精神症状，行動障害

　PSPにおける認知機能障害として，①アパシー（興味や自発的活動の低下），②思考緩慢，③遂行機能障害，④語流暢性の低下，⑤衝動性障害，過食，脱抑制，保続，常同行動，被影響性の亢進などがあり，神経学的徴候としては，喝采徴候，手掌頤反射，把握反射などの前頭葉開放徴候として捉えることもできる[8]．神経心理検査では遂行機能や注意力の低下が特徴で，frontal assessment batteryがスクリーニング検査として有用である[12]．CBDでは遂行機能障害，語流暢性障害がみられ，視空間認知機能やエピソード記憶障害など前頭葉や側頭葉の認知機能が低下する[13]．また，皮質症状（他人の手徴候，前頭葉機能障害，皮質性感覚障害，進行性失行）が単独に初発する報告も存在する．

3. 言語機能障害

　原発性進行性失語症のなかでもapraxia of speech（発語失行）型は特に4リピートタウ蛋白の背景病理と関連している[14,15]．発語失行とは発語運動のプログラミングの障害であり，努力性に探りながらゆっくりと発話し，喚語困難，発音や音素のひずみ，音節の分断，プロソディーの変化（リズムの乱れ，抑揚の単調化など）を認める．発話失行患者では，口部顔面失行を認めることが多い．発語失行型原発性進行性失語症ではMRIにて運動前野の萎縮を認め，経過に伴って運動前野，前頭前野，運動野，基底核，中脳，脳梁の容積が低下していく[15]．

　以上，まとめると転倒や前頭葉機能障害，発語失行型進行性失語，複視などを呈し原因を特定できない場合，大脳皮質症候，詳細な運動評価，眼球運動，前頭葉開放徴候，神経心理検査，自律神経検査，脳MRI，ドパミントランスポーター画像などを集学的に評価する必要がある．

おわりに

　起立性低血圧や発汗障害は一般内科医，泌尿生殖器障害は泌尿器科医，失語・発語障害は耳鼻咽喉科医，睡眠症状は精神科医や睡眠専門医，認知機能障害・行動異常は認知症専門医や精神科医，転倒は整形外科医や脳神経外科医など，非定型パーキンソニズムは病初期にさまざまな専門外来を受診することが想定される．逆に脳神経内科医が診察する頃にはある程度症状が進んだ状態で受診している可能性があり，脳神経内科医の想定する非定型パーキンソニズムは実像よりも狭いかもしれない．多彩な前駆症状をいち早く捉え，将来確立するバイオマーカーと組み合わせることで，非定型パーキンソニズム患者の超早期診断と早期治療介入，病態研究が期待される．

今後の課題

- ▶病理診断を的確に生前に予測できるバイオマーカーの開発が最も大切である．
- ▶複数領域の専門医と共同で網羅的評価研究によって，より早期の診断や病態・疫学が明らかとなる．
- ▶運動，認知，眼球運動，言語を含む高次機能，睡眠，自律神経など多岐にわたる症候を系統立てて診察，検査することには難しさがあり，より簡便なスクリーニングツールや定量的評価が可能な脳画像などのツールの開発が望まれる．

文　献

1) Watanabe H, Saito Y, Terao S, et al. Progression and prognosis in multiple system atrophy : an analysis of 230 Japanese patients. Brain 2002 ; **125** : 1070-1083.

2) Postuma RB, Berg D, Stern M, et al. MDS clinical diagnostic criteria for Parkinson's disease. Mov Disord 2015 ; **30** : 1591-1601.

3) Baschieri F, Calandra-Buonaura G, Cecere A, et al. Iodine-123-meta-iodobenzylguanidine myocardial scintigraphy in isolated autonomic failure : Potential red flag for future multiple system atrophy. Front Neurol 2017 ; **8** : 225.

4) Kaufmann H, Norcliffe-Kaufmann L, Palma JA, et al. Natural history of pure autonomic failure : A United States prospective cohort. Ann Neurol 2017 ; **81** : 287-297.

5) Iranzo A, Santamaria J, Valldeoriola F, et al. Dopamine transporter imaging deficit predicts early transition to synucleinopathy in idiopathic rapid eye movement sleep behavior disorder. Ann Neurol 2017 ; **82** : 419-428.

6) Miyamoto T, Miyamoto M, Suzuki K, et al. ^{123}I-MIBG cardiac scintigraphy provides clues to the underlying neurodegenerative disorder in idiopathic REM sleep behavior disorder. Sleep 2008 ; **31** : 717-723.

7) Ling H, Asi YT, Petrovic IN, et al. Minimal change multiple system atrophy : an aggressive variant? Mov Disord 2015 ; **30** : 960-967.

8) Hoglinger GU, Respondek G, Stamelou M, et al. Clinical diagnosis of progressive supranuclear palsy : The movement disorder society criteria. Mov Disord 2017 ; **32** : 853-864.

9) Armstrong MJ, Litvan I, Lang AE, et al. Criteria for the diagnosis of corticobasal degeneration. Neurology 2013 ; **80** : 496-503.

10) Leigh R, Zee D. Disorders of Ocular Motility with Disease Affecting the Basal Ganglia, Cerebral Cortex, and in Systemic Conditions. In : Leigh R, Zee D, eds. The Neurology of Eye Movements (Contemporary Neurology Series). New York : Oxford University Press, 2015 : 916-1023.

11) Hanuska J, Bonnet C, Rusz J, et al. Fast vergence eye movements are disrupted in Parkinson's disease : A video-oculography study. Parkinsonism Relat Disord 2015 ; **21** : 797-799.

12) Dubois B, Slachevsky A, Litvan I, et al. The FAB : a Frontal Assessment Battery at bedside. Neurology 2000 ; **55** : 1621-1626.

13) Day GS, Lim TS, Hassenstab J, et al. Differentiating cognitive impairment due to corticobasal degeneration and Alzheimer disease. Neurology 2017 ; **88** : 1273-1281.

14) Deramecourt V, Lebert F, Debachy B, et al. Prediction of pathology in primary progressive language and speech disorders. Neurology 2010 ; **74** : 42-49.

15) Josephs KA, Duffy JR, Strand EA, et al. The evolution of primary progressive apraxia of speech. Brain 2014 ; **137** : 2783-2795.

I 総　論

4. 非定型パーキンソニズムの主な症候

b. 眼球運動障害

廣瀬源二郎
浅ノ川総合病院脳神経センター

ESSENCE

◆ パーキンソン病で明らかな眼球運動障害がみられることはまれであるが，高齢，認知症が加わると saccades潜時増加，測定過小および輻輳不全が起こる.

◆ 多系統萎縮症ではMSA-Cにおいて小脳病変による眼球運動障害(注視眼振，反跳眼振，下眼瞼向き眼振)が，MSA-Pでは固視不能で矩形波眼球運動がみられる.

◆ 進行性核上性麻痺では垂直注視障害が強調されるが，初期から高頻度に矩形波眼球運動，歯車様 pursuit，測定過小 saccadesがある.

◆ 大脳皮質基底核変性症ではsaccades失行がしばしばみられ，瞬目でsaccadesを誘発する.

はじめに

　眼球運動検査はしばしば臨床家に神経疾患の局在異常に関する貴重な情報を与えてくれ，パーキンソン病(PD)やその類縁疾患患者でも眼球運動の注意深い観察が神経学的検査，認知評価に加わることでパーキンソニズムの正しい診断に導くことができる. 詳細な研究室眼球運動検査から注意深い眼球運動検査以上の情報は必ずしも得られない.

　眼球運動は通常Dodge分類[1]の5種類(衝動性眼球運動saccades，追従性眼球運動pursuit，視運動反射(OKR)，前庭眼反射(VOR)，輻輳運動)に固視機能が加えられた6種がある.

　saccadesは視野周辺におぼろげに捉えられた像を素早く精緻な視覚の得られる中心窩に移す速い注視変更運動で，基底核がその解発に重要な役割を担っており，皮質・線条体・視床ループがその利得に関与し[2]，加齢や認知障害はその潜時や機能異常と関係する. saccadesに関与する構築と脳内ネットワークを図1[3]に示す.

　pursuitは動く物体を正確に一定速度で追従する運動で，精緻な視覚を継続し保つため約5度/秒で緩徐に動く. OKRは主にpursuitとそれを補正するsaccadesをみるための反射であり，VORは頭頸部の動きを補正して安定した画像をえる反射である.

　輻輳とは近見時に正面視で像を両側の中心窩に結ぶため，方向が向かい合う眼球運動で通常は内寄せ運動convergenceである.

　固視とは追従が終わり精緻な視覚を中心窩に捉えたら，その像を一定時間保つ必要があり，そのためにはhabituationによる無像化を防ぐ目的できわめて微小な眼球運動(microsaccades，0.5度/秒以下)を維持しているダイナミックなプロセスである.

KEY WORDS 輻輳障害, 矩形波眼球運動, saccadic hypometria, cogwheel pursuit, blink-induced saccades

図1 saccadesに関与する解剖学とそのネットワーク

saccadesは，FEF（またはPEF）からの直接の信号が上丘に送られることで脳幹眼球運動ネットワークを駆動して注視センターを直接働かせて起こる．一方間接経路はFEFとDLPFCが基底核（尾状核，淡蒼球，視床下核）を介して黒質網様部（SNr）に投射する．SNrは上丘を抑制しsaccades解発を抑止している．この抑制を解くため，FEFなどの前頭皮質構築がsaccadesの前に発火し，尾状核を活性化してSNrを抑制しており，PDではこの経路が亢進している．
FEF：前頭眼野，PEF：頭頂眼野，DLPFC：背外側前頭前皮質，GP：淡蒼球，STN：視床下核，SNr：黒質網様部，SC：上丘，ON：眼球運動ニューロン

（文献3）より引用）

パーキンソン病の眼球運動障害

通常PDでは眼球運動異常はみられないのが原則であるが，微細な異常はみられることがあり，BenderのグループはPD患者の75％に何らかの眼球運動異常があると報告している[4]．彼らによれば最も目立った共同性眼球運動障害は垂直性saccades障害で特に上方への動きが下方への動きに比し悪く74％にみられているが，30％前後とする報告もある[5]．サルの研究で黒質網様体はvisually-guided eye movementsで随意saccadesにより深く関係し，saccades振幅に抑制効果を持つことが知られており，saccadesジェネレーターとして重要な上丘への黒質からの抑制はPD患者では亢進していることから理論的には説明がつくといえよう．しかしvisually-guided saccadesの研究からsaccades latencyの延長は認知機能と関連しており，皮質を含む眼運動ネットワークの関与も報告されている[6]（図2）．このことは同じ病態をもち認知症が目立つレヴィ小体型認知症（DLB）でみられる眼球運動異常をも説明できよう．

また輻輳障害もBenderグループは70例中39％[4]，Shibasakiらは16例中69％[5]でみられたと報告している．多くの報告から一般にPD患者

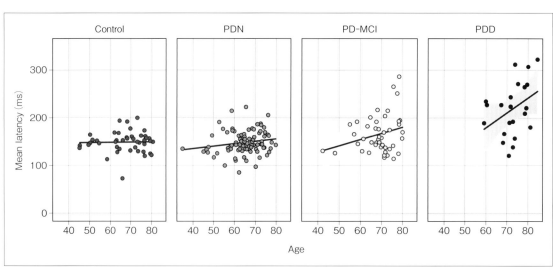

図2 saccades潜時と加齢・認知機能との関係
健常者および認知症のないPD患者では加齢による反応性saccades潜時の延長はないが，PDにMCIや認知症が加わると加齢とともに潜時延長が著明となる．
PDN：認知症のないPD，PD-MCI：MCIのあるPD患者，PDD：PD＋認知症

（文献6）より引用）

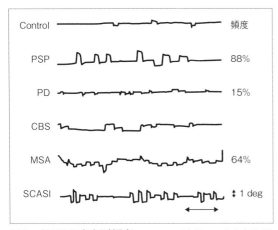

図3 SWJの疾患別頻度　(文献9, 12)より改変)

で高頻度にみられる眼球運動障害は輻輳障害であり，なかには近見が十分できずそのため複視を訴える症例もある．ただ輻輳障害は加齢により起こる現象でもあり[7]，PD病態による症候か加齢によるものかは明らかでない．筆者の経験では60歳以上のPD患者では70〜80%に輻輳障害がみられることからPD病態生理との関連を疑っているがL-ドパ治療で改善がみられないことから輻輳障害はドパミン系病態生理では説明できない病態である．次にみられる異常はsaccades測定過小で垂直性，水平性ともにみられるが初期病相では目立たないのが一般的である．pursuit障害もみられるとされ上方視では54%にみられる報告もあるが[3]臨床診察では数年以上経過したPD患者で時にみられる．

嗜眠性脳炎・脳炎後パーキンソニズムで最初に報告された眼球回転発作oculogyric crisisは通常PDではみられず，向精神薬（ハロペリドール，フェノチアジン），鎮吐薬（プリンペラン），抗てんかん薬（カルマバゼピン，ラモトリジン）の副作用としてみられるがパーキンソン病様症状を呈さず抗コリン薬に速やかに反応する病態である．

PDでみられる眼球運動障害をまとめると，①輻輳不全，②随意saccadesのhypometria（特に垂直性＞水平性），③それに伴う視覚走査範囲の減少[8]であり，これら以外の著明な症候がみられたらPD以外の非定型パーキンソニズムを疑うべきであろう．

多系統萎縮症（MSA）の眼球運動障害

MSAはパーキンソン症状を主徴とするMSA-Pと小脳症状を主徴とするMSA-Cの2臨床型に分けられる．そのため眼球運動障害も両グループ疾患の線条体やオリーブ・橋・小脳系の病理所見に密接に関係しており病理に対応した症候がみられる．

MSA-Cでは遅発性小脳失調症候群でみられる眼症状と同じ注視眼振，反跳性振戦，下眼瞼向き眼振が主にみられ，またpursuitも障害される．一方，MSA-PではPD患者と同様に眼球運動障害は目立たない．特異な異常としては正中固視ができず眼球が細かく左右にキョロキョロ動く（9〜10回/1分）矩形波眼球運動square wave jerks（SWJ）がしばしばみられ，saccades測定過少もみられる．前者の頻度は64〜70%でみられる[9,10]．SWJはMSAのみならず，PSPで88%とさらに高頻度にみられ，PD患者でもその15%にみられることから"red-flags"にはなるが鑑別が必要である[9]（図3）．大脳皮質基底核変性症（CBD）や脊髄小脳失調症でもまれにみられる．

本症特異な症候としては水平頭振り眼振検査でみられる通常の水平性眼振が異常な垂直性下眼瞼向きとなる現象は小脳徴候（片葉小節，虫部後方病変）の一つであるがPD症状に加わることで本症の診断が確実になる報告がある[11]．

MSA眼球運動障害をまとめると，MSA-Pでは，①SWJ，②saccades測定過少，③軽度pursuit障害，MSA-Cでは，①注視眼振―反跳眼振，②頭振り眼振後の水平でない下眼瞼向き眼振[11]，である．

進行性核上性麻痺（PSP）の眼球運動障害

本症はタウオパチーとしてまとめられ，通常次の三臨床型，①古典的なRichardson症候群（約54%），②パーキンソニズムを伴うPSP-P（32%），③純粋無動とすくみ足を伴うPSP-PAGF（数%）に分

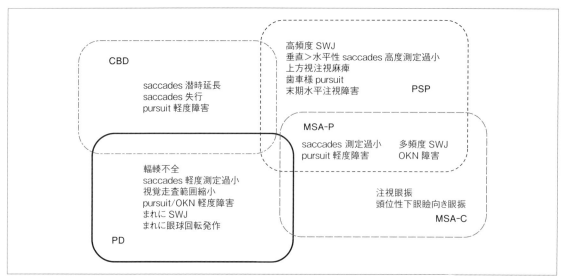

図4　非定型的パーキンソニズムの眼球運動障害のまとめ

類される．さらに最近では進行性非対称性ジストニア，皮質性感覚障害を呈するPSP-corticobasal syndrome（PSP-CBS）と進行性非流暢失語を呈するPSP-PNFAも本症に属すとされるがそれぞれの臨床型に特有な眼球運動障害はない．

本症でみられる眼球運動障害は主に中脳，特に視蓋病変による垂直注視核上性障害であり，その診断基準となる主要な症候でありこれが疾患名ともなっている．しかしこれ以外に初期から固視障害でSWJの高頻度出現（約90％）[9,12]，再固視saccades測定過小，速度緩徐化もみられ，さらにpursuitでは歯車様saccadic pursuitもみられることが以前から報告されている[13]．PSP-PAGFでは発病5年以内では核上性注視麻痺はなく，それ以降に徐々に出現する．

PSPの眼球運動障害をまとめると，初期にみられる，①固視時のSWJ，②歯車様pursuit，③測定過小saccades，次いで観察される，④垂直性注視で下方注視不能と上方視の振幅制限が数年後にみられる，⑤水平注視障害・saccades速度の遅延から進行し完全注視麻痺，⑥前庭系による代償性眼球運動保存である．

大脳皮質基底核変性症（CBD）の眼球運動障害

本症の眼球運動障害の特徴は皮質性病変によるsaccades失行症である．注視を試みたり促しても失行のためsaccades潜時は著明に遅延して，測定過小もしばしばみられるが速度自体は正常とされPSPとの鑑別になる．saccades開始の遅れ（失行）を改善するためしばしば瞬目を試みることで失行が改善する現象がみられる．これらの眼球運動障害は初期には33％にみられ，末期までには60％まで達する[14]．pursuit異常もまれにはあるがPSPに比し軽度である[15]．

最後に各疾患のまとめの眼球運動障害を図4に示す．

今後の課題

- とかく眼球運動の検査は神経診察で省略されるが，今後は常に神経診察の一部として正中固視，saccades，pursuitおよび輻輳運動だけは組み入れて欲しい．
- 非定型パーキンソニズムではsaccadesにおける基底核の関与も明らかであり，また小脳系の異常を捉える症候もあることから，これらの眼球運動臨床検査がその病態を説明するキーともなろう．

文 献

1) Dodge R. Five types of the eye movement in the horizontal meridian place of the field of regard. Am J Physiol 1903；**8**：307-329.

2) Hikosaka O, Takikawa Y, Kawagoe R. Role of the basal ganglia in the control of purposive saccadic eye movements. Physiol Rev 2000；**80**：953-978.

3) Sharma R, Hicks S, Berna CM, et al. Oculomotor dysfunction in amyotrophic lateral sclerosis. Arch Neurol 2011；**68**：857-861.

4) Corin MS, Elizan TS, Bender MB. Oculomotor function in patients with Parkinson's disease. J Neurol Sci 1972；**15**：251-265.

5) Shibasaki H, Tsuji S, Kuroiwa Y. Oculomotor abnormalities in Parkinson's disease. Arch Neurol 1979；**36**：360-364.

6) MacAskill MR, Andersen TJ. Eye movements in neurodegenerative diseases. Curr Opin Neurol 2016；**29**：61-68.

7) 廣瀬源二郎．Q & A―神経科学の素朴な疑問　年を取ると寄り目ができなくなるのはなぜですか？　Clin Neurosci 2018；**36**：1374-1375.

8) Matsumoto H, Terao Y, Furubayashi T, et al. Small saccades restrict visual scanning area in Parkinson's disease. Mov Disord 2011；**26**：1619-1626.

9) Rascol O, Sabatini U, Simonetta-Moreau M, et al. Square wave jerks in Parkinsonian syndromes. J Neurol Neurosurg Psychiatry 1991；**54**：599-602.

10) Anderson T, Luxob L, Quinn N, et al. Oculomotor function in multiple system atrophy：Clinical and laboratory features in 30 patients. Mov Disord 2008；**23**：977-984.

11) Lee JY, Lee WW, Kim JS, et al. Perverted head-shaking nystagmus and positional downbeat nystagmus in patients with multiple system atrophy. Mov Disord 2009；**24**：1290-1295.

12) Otero-Millan J, Schneider R, Leigh RJ. et al. Saccades during attempted fixation in Parkinsonian Disorders and recessive ataxia：From microsaccades to square-wave jerks. PLOS one 2013；**8**：e58535, 1-9.

13) Troost BT, Daroff RB. The ocular motor defects in progressive supranuclear palsy. Ann Neurol 1977；**2**：397-403.

14) Armstrong MJ, Litvan I, Lang AE, et al. Criteria for the diagnosis of corticobasal degeneration. Neurology 2013；**80**：496-503.

15) Anderson TJ, MacAskill MR. Eye movements in patients with neurodegenerative disorders. Nat Rev Neurol 2013；**9**：74-85.

I 総　論

4. 非定型パーキンソニズムの主な症候

c. 高次脳機能障害

大槻美佳
北海道大学大学院保健科学研究院

ESSENCE

◆ 高次脳機能障害を適切に判断することは，非定型パーキンソニズムを呈する疾患の診断基準に準拠するために必要であるだけでなく，感度・特異度が不十分な現状において，診断基準の精度を上げるためにも重要である．

◆ 原発性進行性失語 (PPA) は，非流暢/失文法型PPAか，原発性進行性発語失行 (ppAOS) か，意味型PPAなのか，判断することが重要である．

◆ 前頭葉徴候として，人格変化や行動異常を見極めることが重要である．

◆ 四肢失行は，複数の症候を含む包括的な用語であるため，肢節運動失行/拙劣症，観念運動性失行などに分けて診断する必要がある．他人の手徴候も不均一なさまざまな症候を含む広い概念にすぎないため，どのサブタイプに相当するか判断することが重要である．

はじめに

　高次脳機能障害は，非定型パーキンソニズムを呈する大脳皮質基底核変性症 (CBD)，進行性核上性麻痺 (PSP)，多系統萎縮症 (MSA)，前頭側頭葉変性症 (FTLD) 等の疾患において，重要な症候の1つであることが近年指摘されるようになった．診断基準に取り入れられており，その判定が診断に不可欠な症候も少なくない (**表1**)．さらに，診断基準の感度・特異度が十分でない現状において，単純に診断基準に当てはまるか否かの判断のみでなく，正確な症候の把握と記載が重要である．しかし，高次脳機能障害はわかりにくいとされることが少なくない．その理由として，症候を表す用語の解釈・使用について，臨床家や研究者の間で離齬があることや，検査バッテリーの点数のみで，症候を判定できるという誤解がある

ことが推測される．

　高次脳機能障害を適切に判断するためには，踏まえておくべき原則がある．1つは，高次脳機能は，臨床的に抽出できる，ある程度独立した機能系 (要素的機能) の複合体として成り立っていることである．2つめは，その要素的機能系は，階層構造をなしていることである (**図1**)．高次脳機能を適切に起動するには，'意識' が保たれており，'情動' が安定している必要があるが，それらの基礎のうえで，すべての機能に汎用性のある「土台機能」(注意機能，遂行機能，記憶*) などが適切に働いている必要がある．「土台機能」が適切に働いていないと，その上層にある特異性のある「道具機能」(言語，行為，認知，記憶*など) が適切に働かない．したがって，高次脳機能障害をみるには，これらの階層性を念頭におき，まず，「土台機能」の状態からみていかなければならな

KEY WORDS 原発性進行性失語，人格変化と行動異常，四肢失行，他人の手徴候

表1 診断基準に挙げられている高次脳機能障害

CBD	Armstrong基準 (2013)
	probable CBS & possible CBS 　(a) 口舌顔面失行あるいは四肢失行 　(b) 皮質性感覚障害 　(c) 他人の手徴候 (単純な浮揚以上のもの)
	FBS (前頭葉性行動・空間症候群) 　(a) 遂行機能障害 　(b) 行動ないし性格変化 　(c) 視空間障害
	naPPA (非流暢/失文法型PPA)
PSP	MDS-PSP 診断基準 (2017)
	C1：発語/言語障害 　1. 非流暢/失文法型PPA (nfaPPA) 　2. 原発性進行性発語失行 (ppAOS)
	C2：前頭葉性認知/行動症候 　1. アパシー 　2. 精神緩慢 　3. 遂行機能障害 　4. 音韻条件による語想起障害 　5. 衝動性，脱抑制または保続
	C3：大脳皮質基底核症候群 (CBS) 　1. 皮質徴候
FTLD	(Snowden et al. 1996, Karageorgiou & Miller 2014)
	行動型FTD (bvFTD) 非流暢/失文法型PPA (nfv PPA) 意味型PPA (svPPA)

PPA：primary progressive aphasia　原発性進行性失語
naPPA, nfaPPA (nonfuent-agramtic PPA) 非流暢/失文法型PPA
ppAOS：primary progressive apraxia of speech　原発性進行性発語失行
CBS：corticobasal syndrome　大脳皮質基底核症候群
FTD：fronto temporal dementia　前頭側頭型認知症

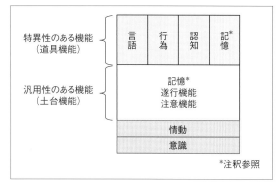

図1　認知機能/高次脳機能の階層性

い．例えば，「視空間認知の検査」で低下していても，視空間覚認知自体に低下があるとは即断できない．なぜなら，もし，「土台機能」である注意機能が低下していたら，そのために，「視空間認知の検査」で低下を示すことになるからである．このように，'ある検査'での点数の低下イコール'ある機能系'の障害があるとは即断できないのである．「ある検査で良好なのに，ある検査では低下している」というコントラストのパターンを見つけ出すことが，高次脳機能障害を診断する基本である．本稿では，この2点を踏まえ，非定型パーキンソニズムの診断に必要な高次脳機能障害の用語を整理し，診断のポイントを概説する．

診断に必要な高次脳機能障害のポイント

1. 言語症候

a. 要素的言語症候

原発性進行性失語primary progressive aphasia (PPA)の分類/鑑別に必要な要素的言語症候**は，①発語失行/失構音***，②文産生障害/失文法，③音韻性錯語，④喚語障害，⑤単語の理解障害，⑥復唱障害に集約される．これらの症候の責任病巣はすでに知られており[1] (図2A)，その症候の有無を判断できれば，PPAの分類ができるだけでなく，病巣の主座も推測できる (図2B)．

①発語失行/失構音***

発語 (speech) に関する障害である．具体的には，構音の歪み，語を形成する1音1音が滑らかにつながらない連結障害，抑揚・アクセントの障害などの要素を含む．これらの要素の軽重は，病巣によってバリエーションがある．病巣の主座が中心前回近傍にある場合には，構音の歪みが目立つが，それより前方に主座がある場合には，音の

---

*記憶：記憶にもさまざまな種類がある．土台機能における記憶は，作動記憶の中央実行系などの機能を含み，道具機能における記憶は，長期記憶などを含む．
**要素的言語症候：臨床症候から分離できる症候の最小単位を指す．
***発語失行/失構音：発語失行apraxia of speech (AOS)と失構音 (anarthrie) は，使用されてきた背景や経緯が異なるが，今日，ほぼ同様の現象としてコンセンサスが得られている．

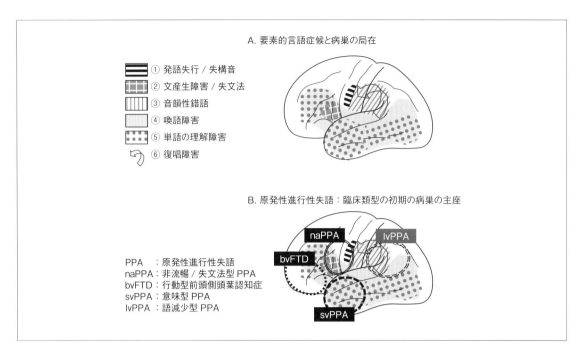

図2 要素的言語症候の責任病巣と原発性進行性失語の病巣の主座

連結障害や抑揚の異常が目立つ[2,3]．さらに，変性疾患では，語の途中などの不適切な箇所で息継ぎがみられることが特徴として指摘されている[4]．構音障害（dysarthria）との違いは，構音障害は運動障害であるのに対し，発語失行は，構音運動を実現する前段階の問題（構音運動プログラミングの障害）と考えられている点である．具体的には，発語失行では，同じ音や語でも，うまく言えたり言えなかったり，あるいは，誤り方が時によって異なる変動があることで，構音障害と鑑別できる[2]．

②文産生障害/失文法

個々の単語は表出されるが，適切な構造をもった文として産生できない現象を指す．例えば「昨日，素晴らしい演奏を聴いた」と言いたいのに，「昨日，演奏，素晴らしい，聴く」というような発話である．①で述べた，発語失行など，発語の問題のために言えないのではなく，文を産生すること自体の障害である．したがって，文を書字で表現することも難しい．

③音韻性錯語

語を形成する音の言い間違いで，例えば，「消しゴム」を「けしのむ」などと言ってしまう間違いである．これは，自発話，呼称，復唱など，どのような表出でも出現する．復唱能力の低下の原因の1つでもある．また，口頭の表出のみでなく，仮名書字でも，同様の誤りがみられることも特徴であり，本症候が，発語の問題ではなく，その前段階の音韻の選択・配列の問題であることを示している．

④喚語障害

単語自体が想起できない現象を指す．発語失行や音韻性錯語のために正しく言えないという意味ではない．

⑤単語の理解障害

単語の意味理解の障害である．通常，単語を提示し，目の前の選択肢から，該当する対象を指差すことで評価される．

⑥復唱障害

聴覚的に提示された語や文を，繰り返して言う能力の障害を指す．一般には，5語文程度ができれば，大きな問題はないとされている．

```
　　1. PPA であることの診断基準
必須要件　1. 言語の症状が最も顕著である
　　　　　2. 言語の症状が主訴であり，日常生活に影響を及ぼしている
　　　　　3. 初発症状および初期の最も顕著な症状が失語症である

除外項目　1. 他の変性疾患や医学的な疾患によるものとして説明しうる
　　　　　2. 精神科的疾患で説明しうる認知障害である
　　　　　3. 初期から明らかなエピソード記憶障害，視覚性記憶障害，視知覚障害がみられる
　　　　　4. 初期から明らかな行動異常がみられる

　　2. 3タイプの分類
```

意味型	非流暢 / 失文法型	語減少型
以下の両者を満たす 1. 呼称障害 2. 単語理解障害	以下のうち1つを満たす 1. 失文法的な発話 2. 発語失行（＝失構音）	以下の両者を満たす 1. 自発話と呼称における喚語困難 2. 文や句の復唱障害
以下のうち3つを満たす 1) 対象の知識の障害 2) 表層性失読・失書 3) 復唱能力の保存 4) 発語の保存	以下のうち2つを満たす 1) 複雑な文理解障害 2) 単語理解の保存 3) 対象の知識の保存	以下のうち3つを満たす 1) 自発話や呼称における 　音韻性錯語の出現 2) 単語理解・対象の知識の保存 3) 発語の保存 4) 文法障害なし

図3　原発性進行性失語 (PPA) の臨床的な診断基準概要　　　　　　　　（文献6）より抜粋・改変）

b. 原発性進行性失語 (PPA)

　失語が初発かつ主症状である変性疾患の一群は，PPAと称されている[5]．PPAは3つの臨床類型を持つ概念として，2011年に診断基準が提起された[6]（**図3**）．PPAの3型は，①非流暢性/失文法型 PPA non-fluent/agrammatic variant PPA（nfvPPA または naPPA），②意味型原発性PPA semantic variant PPA (svPPA)，③語減少型 PPA logopenic variant PPA (lvPPA) である（**図2B**）．このうち，①②が非定型パーキンソニズムの診断に重要である．

①非流暢性/失文法型PPA (本稿ではnaPPAと略する)

　本タイプの診断には，中核症状として，上述のa-①発語失行とa-②失文法的発話のいずれかを満たすという要件がある（**図2，3**）．発語失行と失文法的発話の症候は，全く異なる神経基盤に由来する独立した要素的症候であることが従来指摘されていたが[1]，Gorno-Tempini (2011) の診断基準[6]を検証した研究でも，発語失行と失文法的発語は区別すべきとの見解が多い．近年，発語失行のみを呈する群は，原発性進行性発語失行 primary progressive AOS (ppAOS) という表現を用いて，別個に括られるようになった[7]．さら

に，ppAOSの病理学的基盤はタウオパチー，一方の，失文法型はTDP43に関連が深いという知見も両者を区別することの意義を支持している．診断の第二の要件（**図3**）は，3つの項目，すなわち「複雑な文理解障害」，「単語理解の保存」，「対象の知識の保存」のうち，2つを満たすことである．「対象の知識の保存」は，意味記憶障害（対象そのものが何であるのかがわからなくなる現象）を除外していることになり，もうひとつの失語タイプである意味型PPA (svPPA) の除外項目に相当する．

②意味型PPA (svPPA)

　診断基準として，前述のa-④喚語障害，a-⑤単語理解障害の両者が必須要件である（**図2，3**）．第二の要件（**図3**）としては，4つの条件，すなわち「対象の知識の障害」，「表層性失読・表層性失書」，「復唱の保存」，「発話の保存」のうち，3つを満たす必要がある．「対象の知識の障害」は意味記憶障害を指す．svPPAでは，意味記憶障害が根底にあるため，対象名の想起や理解の障害のみならず，その対象名自体に既知感がなくなることが特徴である．例えば，「ご気分はいかがですか」と聞かれても，単語の既聴感も失われるので，「ごきぶんって何ですか」などと質問したりする．

「表層性失読・失書」は，読み書き障害の1パターンである．それは，ある文字に，ある音（読み）が対応しているという「文字—音」の単純対応規則を用いる機能が保存されている一方で，意味を介したり，不規則な読みや書字の知識を適応する読み書き能力が障害されているというパターンである．すなわち，「文字—音」の規則は適応できるので，仮名は問題なく音読でき，また，言われた通りに書くこともできるが，一方で，漢字は，例えば，「海老」を「かいろう」と音読したり，「海老」と書くように言うと「江尾」などと書いたりする．これらは，音としては対応しているが，患者自身も意味は全くわからずに音読したり，書いたりしているのである．このような音読は'類音的錯読'，書字は'類音的錯書'という用語で，古くから指摘されていた．「発語の保存」は，naPPAの中核症状である発語失行や失文法的発語を認めないということである．

2. 動作・行為障害

a. 四肢失行 (limb apraxia)

失行（apraxia）に関して，古典的には，観念運動性失行 ideomotor apraxia（IMA），観念性失行 ideational apraxia（IA），肢節運動失行 limb-kinetic apraxia（LKA）が知られている．CBDの診断基準に記載されている「四肢失行」という用語は，さまざまな失行を含む，包括的な用語として用いられている．実際の臨床で，CBDに最も高頻度で，かつ，初期からみられるのはLKAであり，次にIMAである[8]．一方，PSPでは運動プログラムの活性障害とでも解釈されうるようなシークエンスの誤りや保続が多いことが報告されている[8]．

①肢節運動失行 limb-kinetic apraxia (LKA)/拙劣症 clumsiness

動作内容によらず，手指の動きが拙劣になり，動作が劣化する現象である．具体的には，指折り動作で，指1本1本の分離のような，要素的な動作さえ，運動のコントロールができない．筋力低下はなく，運動の内容を誤ることもない．LKAは，厳密な意味で，'失行'といえるのか議論が

あり，今日，拙劣症（clumsiness）と称されることが多い．日常生活では，細かいものをつまむ，ボタンのかけはずしができないなどの症状で気づかれることが多い．ただし，細かいものをつまむ，ボタンのかけはずしができないからといって，LKA/拙劣症があると即断はできない．なぜなら，体性感覚障害などがあれば，そのために，客体のある動作（ものをつまむ，ボタンのかけはずしなど）がうまくできなくなる場合もあるからである．このような場合と，LKA/拙劣症を鑑別するには，客体のない動作，すなわち，指折り動作などが有効である．客体がある場合にも，ない場合にも，いずれでも拙劣であれば，LKA/拙劣症と診断できる．LKA/拙劣症は，対側の中心回（中心前回，中心後回）の局在徴候として確立している．

②観念運動性失行 ideomotor apraxia (IMA)

「さようなら」のような信号動作や，道具使用の動作（道具は持たない）をパントマイムで再現することの障害として，今日，「パントマイム失行」と称されている．評価の際には，信号動作（おいでおいで，歯を磨くまね，金槌で釘を打つ真似など）を左右の手それぞれで検討する．IMAは特殊な場合（脳梁離断など）を除き，両側性に出現する．誤り内容として，他の動作に近似した運動など（例：歯を磨く真似なのに，鼻のまわりで手をグルグルするなど）錯行為と呼ばれる誤りや，手指で，道具そのものを表現してしまう（例：歯を磨く真似で，人差し指を1本出して，歯ブラシに見立てる動作など）BPO（body part as object）になる誤りもある．BPOは，健常人でもみられるが，道具を「持ったつもりになって」動作をするように伝えると健常人では修正ができる．したがって，修正できない場合には，IMAありと解釈する．IMAは，左頭頂葉の広範な機能低下で出現する．CBDでは，病初期にLKA/拙劣症から始まり，その後にIMAが加わる場合が多いが，これは機能低下部位が，中心回領域から後方に広がったことを示唆する．

b. 口舌顔面失行（orobuccal apraxia）

　顔面下部および舌部の動作が，命令に従ってできない現象を指す．失行のメカニズムからの分類では，IMAの一型として捉えられている．具体的には，マッチの火を吹き消すように息を吐く，口を膨らませる，舌打ちなどの動作が，日常の流れの中ではできるのに，あえて，命じられるとできないというコントラストを示す．

c. 皮質性感覚障害（cortical sensory deficit）

　表在覚や深部覚よりも，さらに精緻な感覚で，二点識別覚，皮膚線図形認知などが知られている．二点識別覚は，同時に与えられた2つの刺激間の距離がどのくらい近くなるまで，「2点」と認識できるかの能力である．正常値の目安はあるが，個人差も少なくないので，左右の手背・手掌で調べ，左右差がないかみるのがポイントである．皮膚線図形認知は，閉眼の被験者の手掌に，数字などを描き，何という数字を書いたのか当てさせて調べる．皮質性感覚障害は，対側の中心後回の局在徴候である．したがって，CBDの病初期に，LKA/拙劣症とともにみられることが多い．

d. 他人の手現象（alien hand phenomena：more than simple levitation）

　この用語には混乱がある．「他人の手」という表現は，1つには，自分の手が，他人の手のように「感じる」といった，自己所属感の異常という意味と，自分の手が，自分の意図と異なって「動く（あるいは動かない）」という動作の異常という意味があるからである．実際，この用語は，もともとは，脳梁損傷患者が，背中のほうに両手をまわし（視覚で確認できない状況下で），左手で右手をつかんだときに，自分の手であると認知できなかった現象をBrion[9]らがle signe de la main étrangèrと記載したのが最初であった．一方，Bogen（1979）[10]は，一側の手が，自分の意志とは関係なくあたかも他人の手のように動く現象を記載するのにalien handという表現を用いた．その後，自己所属感の欠如も，自らの意志とは関係な

しに手が動作をしてしまう現象も，すべて，他人の手徴候alien hand sign（AHS）と記載されるに至り，症候としては曖昧なまま広く用いられるようになってしまった．特に，後者の運動障害のほうは，従来，「拮抗失行」，「道具の強迫的使用」などの用語で，症候ごとに分類されつつあったが，そのような分類に依拠する立場と，それらを一切区別せずに，他人の手徴候（AHS）と一括して表現する立場が混在し，わかりにくさを助長していた．その後，Feinberg[11]が，AHSを「前頭葉型（または運動型）」と，「後方型（または感覚型）」に分類し，整理した．「前頭葉型」はさらに2つの亜型がある．1つは，脳梁性AHSと称され，脳梁損傷によって左手に生じるもので，従来の「拮抗失行」に相当する．「拮抗失行」は，「右手（利き手）の動作に触発されて生じる，左手（非利き手）の動作障害」と定義されている．これは，例えば，右手で何かをつかもうとすると，左手もさっと出てきて，右手がつかもうとしたものを同時につかみ，両手がその対象を取り合うような動き（拮抗動作）を呈するものである．この症候が典型的なので，そのため'拮抗'失行と名付けられたが，実際には，左右の手は，拮抗する動作ばかりでなく，協調する動作，あるいは，起動しない（動かない）場合などさまざまな形がありうる．もう1つは，前頭葉性AHSと称され，左前頭葉内側面および脳梁損傷により右手（利き手）に生じる異常で，従来の「道具の強迫的使用」に相当する．これは，その使用に習熟している道具や物品，例えば，歯ブラシや櫛などを，眼前に提示されると，意図しなくても，右手が勝手に使用してしまう現象である．一方，「後方型（または感覚型）」は，後頭葉や頭頂葉の損傷で対側に生じるが，症候としては均一ではなく，症候としては十分確立していない．報告では，失調様の運動障害や，空中浮遊（levitation）の記載がある．失調様の運動障害は，体性感覚障害によるものと解釈されており，体性感覚障害と視覚性失調，小脳性運動失調などが合併して出現している可能性も論じられているが，それのみで説明できるのかは未解決である．空中浮遊は，上肢が無目的に挙上したり，不

自然な肢位になる現象として報告されているが，詳細は不明で，CBD の診断基準には，この空中浮遊は含められていない．以上のように，他人の手現象は，まだその症候概念が均一でない現状にあるので，少なくとも，従来の拮抗失行，道具の強迫的使用などの「前頭葉型（または運動型）」であるのか，感覚障害で説明できる症候なのか，あるいは，単純な感覚障害では説明できない「後方型（または感覚型）」なのか，そのどれにもあてはまらない症候なのかという視点で整理することが望ましい．

e．その他
①遂行機能障害 (executive dysfunction)
遂行機能障害とは，ある目的に対して，行うべき目標の設定，プログラムの企画，実行，結果の評価と必要に応じた修正などの遂行がうまくいかない現象を指す．注意力低下や作動記憶の低下によって遂行できないこともあれば，単純な注意力低下や要素的な認知機能に低下がないにもかかわらず，上記の遂行がうまくいかず，日常生活に支障が出る場合もある．したがって，一連の行為が適切になされないだけで，遂行機能障害と表現してしまわず，要素的な認知機能低下（注意力低下や作動記憶低下など）がないことを確認する必要がある．
②視空間障害 (visuospatial impairment)
視空間処理に関する障害の総称である．視空間処理は，視覚野から視覚連合野へ進む過程の処理を担っている後頭葉から空間的な処理を担っている頭頂葉にかけての部位が関与する．後頭葉の機能障害では視覚失認，後頭葉〜頭頂葉の機能障害では視覚性運動失調，半側空間無視などがみられる．視覚失認は，見たものが何かわからない現象である．障害レベルによって，見たものを模写することもできない視覚失認（知覚型または統覚型）と，模写はできるが何なのかわからない視覚失認（連合型）がある．いずれも，見ても何かわからないのに，触ると，瞬時にわかるというコントラストが特徴である．視覚性失調は，眼前に捉えた対象を触ろうとしても，ズレてしまう現象であ

る．小脳性運動失調と違うのは，視覚性に対象を捉えた場合のみに出現することである．すなわち，目前の点を指さそうとしてもズレるが，閉眼で，「鼻に触って」と命じるとズレないというコントラストがあることである．

3．人格変化と行動異常
一般には，a. 脱抑制，b. 無関心/無気力，c. 共感/感情移入の欠如，d. 固執/常同性，e. 口唇傾向/食習慣の変化などに分類される．

a．脱抑制
自身の欲求のままに行動してしまう現象を指す．例えば，社会的な規範等を考慮せずに行動してしまうので，患者には全く悪意はないが，万引き，性衝動，場に不適切な異常言動などがみられる．これらの行動異常が目立つタイプ（脱抑制型）は，前頭葉の中でも，眼窩部・内側面，側頭葉前方部の萎縮が強く，これらの部位との関連が示唆されている．

b．無関心/無気力
無気力，興味の喪失，意欲低下などを含む．自発性の低下あるいはアパシーと称されることもある．抑うつ状態との鑑別として，抑うつ状態では，不安・悲哀，罪責感などが推察されるが，本症候ではみられない点，また，本症候は，自己・他者，外的事項への無関心が基盤にある点で異なる．神経基盤としては，前頭葉内側面のほか，前頭葉背外側面の萎縮との関連も指摘されている．

c．共感/感情移入の欠如
周囲への気遣いや共感が喪失し，感情移入がみられなくなる現象を指す．

d．固執/常同性
同じ言動を繰り返す現象である．日常生活では，毎日，寸分違わず同じ時刻に同じ行動をすることを，半ば強迫的，あるいは儀礼的に行う現象としてみられ，'時刻表的生活' と称される．周囲の状況が変化したり，新たに別途の事情が生

じ，その決まった行動を変更するのが合理的と考えられる場面においても，変更しない（できない）．あるいは，妨害や阻止をされると怒りだしたりする．常同行動は，例えば，腕時計を頻回に見る，膝をさすり続けるなどの動作反復としてみられる場合もある．言語面では，同じフレーズを繰り返す'滞続言語'，一定のまとまった話を繰り返す'オルゴール時計症状'などがある．外出して，いつも同じルートを経て戻ってくる現象は，特に周回/周遊（roaming）と称され，アルツハイマー病などでみられる徘徊とは区別されている．周回は，いつも'同じ'ルートをたどること，必ず戻って来ることができる点などで徘徊と鑑別する．常同行為の神経基盤として，線条体，側頭葉，眼窩面の萎縮との関連が指摘されている．

e．口唇傾向/食習慣の変化

口唇傾向は食べものでないものも口に入れてしまう現象を指す．食習慣の変化は食べものの嗜好が変わることを指す．

f．その他

被影響性の亢進/環境依存症候（例：眼前の人の動作を模倣したり，自分に向けられたものでない言葉にまで反応したり，ふと聴こえたフレーズから歌い出したりするなど），転導性の亢進（ある行為を持続できず，他の刺激に容易に反応する）などもみられる．

非定型パーキンソニズム（CBD，PSP，MSA，FTLD）にみられる高次脳機能障害（表1）

1．CBD

Armstrongの診断基準（2013）[12]では，4つのサブタイプが示されている．すなわち，CBS，前頭葉性行動・空間症候群（FBS），naPPA，進行性核上性麻痺症候群（PSPS）である．これらの診断には，口舌顔面失行，四肢失行，皮質性感覚障害，他人の手現象，遂行機能障害，視空間障害，

そして原発性進行性失語のうち，naPPAのタイプについて判定する必要がある（表1）．

2．PSP

MDS-Clinical Diagnostic Criteria for PSP[13]の診断基準は，臨床症候を4つの機能ドメイン（O：眼球運動障害，P：姿勢保持障害，A：無動，C：認知機能障害）に分類している．その中で，C1では，発語/言語障害について，naPPAおよびppAOSが，C2では前頭葉性の認知/行動異常が記載され，C3ではCBSとまとめられている．したがって，PSPの診断にも，naPPA，ppAOSや，行動異常の判定が必要になる（表1）．

3．MSA

MSAは，運動障害が主体である疾患として知られており，診断基準[14]にも，高次脳機能障害は記載されていない．むしろ，認知症はMSAであることを支持しない特徴に挙げられている．しかし，近年の研究では，高次脳機能障害が少なくないことが指摘されており，その障害内容は，PSPに類似しており，注意機能，作動記憶，遂行機能障害が多いとされている．

4．FTLD

FTLDは図4Aに示したような3つの臨床類型：①前頭側頭型認知症（FTD），②進行性非流暢性失語（PNFA），③意味性認知症semantic dementia（SD）に分類されている[15,16]．このサブタイプのうち，②③は原発性進行性失語であり，Gorno-Tempini（2011）の分類と照らすと，②は②'に，③は③'に対応する．ただし，近年，図4Cの表記が提起された．なぜなら，従来のFTLDの概念は，萎縮部位という病理学的な視点と，臨床症候の視点の両者が混じており，病理学的所見を含めた確定診断名と，臨床類型を分けるべきという最近の流れを受けて，あくまで臨床類型という立場で，FTLDという総称の代わりに，あらためてFTD（frontotemporal dementia）という用語が提唱されたのである[17]（図4C）．しかし，これは，従来のFTLDの概念について，用語の

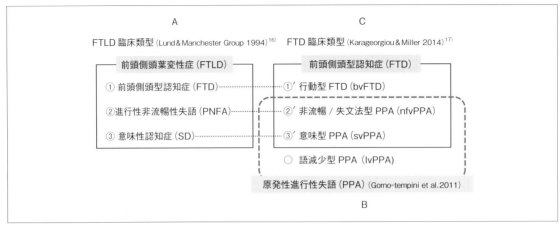

図4 FTLD/FTDおよびPPAの臨床類型分類

み読み替えたと同然で，実質的には①＝①'，②＝②'，③＝③'である．ただし，FTDという略語は，図4Cでは，①'②'③'を包括した概念の略語として用いられているが，図4Aでは，①のみの意味で用いられているため，注意が必要である．

今後の課題

- 非定型パーキンソニズムを呈する疾患における診断基準の感度・特異度を上げるには，臨床症候の的確な把握による群化（臨床類型の分類）を行い，病理診断へつなげる必要がある．そのために，高次脳機能障害の診断は，さらに精緻に行う必要がある．
- 高次脳機能障害の診断を的確に行うには，症状を，メディアや画像を用いて記録することで共有し，用語や解釈に，研究者間での齟齬をなくす試みが必要である．
- 発語症状の分析は，これまで聴覚的印象で行われてきたが，客観的指標を活用できる分析方法が必要である．

文献

1) 大槻美佳．言語機能の局在地図．高次脳機能障害研究 2007；**27**：231-243．
2) 大槻美佳．Anarthrieの症候学．神経心理学 2005；**21**：172-182．
3) Josephs KA, Duffy JR, Strand EA, et al. Syndromes dominated by apraxia of speech show distinct characteristics from agrammatic PPA. Neurology 2013；**81**：337-345．
4) Takakura Y, Otsuki M, Sakai S, et al. Sub-classification of apraxia of speech in patients with cerebrovascular and neurodegenerative diseases. Brain and Cognition 2019；**130**：1-10．
5) Mesulam MM. Primary progressive aphasia：a language— based dementia. N Engl J Med 2003；**349**：1535-1542．
6) Gorno-Tempini ML, Hillis AE, Weinstraub S, et al. Classification of primary progressive aphasia and its variants. Neurology 2011；**76**：1006-1014．
7) Josephs KA, Duffy JR, Strand EA, et al. Characterizing a neurodegenerative syndrome：Primary progressive apraxia of speech. Brain 2012；**135**：1522-1536．
8) Soliveri P, Piacentini S, Girotti F. Limb apraxia in corticobasal degeneration and progressive supranuclear palsy. Neurology 2005；**64**：448-453．
9) Brion S, Jedynak P. Troubles du transfer interhemispherique. A propos de trois observations de tumeurs du corps calleux. Le sign de la main étrangère. Rev Neurol 1972；**126**：257-266．
10) Bogen JE. The callosal syndrome. In Clinical neuropsychology (Heilman KM, Valenstein EV eds), Oxford University Press, New York, pp308-359, 1979
11) Feinberg TE, Schindler RJ, Flanagan NG, et al. Two alien hand syndromes. Neurology 1992；**42**：19-24．
12) Armstrong MJ, Litvan I, Lang AE, et al. Criteria for the diagnosis of corticobasal degeneration. Neurolo-

gy 2013；**80**：496-503.

13）Hoglinger GU, Huppertz HJ, Wagenpfeil S, et al. Tideglusib reduces progression of brain atrophy in progressive supranuclear palsy in a randomized trial. Mov Disord 2014；**29**：479-487.

14）Gilman S, Wenning GK, Low PA, et al. Second consensus statement on the diagnosis of multiple system atrophy. Neurology 2008；**71**：670-676.

15）Neary D, Snowden JS, Gustafson L, et al. Frontotemporal lobar degeneration. A consensus on clinical diagnostic criteria. Neurology 1998；**51**：1546-1554.

16）The Lund and Manchester Groups. Clinical and neuropathological criteria for frontotemporal dementia. J Neurol Neurosurg Psychiatry 2014；**57**：416-418.

17）Karageorgiou E, Miller BL. Frontotemporal lobar degeneration：a clinical approach. Semin Neurol 2014；**34**：189-201.

I 総 論

4. 非定型パーキンソニズムの主な症候

d. 精神症状

横田 修[*]・山田了士[**]
[*]きのこエスポアール病院精神科，[**]岡山大学大学院医歯薬学総合研究科精神神経病態学

ESSENCE

◆ レヴィ小体型認知症 (DLB) の約30〜60％は経過の早期から幻視，妄想，妄想的誤認，幻聴，うつを呈すると報告される．

◆ 進行性核上性麻痺 (PSP) では無為は80〜90％，脱抑制は35〜55％と高頻度に認められ，うつの頻度はやや低く15〜25％との報告が多い．

◆ 大脳皮質基底核変性症 (CBD) では，PSPとは対照的に，うつ (73％) のほうが無為 (40％) より高頻度であったとの報告がある．

◆ 多系統萎縮症 (MSA) では，うつを50％，無為を40％，不安を33％に認めたとの報告がある．

◆ うつは軽度の例を含めるとDLBで最も多く (55％)，PSP，CBD，MSAが同等で続き (40〜44％)，これらはすべてパーキンソン病 (29％) より高頻度であったとの報告がある．

はじめに

本稿では，まず神経変性疾患の診療において一般的に注意すべき精神症状の定義と診断のポイントを述べる．次いで，レヴィ小体型認知症 (DLB)，進行性核上性麻痺 (PSP)，大脳皮質基底核変性症 (CBD)，多系統萎縮症 (MSA) で認められる精神症状をまとめる．

精神症状

神経変性疾患において頻度の高い精神症状は，妄想delusion，幻覚hallucination，興奮agitation/aggression，うつdepression，不安anxiety，多幸euphoria，無為apathy，脱抑制disinhibition，易刺激性irritability，常同stereotypyである．これらの精神症状の定義と診断のポイントを表1にまとめた．目の前の患者が何らかの精神症状を有しているか否かの診断は評価尺度で行うわけではない[1,2]．一方，多数例の群間比較や時間経過に伴う変化の検出には評価尺度が有用である．Neuropsychiatric Inventory (NPI) は主要な精神症状を簡便に半定量できる客観評価尺度であり研究目的で頻用されている[2]．

変性疾患を有する症例の一部は精神症状だけで初発し，特徴的な運動障害や認知症が目立たないまま数年間以上経過する．このような症例は精神科剖検シリーズではまれではない[3]．

DLBの精神症状

明瞭に見える幻視が重要な診断特徴である．人物，動物，虫等が対象となる．幻聴，妄想，妄想的誤認，うつ状態も多い[2]．アルツハイマー病

KEY WORDS 幻覚，妄想，うつ，無為，脱抑制

表1　神経変性疾患において重要な精神症状

症状	定義と診察におけるポイント
幻覚 (hallucination)	・実際には存在しないものを感じる知覚の異常. 幻視, 幻聴, 体感幻覚が代表的. ・DLBの幻視はありありと見える特徴がある.「しみが人の顔に見える」,「枕を見て猫がいると言う」といった錯覚も多い. ・DLBの幻聴は「外で学生が歌を歌っている」といった自己の外界の対象が発する音や,「外に誰か来ているようだ」という外界の不明確な雰囲気として知覚することが多い. ・対照的に統合失調症では, 幻聴はしばしば自己の内部(頭の中等)から聞こえ,「自分の考えたことが声になって頭の中で聞こえる」,「右へ曲がれと聞こえたので曲がった」等, 自己への関連付けが多い.
妄想 (delusion)	・思考内容の異常. 誤った推理や結論に基づく誤った確信. 反証が存在しても確信は訂正されない. ・ADでは物盗られ妄想が多い. ・DLBでは幻視や幻聴に基づいて「お客が居間にいる」と言って食事の準備をする等, やや複雑な妄想を認める. 被毒妄想や嫉妬妄想も認められる. ・統合失調症で認める作為体験(自分の考えが外部から操られる), 思考伝播(自分の考えていることが他人に伝わる), 妄想気分(何かただならぬことが起こっているという不気味な気分), 妄想着想(3年前女性が自分に笑いかけたのは自分のことが好きだからだと突然わかった, 等)といった複雑な妄想はDLBではまれである. ・妄想は辺縁系の障害と前頭前野背外側部による修正障害で出現するというモデルが考えられている.
興奮 (agitation)	・内的な精神的緊迫の感覚に関連した過剰な動作. 他人を叩いたり, 突いたり, 威嚇する身体的攻撃, 叫んだり恨みを言うような言語性の攻撃, 介護抵抗を含む. ・前頭葉機能障害に関連づけて考えられることが多い.
うつ (depression)	・気分の障害. 悲哀感, 喜びの喪失, 自分が無価値であるという感覚, 悲観的思考, 自責感, 反復する希死念慮の出現, 集中力低下, 倦怠感, 活力減少, 不眠, 焦燥感, 思考制止, 口渇, 便秘が典型的症状. ・喜び(物事を楽しめる感覚)の喪失は, 元々の自分の興味関心領域に及んでいるかが重要である. 例えば気分が沈むと休職していても家でゲームをしたり, 書店に立ち読みに行っているなら喜びの喪失は認められない. ・焦燥を伴うと居ても立ってもおれず落ち着かない. 例えばテレビで一つの番組をじっと座ってみることが難しいと述べる. ・表情が乏しく, 声が小さく, 言葉数が少ないことが普通である. 大きな声で自分の苦痛や悩みを多弁に訴える場合はうつ状態らしくない. ・自責的思考はほぼ必発である. 逆に他者が悪いという他罰的発言や責任転嫁はうつ状態らしくない思考である. ・希死念慮は高頻度に認められる.「死んだ方が楽だと思うことはありませんか?」と直接的に質問して有無を確認する. ・前頭前野背外側部, 側頭葉内側部, 辺縁系, 帯状回, 視床下部の障害が関係すると考えられている.
不安 (anxiety)	・過度な心配, 良くない予感, 差し迫った悪い運命の考えで特徴づけられる. ・焦燥感, 緊張, 集中困難や, 口渇, 動悸, 吐き気, 下痢, 頻尿といった自律神経症状をしばしば伴う. 頻繁に姿勢を変えるなどの落ち着きのなさ, 過剰な驚き方, 貧乏ゆすりも多い.
多幸 (euphoria)	・自己の状況に一致しない楽天的な気分. 躁状態の爽快気分よりも内容がなく表面的で, 空虚で弛緩している. ふざけた冗談, 軽口, だじゃれを言う状態をふざけ症と呼ぶが多幸とほぼ同義. ・前頭葉眼窩面の障害と関係する.
無為・無感情 (apathy)	・意欲の減少, 努力の減少, 興味を持っていた活動の減少, 目的達成型の行動の減少, 感情変化の減少が特徴. 無関心と訳すことがある. ・変性疾患で頻度が高い. ・前頭前野背外側部, 側頭葉内側部, 辺縁系, 帯状回の障害が関係すると考えられている.

(表1つづく)

表1つづき

症状	定義と診察におけるポイント
脱抑制 (disinhibition)	・礼節,常識,ルールを無視したように見える衝動的行動が特徴. ・視覚的・聴覚的な環境刺激に対する被影響性亢進によって強制的に行動が惹起されるメカニズム(環境依存症候群)が本質である[1]. ・高額の借金,窃盗の反復,卑猥行為の反復など反社会的・反道徳的な行動があると脱抑制と短絡的に診断されやすいが,脱抑制によって犯罪行為(万引き,痴漢等)だけが反復して惹起されることはない.生活のなかで目立たないが多彩な強制的行動が頻繁に出現するので,それがない場合は脱抑制とはいえない. ・例えば,散歩中に公園の蛇口を見るといつも締め直す,床に髪の毛が落ちていると必ず拾う,歩いているときに看板が目に入ると文字を音読するといった行動は,社会的に問題はないが不必要な動作が強制的に惹起された環境依存症候群であり,典型的な脱抑制である. ・前頭葉眼窩面の障害が関係すると考えられている.
常同(stereotypy)	・同じ動作や発言を繰り返す.不安の解消のために行っているわけではない.言語性常同(verbal stereotypy)と行動面の常同(behavioral stereotypy)に整理する. ・行動が本来の目的を失っていることが多い(purposeless behavior).例えばトイレに繰り返し行く場合は,数回に一度でもただ水を流して帰ってくることがあれば無目的性であるとわかる.無目的な特性から儀式的行動(ritual behavior)とも呼ばれる. ・言語の反復は,「時計を見ていて決まった時間が近づくと'ごはんまだー'と繰り返す」といった脱抑制の影響が考えられる状態や,語彙が極端に減少したためにさまざまな状況で同じフレーズを使いまわしている場合がある(トイレに行きたいときや食事時間が近づいたときに「あけましておめでとうございます」と繰り返す等). ・前頭葉眼窩面の障害が関係すると考えられている.

(文献1, 2)を参考に作成. 症状の和訳は日本語版Neuropsychiatric Inventory[16]の記述と一致させた.)

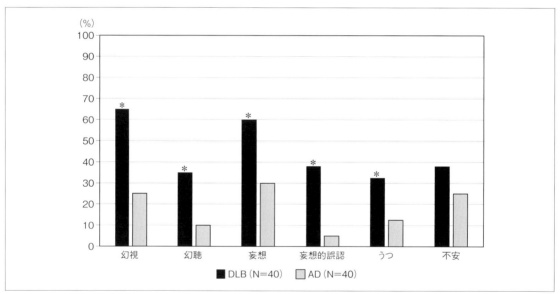

図1 DLB症例の精神症状スペクトラム (文献4)より作成)
DLBとADにおける症状の比較. *: $P<0.05$.

(AD)との比較では,DLBでは幻視が65%,妄想60%,妄想的誤認38%,幻聴35%,うつ33%と高頻度だが,ADでは幻視25%,妄想30%,幻聴10%,うつ13%,妄想的誤認5%と全体に低頻度で有意差があった(図1)[4]. DLBとADにおける幻聴と幻視の頻度の差は認知機能障害が軽い段階でも大きく,DLBを早期に捉えるのに有用な特徴と考えられる[4].

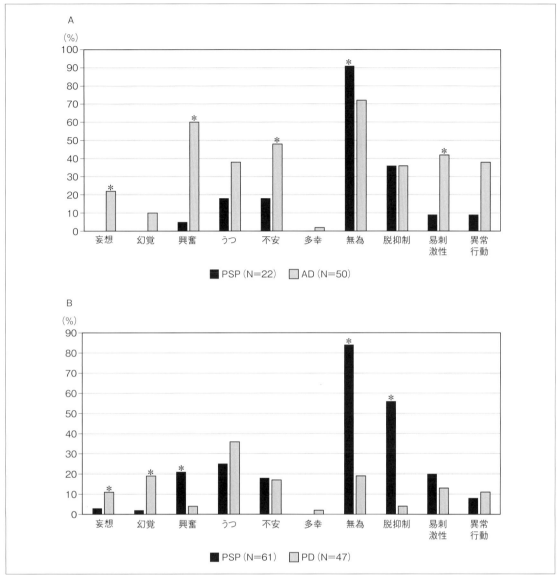

図2 PSP症例の精神症状スペクトラム　　　　　　　　　　　　　　　　　　　（A：文献5）より作成，B：文献6）より作成）
A．PSPとADの精神症状の比較．NPIで評価した症状の頻度．＊：P＜0.05．
B．PSPとPDの精神症状の比較．NPIで評価した症状の頻度．＊：P＜0.05．

PSPの精神症状

　PSPの臨床像スペクトラムは古典的なRichardson症候群（RS）の臨床像以外に，大脳皮質基底核症候群（CBS），前頭側頭型認知症（FTD），非流暢性失語，pure akinesia with gate freezing（PAGF）など幅広い．しかしPSPの精神症状として報告されている過去の知見は，ほとんどが臨床的RS患者の結果である．臨床的RS群のなかにはRSを呈した病理学的CBD例が含まれると推測される．まとまった例数のPSP剖検例を対象として精神症状を検討した報告はない．過去の知見はこの方法論的限界を前提に解釈する必要がある．

　NPIを用いた検討では，PSPでは無為が91％と非常に高頻度で，次いで脱抑制が36％であった（**図2A**）[5]．無為の頻度はADより有意に高く，易刺激性，不安，興奮，妄想はADより有意に低頻度であった（**図2A**）[5]．無為は高頻度でうつが

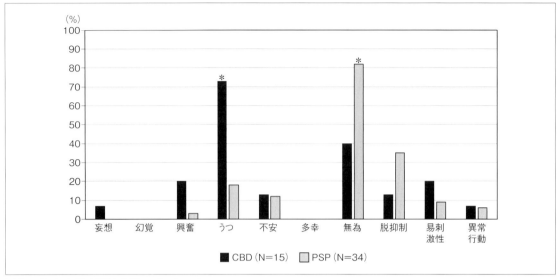

図3 CBD症例の精神症状スペクトラム (文献7)より作成)
CBDとPSPの精神症状の比較．NPIで評価した症状の頻度．＊：P＜0.05．

比較的低頻度という傾向は他のPSPシリーズでも認められた（図2B，3）[6,7]．これはパーキンソン病（PD）（図2B）やCBD（図3）でうつが無為より高頻度とされることと対照的である．PDとの比較では，PSPでは無為，脱抑制，興奮が有意に高頻度で，幻覚，妄想は有意に低頻度であった（図2B）[6]．なお，これらのPSPシリーズにおける脱抑制の頻度は35～55%だが，臨床的にFTDを呈したPSP剖検例では頻度がさらに高くなると考えられる．

病理学的PSPと嗜銀顆粒病（AGD）は高頻度に合併する[8~10]．AGDは扁桃核周辺から病変が出現して広がるため，幻覚や妄想と関連する可能性があるが[3]，PSP臨床像への影響は不明な点が多い．

CBDの精神症状

剖検で確定されたCBD症例の臨床像スペクトラムはCBDの原著に記載されたCBS以外に，RS，FTD，非流暢性失語，発語失行などがあるが，CBDの精神症状として報告された過去の知見のほとんどはCBS症例のみを対象としたものである．生前CBSと診断された症例には病理学的PSP症例が含まれると考えられ，結果の解釈に注意を要する．

NPIによる検討では，CBDではうつが73%と高頻度で，次いで無為が40%に認められ，PSPと比較するとうつは有意に高頻度で，無為は有意に低頻度であった（図3）[7]．しかし，後方視的検討ではうつ病が記録されていたのは脳神経内科のCBD 36剖検中3例（8.3%）[11]，精神科のCBD 9剖検中でも3例（33%）のみである[12]．このことはNPIは臨床記録に記されない程度の軽度のうつ状態の部分症状を得点として検出している可能性を示唆している．

CBDにおけるAGDの合併頻度はPSPにおける合併頻度より高いと考えられている[8~10]．このため，AGDによる扁桃核の追加的な変性がCBD症例における妄想やうつの出現閾値を下げる可能性があるが，十分検討されていない．

MSAの精神症状

Frontal Assessment Battery（FAB）による評価ではMSAの31.8%に前頭葉機能障害を認めたとされる[13]．NPIを用いてMSA，DLB，PDを比較した検討では，MSAの精神症状はDLBやPD

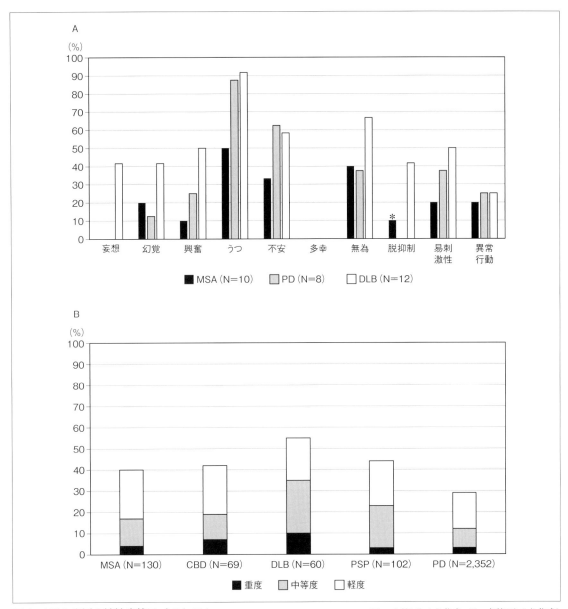

図4 MSA症例の精神症状スペクトラム　　　　　　　　　　　　(A：文献14)より作成,B：文献15)より作成)
A. MSA,PD,DLBの精神症状の比較.NPIで評価した症状の頻度.＊：P＜0.05.脱抑制はMSAでPDより有意に高頻度.
B. MSA,CBD,DLB,PSP,PDにおけるうつ状態の重症度と頻度の比較.

より低頻度だが,うつ(50％)が最も多く,次いで無為(40％),不安(33.3％)が高頻度であった(**図4A**)[14].Beck Depression Inventoryを用いたうつの頻度の検討では,MSA(40％),PSP(43％),CBD(42％)で頻度は同等で,これらはDLB(55％)よりも低いがPD(29％)より高く,このため非定型パーキンソニズムではうつ症状が高頻度であると結論されている(**図4B**)[15].

今後の課題

▶ 精神症状は，その一つ一つの疾患特異性は低いが，症状スペクトラムの特徴は変性疾患ごとに異なる．これは特に精神症状で初発する症例の診断の助けになる可能性がある．

▶ 一人の患者に複数の変性疾患が合併することはしばしばあるが，精神症状への影響はほとんど不明である．例えばAGDはPSP，CBD症例の辺縁系に高頻度に合併し，レヴィ小体は加齢とともに出現してPSPやCBD症例の脳幹から辺縁系に合併する．

▶ 変性疾患を有する症例の一部は，精神症状だけで初発し，特徴的な運動障害が目立たないまま数年間経過する．このような症例の病理背景の生前予測には病態特異的なマーカーの開発が特に必要である．

文　献

1) Miki T, Yokota O, Ishizu H, et al. Behavioral variant of frontotemporal dementia : Fundamental clinical issues associated with prediction of pathological bases. Neuropathology 2016 ; 36 : 388-404.

2) Cummings JL. Neuropsychiatric assessment of patients with dementia. The neuropsychiatry of Alzheimer's disease and related dementias. The first edition, Cummings JL edit. Martin Dunitz. pp23-56. CRC Press. 2002.

3) Nagao S, Yokota O, Ikeda C, et al. Argyrophilic grain disease as a neurodegenerative substrate in late-onset schizophrenia and delusional disorders. Eur Arch Psychiatry Clin Neurosci 2014 ; 264 : 317-331.

4) Ballard C, Holmes C, McKeith I, et al. Psychiatric morbidity in dementia with Lewy bodies : a prospective clinical and neuropathological comparative study with Alzheimer's disease. Am J Psychiatry 1999 ; 156 : 1039-1045.

5) Litvan I, Mega MS, Cummings JL, et al. Neuropsychiatric aspects of progressive supranuclear palsy. Neurology 1996 ; 47 : 1184-1189.

6) Aarsland D, Litvan I, Larsen JP. Neuropsychiatric symptoms of patients with progressive supranuclear palsy and Parkinson's disease. J Neuropsychiatry Clin Neurosci 2001 ; 13 : 42-49.

7) Litvan I, Cummings JL, Mega M. Neuropsychiatric features of corticobasal degeneration. J Neurol Neurosurg Psychiatry 1998 ; 65 : 717-721.

8) Tatsumi S, Mimuro M, Iwasaki Y, et al. Argyrophilic grains are reliable disease-specific features of corticobasal degeneration. J Neuropathol Exp Neurol 2014 ; 73 : 30-38.

9) Ikeda C, Yokota O, Nagao S, et al. The relationship between development of neuronal and astrocytic tau pathologies in subcortical nuclei and progression of argyrophilic grain disease. Brain Pathol 2016 ; 26 : 488-505.

10) Yokota O, Miki T, Ikeda C, et al. Neuropathological comorbidity associated with argyrophilic grain disease. Neuropathology 2018 ; 38 : 82-97.

11) Geda YE, Boeve BF, Negash S, et al. Neuropsychiatric features in 36 pathologically confirmed cases of corticobasal degeneration. J Neuropsychiatry Clin Neurosci 2007 ; 19 : 77-80.

12) Ikeda C, Yokota O, Nagao S, et al. Corticobasal degeneration initially developing motor versus non-motor symptoms : a comparative clinicopathological study. Psychogeriatrics 2014 ; 14 : 152-164.

13) Brown RG, Lacomblez L, Landwehrmeyer BG, et al. Cognitive impairment in patients with multiple system atrophy and progressive supranuclear palsy. Brain 2010 ; 133 : 2382-2393.

14) Kao AW, Racine CA, Quitania LC, et al. Cognitive and neuropsychiatric profile of the synucleinopathies : Parkinson disease, dementia with Lewy bodies, and multiple system atrophy. Alzheimer Dis Assoc Disord 2009 ; 23 : 365-370.

15) Almeida L, Ahmed B, Walz R, et al. Depressive symptoms are frequent in atypical parkinsonian disorders. Mov Disord Clin Pract 2017 ; 4 : 191-197.

16) 博野信次, 森　悦朗, 池尻義隆, 他. 日本語版Neuropsychiatric Inventory―痴呆の精神症状評価法の有用性の検討. 脳神経1997 ; 49 : 266-271.

I 総 論

4. 非定型パーキンソニズムの主な症候

e. 睡眠障害/覚醒障害

鈴木圭輔
獨協医科大学内科学（神経）

ESSENCE

◆ 多系統萎縮症では睡眠関連呼吸障害，レム睡眠行動異常症，レストレスレッグス症候群，不眠や日中の過度の眠気などの睡眠障害を合併する．夜間の吸気性喘鳴（stridor）は疾患初期にみられる場合もあり，声帯外転麻痺の評価は重要である．

◆ 進行性核上性麻痺では睡眠構築は重度に障害されるが，不眠や日中の眠気の訴えは必ずしも多くない．

◆ レヴィ小体型認知症ではレム睡眠行動異常症を高率に合併し，日中の眠気もアルツハイマー病より高率にみられる．その他パーキンソン病と共通した睡眠障害を認める．

◆ 大脳皮質基底核変性症では睡眠障害に関する検討は少なく，今後の研究が必要である

はじめに

　睡眠障害は，パーキンソン病（PD）では疾患由来の病理学的変化，運動・非運動症状や他の睡眠関連疾患の合併，ドパミン作動薬の影響など多彩な要因により，ほぼ全例にいずれかの時期においてみられる重要な非運動症状である．運動症状に比べ確立された治療法はなくマネージメントは個々の症例により考慮する必要がある．一方，レヴィ小体型認知症（DLB），多系統萎縮症（MSA），進行性核上性麻痺（PSP）や大脳皮質基底核変性症（CBD）などのパーキンソン症候群の睡眠障害はまだPDほど着目されているとはいえない．本稿ではPD以外のパーキンソン症候群の睡眠障害に関して解説する．

多系統萎縮症（MSA）

　MSAは疾患に関連する脳幹の病理学的変化により特徴的な睡眠障害を呈する．睡眠障害はMSAでは高率にみられる．不眠や日中の眠気をきたすMSAの睡眠障害としては主に睡眠関連呼吸障害，レム睡眠行動異常症（RBD），レストレスレッグス症候群（RLS），疾患由来の運動・非運動症状，排尿障害による中途覚醒などが問題となる（**表1**）[1]．

不眠や日中の眠気

　不眠のタイプには入眠困難，中途覚醒や早朝覚醒がある．MSAでは主に中途覚醒や早朝覚醒などの不眠症状は71％にみられる[2]．不眠をきたす要因としては，**表1**のように多彩な要因が関与していることが推定される．わが国からの報告では

KEY WORDS 睡眠関連呼吸障害，自律神経障害，脳血管障害，パーキンソン病関連疾患

日中の過度の眠気はMSA 25例中28％にみられたが、睡眠関連呼吸障害や周期性四肢運動との関連はみられなかった[3]．一方，ヨーロッパの多施設研究では日中の過度の眠気はMSA 86人中24％にみられ，その予測因子は睡眠関連呼吸障害と睡眠効率であった[4]．そのため睡眠関連呼吸障害のスクリーニングとマネージメントは重要である．夜間の睡眠障害（表1）により睡眠が分断，睡眠の量や質が低下し，その結果二次的に日中の眠気をきたすほか，疾患由来の病理学的変化が日中の眠気の発現に関与している可能性がある．オレキシン神経系は視床下部外側野で産生され覚醒維持に働く上行性覚醒系の一つである．MSA患者では髄液オレキシン値の低下はないが[5]，MSA患者の剖検研究では視床下部に多数のグリア細胞質内封入体を伴うオレキシンニューロンの著明な減少[6]，マイネルト基底核のオレキシン免疫活性の減少が報告されている[7]．

睡眠構築

睡眠ポリグラフ検査では総睡眠時間の減少，睡眠効率の低下，睡眠の分断化，中途覚醒時間増加，浅睡眠の増加がみられる．図1に経過約7年の66歳MSA-C患者の睡眠経過図を示す．ADLは移動に車椅子が必要であり高度のパーキンソニズムおよび小脳性運動失調を認めた．RBDを示唆する寝言，夢に関連した手足の動きは数年前にみられていたが，最近は消失していた．時折みられるいびきの評価目的で紹介となった．この症例

表1　多系統萎縮症の不眠や日中の眠気の要因

睡眠覚醒中枢にかかわる脳神経核や経路の変性
睡眠関連呼吸障害
・閉塞性，中枢性睡眠時無呼吸 ・声帯外転麻痺，声帯開大不全 ・喉頭異常運動，floppy epiglottis, floppy arytenoid, 披裂部の振戦様運動 ・呼吸リズム障害 ・肺胞低換気？
レム睡眠行動障害
レストレスレッグス症候群，周期性下肢運動
疾患由来の運動・非運動症状 ・運動緩慢による寝返り困難，振戦，ジストニア，痛み
排尿障害
不安，抑うつ症状

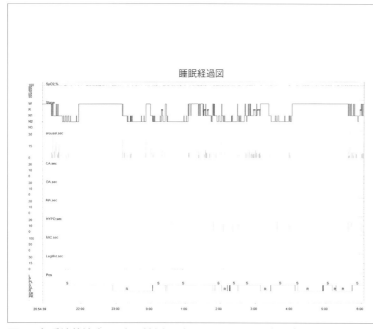

図1　多系統萎縮症66歳男性例の睡眠経過図と睡眠ポリグラフ検査所見
深睡眠（Stage N3）の喪失，頻回の中途覚醒と覚醒反応による睡眠の分断が目立つ．

では睡眠ポリグラフ検査では有意な睡眠関連呼吸障害はみられなかったが（無呼吸低呼吸指数4.8/時），中途覚醒時間は233.6分と長く，睡眠効率の低下（54.8％）があり，深睡眠がみられず浅睡眠の増加が著明であった．RBDでみられる筋活動の抑制を伴わないレム睡眠や，周期性四肢運動の合併もみられた．本例では，夜間の無動による寝返り困難，体の痛みによる中途覚醒が睡眠の分断化に影響した可能性が考えられた．MSAでは罹病期間とともに総睡眠時間は減少し入眠潜時は延長することが報告されている[8]．

レストレスレッグス症候群（RLS）

RLSは下肢の異常感覚により不眠をきたす疾患でありPDやMSAでは健常人よりも合併率が高いと報告されている．過去の報告ではMSAの4.7〜28％にRLS合併が報告されている[1]．RLS有病率はMSA-Pのほうが MSA-Cより高い（32％vs 8％）[4]．RLSの診断には問診により通常下肢の異常感覚を伴う動かしたいという強い衝動に加えて，運動による症状の改善，安静時に症状が出現または悪化，夜に症状が出現または悪化するという特徴を満たす必要がある．支持項目としてRLSの家族歴，周期性下肢運動やドパミン作動薬の反応性がある．MSAでは運動症状が重度の場合には運動による症状の改善の判定が困難なことや，ドパミン作動薬の反応性はパーキンソニズムに関連する場合は不良なことも多い．特発性RLSでは視床下部A11領域からの下行性ドパミン経路の障害が示唆されるが，病理学的な脳内ドパミン変性は明らかでない．一方シナプス前，シナプス後の黒質線条体系ドパミンニューロンの変性をきたすMSAでは視床下部A11領域の障害は明らかにされていない[9]．RLSの治療は血清フェリチン低値例（<50ng/mL）では鉄剤補充を行い，ロチゴチンやプラミペキソールなどのドパミンアゴニスト，またはガバペンチンエナカルビルやクロナゼパムが選択肢となる．RBDにも有効なクロナゼパムは睡眠関連呼吸障害がある場合には呼吸状態を悪化させること，半減期が長いため翌日

への持ち越しに注意する必要があり，使用時には必要最小量が望ましい（0.5mg以下）．

周期性四肢運動

周期性四肢運動periodic limb movements during sleep（PLMS）とは睡眠中に主に下肢にみられる通常20〜40秒周期にみられる足関節を背屈させる下肢の常同運動でありRLSに併発するほか，睡眠の分断の原因となる．報告により異なるがMSAではPDと同等またはそれ以上にPLMSの合併がみられる[10]．通常PLMSはノンレム睡眠であるstage N1やN2に多くみられるが，筋緊張抑制を伴わないレム睡眠やRBD合併例ではREM睡眠中に多くみられる[11]．PLMSはRLS重症度や日中の眠気との関連はみられないが[3,9]，睡眠の分断をきたす場合にはRLSと同様の治療を行う．

睡眠関連呼吸障害

MSAでは呼吸の自律神経調節にかかわる延髄縫線核セロトニン作動性ニューロンや延髄腹側グルタミン酸作動性ニューロンの変性が報告されており，呼吸リズムの不整を生じる[12]．中枢性，混合性，閉塞性睡眠時無呼吸や声帯外転麻痺，喉頭部不随意運動もみられる．閉塞性睡眠時無呼吸は高頻度にみられる睡眠関連呼吸障害であり，低呼吸が有意であることが多い．吸気性喘鳴（stridor）は咽頭由来の低いいびきとは異なり，大きな高調性の特徴を有し，声門部の狭窄を示唆する．MSAの20〜42％にみられ[13]，108研究からの病理学的に診断されたMSA 203例のレヴューではstridorは13％にみられた[14]．声帯外転麻痺は初期には睡眠時のみにみられ，進行すると覚醒時にもみられるようになる．その機序としては唯一声帯外転に働く後輪状披裂筋の萎縮と声帯内転に働く筋群のジストニー機序の複合が考えられている[15]．またMSAでは喉頭異常運動として喉頭披裂部が倒れこむfloppy arytenoid，Ω型喉頭蓋や喉頭蓋が倒れこむfloppy epiglottisがあり[15]，

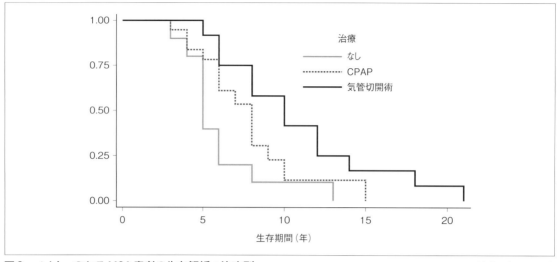

図2　stridorのあるMSA患者の生存解析：治療別　　　　　　　　　　　　　　　　　　　　　（文献23）より引用）

floppy epiglottisは非侵襲的陽圧換気（NPPV）療法により気道閉塞をきたす場合があり注意を要する[16]．MSA 11例を対象に睡眠ポリグラフ検査，喉頭ファイバーを用いた検討では，睡眠時無呼吸症候群は91%に，声帯外転麻痺は67%（そのうち33%は睡眠時のみ）にみられた．声帯外転麻痺のある群では高齢，嚥下障害，神経因性膀胱の合併率が高く，睡眠関連呼吸障害の重症度が高かった[17]．Deguchiら[18]のMSA 15例の検討では無呼吸低呼吸指数，平均SpO_2，最低SpO_2は蓄尿障害と有意な相関を示し，声帯外転麻痺や中枢性睡眠時無呼吸を呈する5例中3例は突然死をきたし，より重度の蓄尿障害がみられた．MSAでは病初期に声帯外転麻痺や喉頭異常所見を認める場合もある[19]．200例のprobable MSAを対象にしたUzawaら[20]の検討では4%においてstridorが初発症状であった．MSAでは気管切開術を受けている患者においても突然死をきたすリスクがあり，その要因としては声帯，喉頭狭窄による気道閉塞のほか，延髄橋呼吸中枢の障害による中枢性低換気の影響が考えられる．MSA 25例を対象にした前向き研究では平均の無呼吸低呼吸指数（AHI）は19.4±22.8/時から34.4±30.1/時に増加したが，29%の患者では自然軽快を認めた[21]．

閉塞性睡眠時無呼吸に対しては持続陽圧呼吸療法（CPAP）を，中枢性睡眠時無呼吸に対してはNPPV，適応補助換気（ASV）を行う．CPAPはアドヒアランスが問題となるが，Iranzoら[22]の報告ではstridorのあるMSA 14中CPAPの継続が可能であった11例（平均12±8ヵ月使用）に関しては，stridorのないMSA 26例と比べて生存期間に有意差はなかった（77ヵ月 vs 88ヵ月）．Gianniniら[23]のMSA 136例の研究ではstridorのある42例中22例は早期発症であった．stridorの有無でMSA患者の予後に有意差はなかったが，早期のstridorの存在は生存期間の短縮に関連がみられた．さらにstridorのある群ではCPAPや気管切開術により生存期間の延長が示された（図2）．治療を受けなかった群では死亡率は1年で100人あたり16人，気管切開術群では9人，CPAP群では11人であった．

stridor，声帯外転麻痺に関しては重症度に応じてNPPVのほか気管切開術を要する．突然死予防のための気管切開術やNPPVを含めた治療選択の倫理的な側面に関して，治療導入時には患者の自覚症状がないために受け入れることが困難な場合が少なくないことや[13]，患者の意思決定に影響を及ぼす認知機能の評価の重要性も指摘されている[24]．Shimohataら[24]は，MSA患者で換気不全による高二酸化炭素血症が顕在化した場合，CPAPから呼吸停止時のアラーム機能のあるBilevel PAPへ切り替えてCPAP modeで使用す

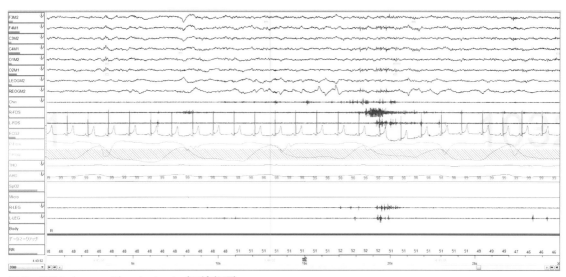

図3 REM sleep without atonia（口絵参照）
レム睡眠中（Stage R）に顎，深指屈筋，前脛骨筋の筋放電がみられる．

ることを推奨している．

レム睡眠行動異常症（RBD）

RBDは夢に関連した複雑な手足の運動により，外傷をきたしうる睡眠時随伴症である．睡眠ポリグラフ検査ではレム睡眠中に筋活動抑制が障害されREM sleep without atoniaがみられる（図3）．MSAではPDよりもRBDの合併率は高く，88〜100％である[1,25]．Nomuraら[26]の報告ではPDでは運動症状の発症後に激しいRBD症状がみられる例があるのに対して，MSAでは発症後にはRBD症状は数年以内にほぼ改善がみられた．RBDの治療としてはまず睡眠環境の整備（寝室から危険物を取り除く，ベッド周りにマットレスを敷く，家具にパッドを当てる等）を行う．クロナゼパム0.5〜2mg，メラトニン3〜12mg就寝前が有効である．クロナゼパムは睡眠関連呼吸障害を悪化させることから必要最小用量に，わが国ではメラトニンは処方できないためメラトニンアゴニスト（ラメルテオン8mg）を試す価値はある．

進行性核上性麻痺（PSP）

PSPでは深睡眠の減少，睡眠の分断化などの睡眠構築の障害は高率にみられる．RBDはMSA，PDやDLBなどのシヌクレイノパチーに比べ合併は少ない．興味深い報告として，PSPでは夜間の睡眠障害にもかかわらず日中の客観的な睡眠潜時が長く，夜間・日中ともに過覚醒状態が示唆されている[27]．PSPでは不眠やRLSが高率にみられるという過去の報告があったが（それぞれ57％）[28]，PD 63例，MSA 17例，PSP 11例を対象にした筆者らの検討では，RLS合併はPD 12.7％，MSA 5.9％，PSP 0％であり，夜間の睡眠障害の訴えもPDに比べて多くはなかった[29]．

レヴィ小体型認知症（DLB）

DLBにおいても睡眠障害は高率にみられ，PDと共通する面も多い[30]．睡眠関連呼吸障害や夜間の運動症状により睡眠は分断される．夜間の運動症状への効果は明らかにされてはいないが，L-ドパ治療中でも残存する運動症状に対してはゾニサミド25mgが保険適用となっている．RBDは80％以上と高率に合併するため，DLBの診断基準の中核症状にも含まれている．日中の過度の眠気はアルツハイマー病よりは高率にみられるため，その要因の一つとして睡眠関連呼吸障害の評価を行い，認知機能障害のため困難は伴うがCPAP

治療の適応があれば導入の検討も必要である.

大脳皮質基底核変性症（CBD）

CBDは片側優位のパーキンソニズムと皮質症状を特徴とする疾患であるが，他のPD関連疾患よりもまれであり，睡眠障害についての研究は少ない．CBD 11例の検討ではRBDは1例（9%）と少なく[31]，CBD 5例の検討では不眠は5例（100%）に，周期性下肢運動は4例（80%）に，睡眠関連呼吸障害は2例（50%）にみられた[32]．CBD患者のパーキンソニズム優位側でみられた片側性周期性四肢運動が報告されている[30]．

今後の課題

▶MSAでは突然死をきたす可能性のある睡眠関連呼吸障害マネージメントが肝要となる．ほかにRBD，RLS，PLMS，不眠や日中の眠気など多様な睡眠障害がみられる．DLBではRBDを高率に合併するほか，睡眠障害はPDと共通する面が多い．認知機能障害により治療は難渋することも少なくない．PSP，CBDに関しては睡眠障害に関する研究が少なく今後の検討を要する．PDでは日中の過度の眠気やRBD症状が経過とともに増加する[33]．さまざまな睡眠覚醒障害も多様に，高率にみられるため，個々の症例に応じた対応が必要である．各疾患でみられる特徴的な睡眠障害の解明とそのマネージメントに関して，さらなる検討が必要である．

文 献

1) Cochen De Cock V. Sleep abnormalities in multiplesystem atrophy. Curr Treat Options Neurol 2018；**20**：16.

2) Ghorayeb I, Bioulac B, Tison F. Sleep disorders in multiple system atrophy. J Neural Transm (Vienna) 2005；**112**：1669-1675.

3) Shimohata T, Nakayama H, Tomita M, et al. Daytime sleepiness in Japanese patients with multiple system atrophy：prevalence and determinants. BMC Neurol 2012；**12**：130.

4) Moreno-Lopez C, Santamaria J, Salamero M, et al. Excessive daytime sleepiness in multiple system atrophy (SLEEMSA study). Arch Neurol 2011；**68**：223-230.

5) Martinez-Rodriguez JE, Seppi K, Cardozo A, et al. Cerebrospinal fluid hypocretin-1 levels in multiple system atrophy. Mov Disord 2007；**22**：1822-1824.

6) Benarroch EE, Schmeichel AM, Sandroni P, et al. Involvement of hypocretin neurons in multiple system atrophy. Acta Neuropathol 2007；**113**：75-80.

7) Mishima T, Kasanuki K, Koga S, et al. Reduced orexin immunoreactivity in Perry syndrome and multiple system atrophy. Parkinsonism Relat Disord 2017；**42**：85-89.

8) Guo XY, Cao B, Lei F, et al. Clinical and polysomnographic features of patients with multiple system atrophy in Southwest China. Sleep Breath 2013；**17**：1301-1307.

9) Ghorayeb I, Dupouy S, Tison F, et al. Restless legs syndrome in multiple system atrophy. J Neural Transm (Vienna) 2014；**121**：1523-1527.

10) Iranzo A, Santamaria J, Rye DB, et al. Characteristics of idiopathic REM sleep behavior disorder and that associated with MSA and PD. Neurology 2005；**65**：247-252.

11) Wetter TC, Collado-Seidel V, Pollmacher T, et al. Sleep and periodic leg movement patterns in drug-free patients with Parkinson's disease and multiple system atrophy. Sleep 2000；**23**：361-367.

12) Benarroch EE. Brainstem respiratory control：substrates of respiratory failure of multiple system atrophy. Mov Disord 2007；**22**：155-161.

13) Silber M. Sleep Dysfunction in Parkinson's Plus Syndrome. In：Chokroverty S, Allen RP, Walters AS, et al., eds. Sleep and movement disorders, 2nd ed. New York：Oxford University Press, 2013：687-695.

14) Wenning GK, Tison F, Ben Shlomo Y, et al. Multiple system atrophy：a review of 203 pathologically proven cases. Mov Disord 1997；**12**：133-147.

15) 磯崎英治．孤発性脊髄小脳変性症：多系統萎縮症における上気道閉塞．神経進歩 2006；**50**：409-419.

16) Shimohata T, Tomita M, Nakayama H, et al. Floppy epiglottis as a contraindication of CPAP in patients with multiple system atrophy. Neurology 2011；**76**：1841-1842.

17) 作田英樹，鈴木圭輔，宮本雅之，他．多系統萎縮症における喉咽頭所見と睡眠関連呼吸障害．自律神経 2013；**50**：48-52.

18) Deguchi K, Ikeda K, Goto R, et al. The close relationship between life-threatening breathing disorders and urine storage dysfunction in multiple system atrophy. J Neurol 2010；**257**：1287-1292.

19) 作田英樹, 宮本雅之, 鈴木圭輔, 他. 病初期に声帯外転麻痺, floppy arytenoidを呈した多系統萎縮症の肥満女性例. 臨床神経 2012；**52**：421-424.

20) Uzawa A, Sakakibara R, Tamura N, et al. Laryngeal abductor paralysis can be a solitary manifestation of multiple system atrophy. J Neurol Neurosurg Psychiatry 2005；**76**：1739-1741.

21) Ohshima Y, Nakayama H, Matsuyama N, et al. Natural course and potential prognostic factors for sleep-disordered breathing in multiple system atrophy. Sleep Med 2017；**34**：13-17.

22) Iranzo A, Santamaria J, Tolosa E, et al. Long-term effect of CPAP in the treatment of nocturnal stridor in multiple system atrophy. Neurology 2004；**63**：930-932.

23) Giannini G, Calandra-Buonaura G, Mastrolilli F, et al. Early stridor onset and stridor treatment predict survival in 136 patients with MSA. Neurology 2016；**87**：1375-1383.

24) Shimohata T, Aizawa N, Nakayama H, et al. Mechanisms and prevention of sudden death in multiple system atrophy. Parkinsonism Relat Disord 2016；**30**：1-6.

25) Hogl B, Stefani A, Videnovic A. Idiopathic REM sleep behaviour disorder and neurodegeneration - an update. Nat Rev Neurol 2018；**14**：40-55.

26) Nomura T, Inoue Y, Hogl B, et al. Comparison of the clinical features of rapid eye movement sleep behavior disorder in patients with Parkinson's disease and multiple system atrophy. Psychiatry Clin Neurosci 2011；**65**：264-271.

27) Walsh CM, Ruoff L, Walker K, et al. Sleepless night and day, the plight of progressive supranuclear palsy. Sleep 2017；**40**.

28) Gama RL, Tavora DG, Bomfim RC, et al. Sleep disturbances and brain MRI morphometry in Parkinson's disease, multiple system atrophy and progressive supranuclear palsy - a comparative study. Parkinsonism Relat Disord 2010；**16**：275-279.

29) Matsubara T, Suzuki K, Fujita H, et al. Restless legs syndrome, leg motor restlessness and their variants in patients with Parkinson's disease and related disorders. J Neurol Sci 2018；**393**：51-57.

30) Abbott SM, Videnovic A. Sleep disorders in atypical parkinsonism. Mov Disord Clin Pract 2014；**1**：89-96.

31) Cooper AD, Josephs KA. Photophobia, visual hallucinations, and REM sleep behavior disorder in progressive supranuclear palsy and corticobasal degeneration：a prospective study. Parkinsonism Relat Disord 2009；**15**：59-61.

32) Roche S, Jacquesson JM, Destee A, et al. Sleep and vigilance in corticobasal degeneration：a descriptive study. Neurophysiol Clin 2007；**37**：261-264.

33) Mollenhauer B, Zimmermann J, Sixel-Doring F, et al. Monitoring of 30 marker candidates in early Parkinson disease as progression markers. Neurology 2016；**87**：168-177.

I 総論

4. 非定型パーキンソニズムの主な症候

f. 嚥下障害

山本敏之
国立精神・神経医療研究センター脳神経内科・嚥下障害リサーチセンター

ESSENCE

◆非定型パーキンソニズムでは，嚥下障害による誤嚥性肺炎の発症や栄養失調が臨床的に問題になる．

◆非定型パーキンソニズムの嚥下障害は進行期に合併することが多いが，発症早期にも自覚なしに合併していることがある．

◆重篤な嚥下障害を合併した場合，栄養管理のための胃瘻造設や肺炎防止のための誤嚥防止術の適応を検討する．

はじめに

嚥下は，食物の気道への侵入を防御しつつ，食物を胃に輸送することを目的としており，適切に嚥下が行われなければ，食物が気道に侵入する問題（気道防御の障害）と食物が口腔や咽頭等に停留する問題（食物輸送の障害）が現れる．そして，前者は誤嚥性肺炎発症の原因に，後者は栄養失調の原因になりうる．どちらも非定型パーキンソニズムの予後にかかわるため，その異常を嚥下造影検査や嚥下内視鏡などで正しく評価し，対策を講じることが重要である．

嚥下障害の特徴

1. 多系統萎縮症の嚥下の特徴

小脳性運動失調が目立つ多系統萎縮症（MSA）（MSA-C）の嚥下造影検査では，発症1〜3年は50％の患者に口腔から咽頭への食物の送り込みの遅延がみられ，発症4〜6年になるとその症状が

さらに悪くなる．また，咽頭期の異常も目立つようになり，36％の患者は喉頭挙上が遅くなり，30％の患者に梨状窩の残留がみられる．発症7年以降には，85％の患者に口腔から咽頭への食物の送り込みの遅延がみられ，この時期には42.9％の患者に誤嚥性肺炎の既往がある[1]．MSA-Cで発症早期から口腔から咽頭への液体の送り込みの異常がみられるのは，舌は関節にまたがる筋肉ではないため，小脳性運動失調があると，舌運動のベクトルは方向も大きさもばらつくためである（図1）．進行期には錐体外路徴候が現れ，嚥下はさらに悪化する．

錐体外路徴候が目立つMSA-Pは，発症から5年以内に嚥下機能障害が出現することが多い[2]．MSA-Pの嚥下造影検査の所見は，しばしばパーキンソン病の所見に似る[3]．MSA-Pの嚥下障害の原因は錐体外路徴候，特に無動寡動と推察される．嚥下造影検査では，MSA-P患者はMSA-C患者と同様の頻度で誤嚥や食物の咽頭壁への付着を認め，MSA-Cよりも喉頭蓋谷に残留する頻度が高い[3]．また，嚥下障害を示唆する臨床症候が

KEY WORDS 多系統萎縮症，進行性核上性麻痺，大脳皮質基底核変性症，レヴィ小体型認知症，嚥下障害，嚥下造影検査，摂食嚥下リハビリテーション，胃瘻造設術，誤嚥防止術

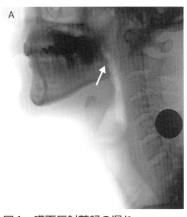 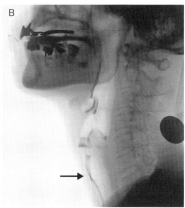 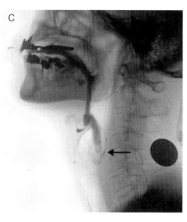

図1 嚥下反射惹起の遅れ
A. 健常者43歳男性．液体の嚥下．嚥下反射は液体が口腔にあるときに惹起されている (→).
B. 多系統萎縮症 (MSA-C) 63歳女性．液体の嚥下．液体が口腔から咽頭に不用意に送り込まれ，嚥下反射が惹起する前に液体が声帯を越えて誤嚥している (→).
C. 同じ患者．液体にとろみをつけて嚥下．液体の通過速度が遅くなり，下咽頭に到達してから嚥下反射が惹起される (→)．誤嚥しなかった．

ないMSA-P患者であっても，パーキンソン病患者と比べて輪状咽頭筋の開大のタイミングが遅れることが指摘されている[4]．

2. 進行性核上性麻痺の嚥下の特徴

進行性核上性麻痺 (PSP) の嚥下障害は，発症早期には16％，進行期には83％の患者に合併する[5]．そして，PSPの死因では肺炎が最も多く[6]，誤嚥性肺炎を発症したPSP患者の予後は不良である[7]．すなわち，PSPの嚥下障害は，経過中のどの時期にも現れうる合併症で，進行期には予後にかかわることが特徴である．

PSP患者は嚥下障害の自覚と嚥下造影検査における重症度がよく相関する点で，嚥下障害の自覚に乏しいパーキンソン病患者と異なる[8]．「嚥下時のむせ，もしくは詰まり感」と「唾液の増加」は嚥下の異常を示唆する訴えである[6]．

嚥下造影検査では，PSP患者はパーキンソン病患者に比べて口腔から咽頭への送り込み時間は有意に遅延し，咽頭期の遅延や食物の喉頭侵入も有意に多い[9]．半数以上のPSP患者は，嚥下の開始の遅れ，舌の過剰な動きによる不適切な送り込み，早期咽頭流入 (嚥下を開始する前に液体が咽頭に垂れ込むこと)，喉頭蓋谷の残留を認め，

19％の患者に誤嚥を認める[6]．PSPの頸部後屈は早期咽頭流入の原因になりやすく，また食道入口部が椎体と喉頭に圧迫されるため開大しづらくなり，誤嚥すると推察される (図2)．なお，パーキンソン病患者の早期咽頭流入は誤嚥のリスク因子である[10]．嚥下内視鏡検査による評価では，食物の早期咽頭流入，嚥下反射開始の遅延，喉頭蓋谷と梨状窩の残留の頻度が高く，誤嚥や唾液の貯留も認められる[11]．

3. 大脳皮質基底核変性症の嚥下の特徴

大脳皮質基底核変性症の嚥下障害については十分な知見がない．大脳皮質基底核症候群 (CBS) 患者24人の検討では，65％に食事の遅さ，65％に嚥下時のむせ，25％に嚥下困難，52％に口腔乾燥が認められ，運動機能が悪い患者ほど嚥下障害が多い傾向にあった．また，嚥下造影検査では分割嚥下 (食物を一度に飲みこまず，数回に分け口腔から咽頭に送り込み，嚥下すること) が77％，咽頭残留が64％，食物の送り込みの障害と舌運動の停止がそれぞれ45％に認められ，誤嚥はなかった[12]．

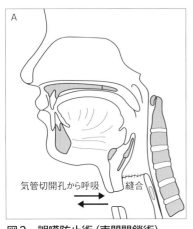
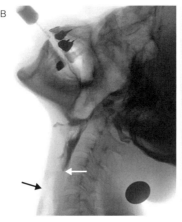
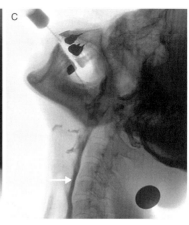

図2　誤嚥防止術（声門閉鎖術）
A．声門閉鎖術では声帯を縫合し，気道への侵入を防ぐ．呼吸は気管切開孔で行う．
B．進行性核上性麻痺　78歳男性．声門閉鎖術後．液体の嚥下．極度の頸部伸展位があり，かつ液体を口腔に保持できず，シリンジから液体を注入中に咽頭まで液体が侵入している（⇨）．→：気管切開部．
C．同じ患者．声門部を閉鎖しているため，誤嚥していない（⇨）．

4. レヴィ小体型認知症の嚥下の特徴

　レヴィ小体型認知症（DLB）の嚥下造影検査では口腔期の異常が50%，咽頭期の異常が85%に認められ，患者の45%は口腔期と咽頭期の両方に異常を認める[13]．口腔期の動きは認知機能が悪いほど悪化し，咽頭期の異常は認知機能と関連しない[14]．不顕性誤嚥（むせのない誤嚥）が多く，誤嚥は肺炎発症と経口摂取中止のリスク因子である．嚥下造影検査で誤嚥したDLB患者の，検査後2年間の累積肺炎発症率は83%で，誤嚥しなかった患者の4%よりも有意に高く，また嚥下造影検査で誤嚥を認めたDLB患者の検査2年後の経口摂取継続率は33.4%で，誤嚥しなかったDLB患者の76.2%よりも有意に低い[15]．パーキンソン病でも誤嚥は肺炎発症のリスク因子である．

　自律神経障害が強い患者は，起立性低血圧や食事性低血圧が認知の低下の原因になりうる．また，DLBは覚醒レベルの低下，幻視（食物の中に異物がある，など）や被毒妄想（食物の中に毒が入っている，など）のため，嚥下先行期に異常が現れることがある．

嚥下障害への対策

1. 薬物治療

　非定型パーキンソニズムの嚥下障害は，L-ドパで改善することがある．DLBではパーキンソン病と同様にL-ドパで錐体外路徴候が改善するため，錐体外路徴候による嚥下障害の改善を期待できる．ただし，L-ドパによって精神症状が悪化するDLB患者がいることに留意する．もしDLBの幻視・妄想が嚥下障害の原因であれば，原因薬剤の減量・中止や非定型抗精神病薬（クエチアピンなど）の開始を考慮する．

　PSPの嚥下障害にもL-ドパが有効とする報告が散見される[11,16]．しかしながら，その有効性について十分なエビデンスはない．

2. 摂食嚥下リハビリテーション

　非定型パーキンソニズムの嚥下障害に対する摂食嚥下リハビリテーションの効果について十分なエビデンスはない．パーキンソン病では下顎を引いた姿勢で嚥下する（顎引き嚥下）で嚥下を改善できる[17]．PSPも顎引き嚥下や努力嚥下（力を入れて飲みこむことにより，舌根の後退運動を強め，喉頭蓋谷への残留を減少させる手技）で嚥下

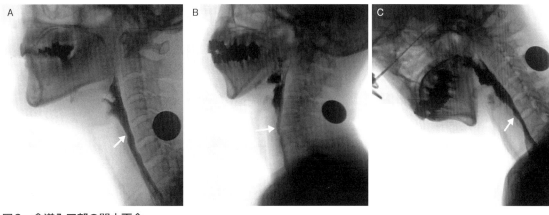

図3 食道入口部の開大不全
A. 健常者43歳男性．液体の嚥下．食道入口部が十分に開大し，液体の通過は良好である（⇨）．
B. レヴィ小体型認知症57歳女性．液体の嚥下．頸部が伸展し，食道入口部の開大は不十分である（⇨）．
C. 同じ患者．液体の嚥下．顎引き嚥下によって頸部は伸展が矯正され，食道入口部での通過は改善している（⇨）．

が改善しうる[18]．非定型パーキンソニズムでは姿勢の矯正は有効であると推察される（図3）．起立性低血圧が強い患者には，弾性ストッキングの使用や正座での食事，仰臥位での食事などを試みる．

3．食形態調整

食形態の調整として，舌運動や咀嚼の代償に食物のサイズを小さくし，かつまとまりを持たせ，咽頭に送り込みやすくする．一般に嚥下反射惹起までに時間がかかる患者は，液体にとろみをつけるのが良い（図1）．また，舌運動や咀嚼運動に障害があっても，咽頭の機能が保たれている患者であれば，咽頭に送り込みやすく，咽頭を通過しやすいペースト状の食物形態にする．認知症のある患者やパーキンソン病患者の嚥下障害には，蜂蜜状とろみやネクター状とろみが有効である[17]．

4．手術

経口摂取の維持が難しくなれば，胃瘻造設などの代替栄養法を考慮する．ただし，胃瘻造設し，経口摂取を中止しても，胃内から逆流した注入物や唾液を誤嚥し，肺炎を繰り返すことがある．代替栄養法は栄養管理のための手段であると理解する．

発声機能を喪失した非定型パーキンソニズム患者の，重篤な嚥下障害には，誤嚥防止術も選択肢になる．口腔と気道を分離する誤嚥防止術は，発声機能が喪失し，気管切開が必要になるが，物理的に完全に誤嚥を予防できる（図2）．そのため，気道からの吸引回数が減り，患者や介護者の負担が減る．声帯外転麻痺のため気管切開術が必要なMSAや舌根沈下のため気管切開術が必要なPSPやDLBでは，気管切開術に併せて誤嚥防止術の適応も考慮する．ただし，手術で誤嚥を防止しても，口腔から咽頭への送り込みが悪い患者は，口腔に食物が残留し，経口摂取が可能になるとは限らないことを理解する．

おわりに

非定型パーキンソニズムの嚥下障害では，経過中に突如として発症する誤嚥性肺炎に着目しがちであるが，時間が経つほど明確になる栄養失調も見落としてはならない．そして，誤嚥性肺炎や栄養失調へのマネジメントと，食べる楽しみ，すなわち生活の質の維持の両方を考えて対策を講じる必要がある．

今後の課題

▶ 定期的に嚥下の評価を行い，臨床症候と比較することで，嚥下障害を診断するための臨床症候を見いだす必要がある．

▶ 嚥下造影検査や嚥下内視鏡で得られた異常所見が臨床的にどのような問題を起こすのかを検討することは，治療方針の決定に必要である．

▶ 嚥下障害への対策が，患者の予後と生活の質を改善するかどうかを検討する必要がある．

文 献

1) Higo R, Nito T, Tayama N. Swallowing function in patients with multiple-system atrophy with a clinical predominance of cerebellar symptoms（MSA-C）. Eur Arch Otorhinolaryngol 2005；**262**：646-650.

2) Gilman S, Wenning GK, Low PA, et al. Second consensus statement on the diagnosis of multiple system atrophy. Neurology 2008；**71**：670-676.

3) Lee HH, Seo HG, Kim KD, et al. Characteristics of early oropharyngeal dysphagia in patients with multiple system atrophy. Neurodegener Dis 2018；**18**：84-90.

4) Alfonsi E, Versino M, Merlo IM, et al. Electrophysiologic patterns of oral-pharyngeal swallowing in parkinsonian syndromes. Neurology 2007；**68**：583-589.

5) Litvan I, Mangone CA, McKee A, et al. Natural history of progressive supranuclear palsy（Steele-Richardson-Olszewski syndrome）and clinical predictors of survival：a clinicopathological study. J Neurol Neurosurg Psychiatry 1996；**60**：615-620.

6) Litvan I, Sastry N, Sonies BC. Characterizing swallowing abnormalities in progressive supranuclear palsy. Neurology 1997；**48**：1654-1662.

7) Tomita S, Oeda T, Umemura A, et al. Impact of aspiration pneumonia on the clinical course of progressive supranuclear palsy：A retrospective cohort study. PLoS One 2015；**10**：e0135823.

8) Johnston BT, Castell JA, Stumacher S, et al. Comparison of swallowing function in Parkinson's disease and progressive supranuclear palsy. Mov Disord 1997；**12**：322-327.

9) 市原典子，市原新一郎，藤井正吾，他．Videofluorographyをもちいたパーキンソン病，進行性核上性麻痺の嚥下障害の検討．臨床神経2000；**40**：1076-1082.

10) Wakasugi Y, Yamamoto T, Oda C, et al. Effect of an impaired oral stage on swallowing in patients with Parkinson's disease. J Oral Rehabil 2017；**44**：756-762.

11) Warnecke T, Oelenberg S, Teismann I, et al. Endoscopic characteristics and levodopa responsiveness of swallowing function in progressive supranuclear palsy. Mov Disord 2010；**25**：1239-1245.

12) Grunho M, Sonies B, Frattali CM, et al. Swallowing disturbances in the corticobasal syndrome. Parkinsonism Relat Disord 2015；**21**：1342-1348.

13) Londos E, Hanxsson O, Alm Hirsch I, et al. Dysphagia in Lewy body dementia – a clinical observational study of swallowing function by videofluoroscopic examination. BMC Neurol 2013；**13**：140.

14) 梅本丈二，坪井義夫，古谷博和，他．レビー小体型認知症患者の摂食・嚥下障害―改訂版長谷川式簡易知能評価スケールとの関連について―．老年歯学2011；**26**：339-345.

15) Yamamoto T, Kobayashi Y, Murata M. Risk of pneumonia onset and discontinuation of oral intake following videofluorography in patients with Lewy body disease. Parkinsonism Relat Disord 2010；**16**：503-506.

16) Varanese S, Di Ruscio P, Ben M'Barek L, et al. Responsiveness of dysphagia to acute L-Dopa challenge in progressive supranuclear palsy. J Neurol 2014；**261**：441-442.

17) Logemann JA, Gensler G, Robbins J, et al. A randomized study of three interventions for aspiration of thin liquids in patients with dementia or Parkinson's disease. J Speech Lang Hear Res 2008；**51**：173-183.

18) Warnecke T, Oelenberg S, Teismann I, et al. Endoscopic characteristics and levodopa responsiveness of swallowing function in progressive supranuclear palsy. Mov Disord 2010；**25**：1239-1245.

I 総論

4. 非定型パーキンソニズムの主な症候

g. コミュニケーション障害

山田　恵・下畑享良
岐阜大学大学院医学系研究科脳神経内科学分野

ESSENCE

- ◆多系統萎縮症のコミュニケーション障害に影響を及ぼす要因として，運動機能障害に加えて認知機能障害がある．
- ◆コミュニケーション機器を導入する際は，自宅での利用状況を十分時間をかけて評価し，使用継続の適否を判断する．
- ◆小脳性運動失調が主体の運動機能障害の場合，動作時振戦によりスイッチ操作が困難となることが多いため，その選択や操作性改善のための検討をより詳細に行う必要がある．
- ◆認知機能障害を認める場合，その進行により代替コミュニケーション機器の利用が困難となるため，定期的かつ経時的な認知機能の評価が必要である．

はじめに

進行性神経筋疾患では，四肢麻痺や音声言語機能の低下に伴い，筆記や発語による言語的意思表出が困難となり，コミュニケーションが障害される．適切な援助を受けて快適な療養生活を送るうえで，家族や介護者，医療者とのコミュニケーションは必須である．筋萎縮性側索硬化症（ALS）ではコミュニケーション支援の重要性が認知されてきており，臨床的な検討が行われている[1]．一方，同様にコミュニケーション障害が必発となる多系統萎縮症（MSA）では，コミュニケーション支援に関する検討がほとんどなされておらず，国内外ともに先行研究は乏しい．MSAにおけるコミュニケーション障害は，患者の生活の質の低下を招くだけでなく，声帯運動障害，睡眠関連呼吸障害に対して行われる気管切開術や人工呼吸器といった治療の自己決定において大きな問題となる．さらにMSAでは治療の自己決定に対する臨床倫理学的議論がほとんど行われていないが，その原因の一つは患者の意思表示能力の低下であると考えられる[2]．本稿では，MSAのコミュニケーション障害の特徴，対策につき，ALSと比較して解説する．

MSAのコミュニケーション障害の特徴

成人の神経難病のなかで，ALSはコミュニケーション障害への介入が多数行われている[3]．ALSは運動ニューロン障害の結果，重力に抗して筋を動かすことが困難となるものの，運動調節系は保持されているため，筋力が残存する部位で操作できるコミュニケーション機器の選定を行うことで介入が可能となる．

一方，MSAでは，パーキンソニズムに伴う寡動や巧緻運動障害，小脳性運動失調に伴う眼振や

KEY WORDS 多系統萎縮症，コミュニケーション障害，認知機能障害，意思伝達装置

運動時振戦が，機器操作やスイッチ操作における障壁となる．MSAではその病型ごとに介入の方法が異なる．つまりMSA-Pでは，患者の運動スピードに合わせて時間をかけて文字を選択できるような工夫が必要である．これに対しMSA-Cでは，スイッチ操作を妨げるような余分な動きが極力出現しないようにする，もしくは運動時振戦が出現しても動作が完遂できるような工夫が必要である．

表1　AACの概念

AAC	ITによらない方法	道具を使わない方法（口文字等）
		透明文字盤
	ITを利用する方法	パソコンを利用する方法 （特別なソフトや装置を併用する）
		専用機器 キーボード型（携帯用会話補助装置等） 文字等走査型（意思伝達装置等）等

コミュニケーション支援の方法

多くの医療者，介護者がコミュニケーション支援の必要性を感じているが，どこから手をつけたら良いのか，何から始めたら良いのかがわからないため，支援が後手に回りやすい．基本的に一定の手順があるわけではなく，個々の患者のニーズ・身体状況にあわせて多職種が連携し，複数の拡大・代替コミュニケーションaugmentative and alternative communication（AAC）を試すことにつきる．AACは**表1**に示すように，透明文字盤のようなITによらない方法と，意思伝達装置等のIT機器を利用する方法がある．AAC実現のため，支援に重要な点として以下の4つを挙げる．

1. 日常生活でのニーズに応える

どのような場面や目的でコミュニケーションを図りたいのか，患者・家族のニーズを把握することが重要である．利用場面の例として，対面でコミュニケーションを図りたい，離れた相手にメールを送りたい，文書として文字を保存したいなどがあり，目的の例として，日常会話，介護要求，身体不調の訴えなどが想定される．また生活環境も重要で，普段どのような一日を過ごしているのか（例：一日の大半を臥位で過ごす，外出が多いなど）によって，利用する代替コミュニケーションの方法が異なってくる．

2. 身体機能，認知機能を把握する

音声言語以外の方法でコミュニケーションを図るためには，代替できる身体部位の評価が必要である．意思表出が全く不可能となる前に，代替手段を習得することを目標として，疾患の進行にあわせて，次の段階を見据えて適切にアプローチを行うことが重要である．一つの方法を導入して終わりというわけではなく，これらの方法が実際に有用に継続使用できるかどうか，多職種で評価を行いフィードバックすることも重要である．機能障害や病期に応じて機器を変更すること，組み合わせて使用することなどの柔軟な対応が求められる．

また，コミュニケーションがうまく成立しない場合は，意識障害，難聴などの耳鼻科的問題，認知機能障害の有無について評価を行う．特に著者らは，MSAでは認知機能低下をきたす症例が多数存在し，mini mental state examination（MMSE）は罹病期間が長くなると低下すること，さらに罹病期間の影響を超える顕著な認知機能障害を呈する一群が存在することを明らかにしている[4]．このような認知機能障害の進行により，これまで可能であったコミュニケーション方法が困難となるため，定期的かつ経時的な認知機能の評価を行い，再検討する必要がある．

3. コミュニケーション障害への介入方法

ALSのTPPV導入例における意思伝達能力のstage分類を示す（**表2**）[5,6]．MSAでもこの図の応用が可能であるが，ALSと異なり，多くのMSAでは診断時は発語や筆記，ワープロ等での文章での意思表出が可能なstage Iの段階で，stage III相当に進行するには数年を要することが一般的である．時間的な余裕があることが多いた

表2 意思伝達能力stage分類と対応する入力様式

stage分類としての意思伝達能力		入力様式	
		直接入力	同期入力，生体現象等
stage Ⅰ	文章にて意思表出が可能	キーボード入力 タッチパネル 代替マウス ポインティング	スキャン（オートスキャン）
stage Ⅱ	単語のみ表出可能		スキャン（オートスキャン，ステップスキャン）
stage Ⅲ	yes/noのみ表出可能	呼び鈴	スキャン（ステップスキャン） 生体現象方式
stage Ⅳ	残存する随意運動はあるが，yes/noの確認が困難なことがある		生体現象方式
stage Ⅴ	全随意運動が消失して意思伝達不能な状態		

め，音声言語でのコミュニケーションに少しでも支障がみられはじめた段階で，支援を開始し，時間をかけて評価をすることが望ましい．ただし，声帯運動障害や睡眠関連呼吸障害により気管切開術が必要となり，構音障害が重度でない段階でも代替コミュニケーション手段が必要となることがあるため，あらかじめ患者に伝えておく必要がある．

stage Ⅰ～ⅡのMSA-Pでは，文字盤を指さして使用する，タブレット端末でのタッチ操作を行う（アプリを利用），携帯用会話補助装置を使用する（文字やシンボル等を書いたキーを押して文字表記，音声再生を行う）などが有用である（**表2**）．透明文字盤で指し示した文字がわかりにくい場合は，穴あき式の文字盤の使用がより確実である．また，重度障害者用意思伝達装置（ひらがな等の文字を選択して文章を表示したりするソフトウェアが組み込まれた専用機器）を用いて，同期選択で文章をつづることも可能である．

一方，stage Ⅰ～ⅡのMSA-Cでは，文字を指し示したり，細かいキーを押したりする操作が四肢の小脳性運動失調で妨げられるため，上記の方法ではうまくいかない場合がある．四肢を固定して揺れが少なくなるような工夫が必要であること，および意思伝達装置を使用する場合は入力スイッチの工夫が必要である．軽い力ではクリックできないようなスイッチにする，スイッチを四肢に固定して使用するなどが挙げられる．

また，意思伝達装置の一般的な操作方法は文字

等走査入力方式（スキャン入力方式）と呼ばれ，画面上に仮想キーボードを表示させ，入力する候補を順次示し，入力した文字を選択する方式である．これらはさらにオートスキャン方式（カーソルが自動移動し，決定用操作スイッチで選択する）とステップスキャン方式（選択する文字まで自分でスイッチ操作を行う）に分類されるが，MSAにおいては，前者では選択するタイミングが合わないことが多々あるため，時間はかかるという欠点はあるが後者を試すことも良い方法である．

タイミングが合わないが，随意的にスイッチを押すことができる場合はstage Ⅲに相当し，スイッチ操作や他の身体運動により，呼び鈴の利用や呼びかけに対する返答を，yes/noで意思表出することができる．また近年，視線入力方式が急速に発達し，重要な選択肢の一つとなる．stage Ⅳでは，運動機能障害により各種スイッチ操作が困難な状態であり，生体現象方式の意思伝達装置が適応となる．脳波や脳血流量などを利用してyes/noを判定するが，認知機能障害がある場合では導入が困難である．なお，代替コミュニケーション機器の具体的な機種等については，以下を参照したい（日本リハビリテーション工学協会「重度障害者用意思伝達装置」導入ガイドラインhttp://www.resja.or.jp/com-gl/）．

4. 多職種連携

コミュニケーション支援には，身体評価，認知

機能評価に加え，機器導入時の使用評価，導入後の自宅での機器の使用状況の評価など，多方面から評価を行うことが求められており，これらすべてを医師1人で行うのは困難である．主治医を中心として，病院内スタッフ，地域の医療スタッフとの経時的な情報交換，連携が必須である．また，機器の導入前のデモや，利用方法の指導においては，各都道府県に設置されている難病相談支援センターやITサポートセンターも是非活用したい．なお筆者らは，岐阜県内の医療者を対象に，コミュニケーション支援の知識向上・連携強化を目的に，各地域へ赴いてコミュニケーション支援研修会を定期開催しており，県内全体でのレベルアップを図っている．

公的支援制度の種類

障害者の日常生活および社会生活を総合的に支援するための法律（障害者総合支援法）に基づく補装具費支給制度，日常生活用具給付事業があり，該当する機器は公費負担の対象である．文字等走査入力方式・生体現象方式の重度障害者用意思伝達装置は，補装具費支給制度の対象である．支給の認定には，身体障害者更生相談所による判定を要する．提出する医師意見書には，現状の身体機能，どのようなスイッチにより意思伝達装置を操作して意思伝達が可能となるか等，具体的な使用状況を主治医が適切に記載することが重要である．

今後の課題

コミュニケーション支援における医師の役割とは

▶診断後，患者の病気の受け入れ状況や感情に配慮しつつ，進行するとコミュニケーション能力が障害されることを医師がていねいに説明する．

▶コミュニケーション支援は医師一人でできるものではない．早い段階から主治医がぶれない基本方針を定め，多職種と連携し支援にあたることが重要である．

▶疾患特性をふまえて今後の進行を予測し，多職種へ身体機能の評価，機器の使用状況の評価など，相互でフィードバックすることが望ましい．

文 献

1) 日本神経学会．筋萎縮性側索硬化症ガイドライン．2013：162-177.
2) 浅川孝司，吉野 英，西澤正豊，他．多系統萎縮症における治療介入に関する検討―筋萎縮性側索硬化症との比較―．神経内科2016；84：600-605.
3) 成田有吾．人工呼吸管理下にある筋萎縮性側索硬化症患者のコミュニケーション支援 現状と将来展望．神経内科2017；87：539-544.
4) Hatakeyama M, Sato T, Takahashi T, et al. Predictors of cognitive impairment in multiple system atrophy. J Neurol Sci 2018；388：128-132.
5) 林健太郎，望月葉子，中山優季，他．侵襲的陽圧補助換気導入後の筋萎縮性側索硬化症における意思伝達能力障害―Stage 分類の提唱と予後予測因子の検討―．臨床神経2013；53：98-103.
6) 井村 保．神経筋疾患患者に対するコミュニケーション機器導入支援ガイドブック～ALを中心とした支援にかかわる医療職のための基礎知識～．2016.

Ⅰ 総　論

5. 非定型パーキンソニズムの現状と課題

a. 脳脊髄液・血液バイオマーカー

春日健作
新潟大学脳研究所生命科学リソース研究センター遺伝子機能解析学分野

ESSENCE

◆非定型パーキンソニズムの表現型は多彩であるため，診断には脳内病態を反映するバイオマーカーが求められる．

◆非定型パーキンソニズムにおけるアルツハイマー病関連脳脊髄液バイオマーカーの研究から，進行性核上性麻痺ではタウ蛋白が低下することが複数報告されている．

◆多系統萎縮症を含め，αシヌクレイノパチーでは脳脊髄液内のαシヌクレインが低下することが複数報告されている．

◆非定型パーキンソニズムでは，脳脊髄液内および末梢血中のニューロフィラメント軽鎖がパーキンソン病やアルツハイマー病に比べ上昇している．

◆バイオマーカーの解釈には併存病理に注意が必要である．

はじめに

　多系統萎縮症（MSA），進行性核上性麻痺（PSP），大脳皮質基底核変性症（CBD）といった非定型パーキンソニズムの臨床症状は多彩であり，進行期においても臨床診断と病理診断の一致率は高くない[1]（**表1**）．臨床症状に依存した診断には限界があり，脳内病態を反映するバイオマーカーが求められる．本稿では非定型パーキンソニズムの診断における脳脊髄液（CSF）および血液バイオマーカーに関し，これまでの知見をまとめ，今後の課題について述べたい．

アルツハイマー病関連CSFバイオマーカー

　アルツハイマー病（AD）は，病理学的に脳内の

Aβ沈着（老人斑）とリン酸化タウの蓄積（神経原線維変化）に特徴づけられる．Aβ沈着（A）マーカーとしてCSF内のAβ42低下，病的タウ（T）マーカーとしてCSF内のリン酸化タウ phosphorylated tau（p-tau）上昇，および神経障害（N）マーカーとしてCSF内の総タウ total tau（t-tau）上昇がAD特異的パターンとして診断における有用性が確立している[2,3]．Toledoらは，PSP，CBDを含む剖検142例の生前のAD関連CSFバイオマーカーを解析し，AD病理を有する群を，有さない群から感度95.6％，特異度87.3％で鑑別できることを報告している[4]．すなわち臨床表現型がADながら背景病理がPSPやCBDの場合（**表1**），CSFを確認することでAD病理を否定できる．また，ADによる大脳皮質基底症候群（CBS）に関しても，AD関連CSFバイオマーカーを確認することでAD病理の存在を指摘できる．

KEY WORDS　脳脊髄液，Aβ42，タウ蛋白，αシヌクレイン，ニューロフィラメント

I. 総　論

表1　剖検診断された非定型パーキンソニズムの臨床診断

剖検診断	PSP n=206	CBD n=54	MSA-P n=51
初回臨床診断			
PSP	25.4%	6.7%	6.3%
CBS	1.6%	0.0%	0.0%
MSA	0.0%	3.3%	6.3%
AD	1.6%	6.7%	0.0%
最終臨床診断			
PSP	62.6%	13.7%	5.9%
CBS	1.6%	27.5%	2.0%
MSA	1.6%	0.0%	70.6%
AD	3.8%	3.9%	0.0%

（文献1）より改変）

　これらAD関連CSFバイオマーカーにMSA，PSP，CBD特異的なパターンがあるのであろうか．この点に関しこれまで数多くの報告があるが，比較的小規模なものが多く，単一の研究でMSA，PSPともに20例以上，CBS 10例以上を比較解析した報告はきわめて少ない（表2A）[5~7]．ただし，表2Aの報告はいずれも臨床診断例による検討である点に注意が必要である．

　CSF Aβ42は，MSAおよびCBSでは健常対照と同程度だが，PSPでは健常対照と同程度～低値を示した（表2B）．WagshalらはPSPのCSF Aβ42はADと同程度に低下していることを報告している[8]．筆者らも同様の結果を得ており，PSPでは脳内Aβの沈着によらずCSF内のAβ42が低下している可能性がある．

　CSF p-tauは，MSA，PSPともに健常対照と同程度～低値を示し，CBSは健常対照と同程度であった（表2B）．またCSF t-tauはMSAおよびCBSでは健常対照と同程度であったが，PSPでは健常対照と同程度～低値を示した（表2B）．このようにPSPではADと比べてのみならず，健常対照と比べてもp-tauおよびt-tauが低下している可能性がある．WagshalらもPSPでは健常対照よりもp-tauおよびt-tauが低下していることを報告しており[8]，筆者らも同様の結果を得ている．

　このようにPSPにおいてはAβ42低下，p-tau低下，t-tau低下といった特異的パターンを呈する可能性がある．これまでCSF内のt-tauは神経障害（N）マーカーとして考えられてきたが，近年Aβ依存性に細胞外へ放出されるタウ蛋白の断片を反映している可能性が示されている[9,10]．さらに，PSPのCSF内ではタウ蛋白のN末断片が，ADのみでなく健常対照に比べても低下していることが報告されており[11]，病態における意義に興味が持たれる．またPSPとCBSのパターンの違いは，真にCBD病態を反映した違いか，CBS-AD等の混入による見かけ上の違いか，病理診断例による検証が必要である．ちなみに，現在市販されているt-tauイムノアッセイ系はタウの中間部分を認識する抗体を組み合わせ，検出している．すなわち"total"tauとは，6つ"すべて"のタウアイソフォームを意味するのであって，"すべて"のタウ断片の意味ではない（図1）．そのため4リピートタウと3リピートタウを区別することはできない．またt-tauが低下している場合，真にタウが存在していないのか，タウ断片は存在するものの抗体認識エピトープを欠いているため検出できないのか，現在のアッセイ系では区別できない点に注意が必要である．

CSF αシヌクレイン

　MSAにおいて健常対照に比べ低下しており，PSPでは同程度～低値，CBSでは同程度であった（表2B）．MSAのほかPD，DLBなどのシヌクレイノパチーではCSF αシヌクレイン（αSyn）が低下することが報告されている[12~14]．脳内にαSynが蓄積するとCSF内でαSynが低下する機序が存在するものと考えられ，非定型パーキンソニズムにおいてMSAを鑑別する際に有用かもしれない．ただし，筆者らの検討ではCSF αSynはCSF t-tauと有意な相関を示し，タウオパチーであるPSPにおいてもCSF αSynが低下していることを確認しており，今後の検証が必要である．またMSA-C，MSA-Pといった病型ごとの解析が，病態の理解に寄与すると考えられる．

表2 非定型パーキンソニズムのCSFバイオマーカー

A. 非定型パーキンソニズムを含むコホート

	解析症例数							解析CSFバイオマーカー				
	CTRL	PD	AD	DLB	MSA	PSP	CBS	Aβ42	p-tau	t-tau	αSyn	NfL
Hall S, et al. Arch Neurol 2012	107	90	48	70	48	45	12	✓	✓	✓	✓	✓
Magdalinou NK, et al. JNNP 2015	30	31	26	—	31	33	14	✓	✓	✓	✓	✓
Hansson O, et al. Neurology 2017 (上段 discovery cohort, 下段 validation cohort)	53 26	171 20	— —	— —	30 30	19 29	5 12	✓ ✓	✓ ✓	✓ ✓	— —	✓ ✓

CTRL：健常対照，PD：パーキンソン病，AD：アルツハイマー病，DLB：レヴィ小体型認知症，MSA：多系統萎縮症，PSP：進行性核上性麻痺，CBS：大脳皮質基底核症候群，p-tau：リン酸化タウ蛋白，t-tau：総タウ蛋白，αSyn：αシヌクレイン，NfL：ニューロフィラメント軽鎖

B. 上記コホートのCSFバイオマーカー解析結果

	MSA			PSP			CBS		
比較対象	vs CTRL	vs PD	vs AD	vs CTRL	vs PD	vs AD	vs CTRL	vs PD	vs AD
Aβ42	↔	↔	↑	↔〜↓	↔〜↓	↑	↔	↔	↑
p-tau	↔〜↓	↔〜↓	↓	↔〜↓	↔	↓	↔	↔	↓
t-tau	↔	↔〜↑	↓	↔〜↓	↔	↓	↔	↔〜↑	↔〜↓
αSyn	↓	↔〜↓	↓	↔〜↓	↓ or ↑	↓	↔	↔	↓
NfL	↑	↑	↑	↑	↑	↑	↑	↑	↑

↔ 比較対象と有意差なし，↑ 比較対象に比べ有意に高値，↓ 比較対象に比べ有意に低値
MSA：多系統萎縮症，PSP：進行性核上性麻痺，CBS：大脳皮質基底核症候群，CTRL：健常対照，PD：パーキンソン病，AD：アルツハイマー病，p-tau：リン酸化タウ蛋白，t-tau：総タウ蛋白，αSyn：αシヌクレイン，NfL：ニューロフィラメント軽鎖

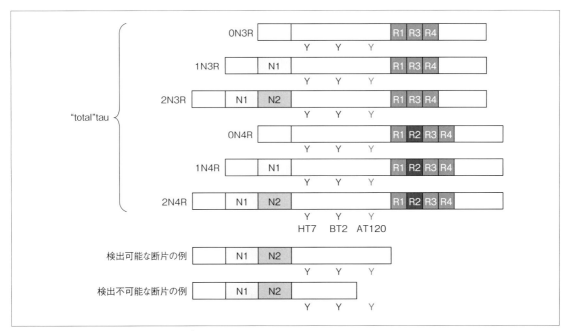

図1 現在のt-tauイムノアッセイ系
タウ蛋白の中間部分を認識する抗体（HT7とAT120もしくはBT2とAT120）の組み合わせによるためいずれかのエピトープを欠く断片は検出できない．

CSFニューロフィラメント軽鎖

　いずれの報告においても非定型パーキンソニズムのCSFニューロフィラメント軽鎖neurofilament light chain（NfL）は，健常対照のみならず，神経変性疾患であるPDおよびADに比べても高値を示した（**表2B**）．最近PSP 20例，CBS 21例を含むさまざまな神経変性疾患913例（MSAは含まれていない）におけるCSF NfLの解析結果が報告されたが，やはりPSPおよびCBSは，PDおよびADよりも高値を示していた[15]．NfLは神経細胞に特異的な中間径フィラメントの構成成分で，t-tauとともに神経障害（N）マーカーに位置づけられる．しかし，以前より両者の乖離が指摘されており，NfLは疾患特異性がない一方，t-tauは前述の通り神経障害よりもむしろAD病態に関連して細胞外へ放出されるタウを反映している可能性が指摘されている[9,10]．

末梢血中NfL

　近年，超高感度ELISA（Single Molecule Array, Simoa）の開発に伴い血液中のごく微量な蛋白の定量が可能となった[16]．Hanssonらは Simoaを用いて血漿NfLを定量したところ，MSA，PSP，CBSでは健常対照のみならずPDに比べ有意に高値を示し，PDと非定型パーキンソニズムの鑑別における血漿NfLの有用性を報告している[6]．ただし，血中のNfLはさまざまな中枢性および末梢性神経疾患で上昇するため疾患特異性はなく，前述の報告においてもMSA，PSP，CBSの三者を区別することはできない[6]．むしろ，末梢血中のNfLは中枢神経疾患の予後と相関し[16]，また疾患修飾薬に反応することから[16]，炎症性疾患における血中CRPのような役割が期待される．

併存病理による限界

　神経変性疾患の診断・治療を考えるうえで重要な問題が併存病理である．神経変性疾患は，一部の遺伝子変異による若年症例を除き，加齢がリス

表3　アルツハイマー病（AD）関連CSFバイオマーカーの解釈

		CSF所見	
		ADパターン	非ADパターン
臨床診断	AD	ADの可能性が高い ただし，非ADが副病理として併存する可能性は否定できない	非ADの可能性が高い
	非AD	非典型的AD もしくは 非ADが主病理で ADが副病理として併存	非ADの可能性が高い

ク因子であり，必然的に複数の病理が併存する[17]．さらには加齢とともに血管性病変の併存も増加する[18]．Duggerらは，DLB 90例，PSP 64例，MSA 7例，CBD 6例を含む473例の剖検脳における併存病理を解析し，これらの非定型パーキンソニズムにおいてもAD病理をはじめ多くの病理変化が併存していたと報告している[19]．このことはCSFバイオマーカーを用いた診断においても重要な課題である．例えば，すでに診断における有用性が確立しているAD関連バイオマーカーを例にあげると，非ADパターンの場合AD病理が存在しないということはできる（**表3**）．しかし，CSFバイオマーカーがADパターンの場合，AD病理"のみ"が存在しているとはいえない（**表3**）．これは，主病理がADで副病理が併存している場合だけではなく，副病理としてADが併存する場合であっても，バイオマーカー所見はADパターンを示すためである[4]．そのため，仮にAD病理の進行を抑制する疾患修飾薬が開発されたとして，CSFバイオマーカーが非ADパターンの症例に適応がないことに異論はないが，CSFバイオマーカーがADパターンであっても，AD病理に対する効果は期待できても併存するレヴィ病理，TDP-43病理，あるいは血管性病理には直接の効果は期待できず，十分な治療効果が得られないことは想像に難くない．今後，各病理変化に対応したバイオマーカーが開発され，それらを組み合わせて診断することが求められる．あるいは，NfLのように疾患特異性は低いものの病勢を反映するマーカーが，総合的な治療効果の判定に

は適しているかもしれない.

おわりに

　非定型パーキンソニズムは臨床表現型が多彩なため,診断に有用なバイオマーカーが求められているが現時点では確立したものがない.しかし,PSPにおけるCSF t-tauの低下およびMSAにお

けるCSF αSynの低下は,CSFまたは血中NfLの上昇と組み合わせることで,診断に有用な可能性がある.

　今後,多数例ならびに病理診断例での検証が待たれる.さらに,より早期の疾患修飾薬による介入を考慮すると,無症候期(プレクリニカル)MSA,PSP[20),CBD[21]での有用性も確認する必要がある.

今後の課題

非定型パーキンソニズムの診断に有用なバイオマーカーを確立させるためには,下記の点が求められる.

▶ PSPのCSF内で低下している病態特異的タウ断片を明らかにすること

▶ CBD剖検コホートによるバイオマーカーの探索

▶ MSAの病型ごとでのαSynを含めた解析

▶ 侵襲性のより低い血液バイオマーカーの開発

文　献

1) Respondek G, Kurz C, Arzberger T, et al. Which ante mortem clinical features predict progressive supranuclear palsy pathology? Mov Disord 2017 ; 32 : 995-1005.

2) Jack CR, Jr., Bennett DA, Blennow K, et al. NIA-AA Research Framework : Toward a biological definition of Alzheimer's disease. Alzheimers Dement 2018 ; 14 : 535-562.

3) Olsson B, Lautner R, Andreasson U, et al. CSF and blood biomarkers for the diagnosis of Alzheimer's disease : a systematic review and meta-analysis. Lancet Neurol 2016 ; 15 : 673-684.

4) Toledo JB, Brettschneider J, Grossman M, et al. CSF biomarkers cutoffs : the importance of coincident neuropathological diseases. Acta Neuropathol 2012 ; 124 : 23-35.

5) Hall S, Ohrfelt A, Constantinescu R, et al. Accuracy of a panel of 5 cerebrospinal fluid biomarkers in the differential diagnosis of patients with dementia and/or parkinsonian disorders. Arch Neurol 2012 ; 69 : 1445-1452.

6) Hansson O, Janelidze S, Hall S, et al. Blood-based NfL : A biomarker for differential diagnosis of parkinsonian disorder. Neurology 2017 ; 88 : 930-937.

7) Magdalinou NK, Paterson RW, Schott JM, et al. A panel of nine cerebrospinal fluid biomarkers may identify patients with atypical parkinsonian syndromes. J Neurol Neurosurg Psychiatry 2015 ; 86 : 1240-1247.

8) Wagshal D, Sankaranarayanan S, Guss V, et al. Divergent CSF tau alterations in two common tauopa-

thies : Alzheimer's disease and progressive supranuclear palsy. J Neurol Neurosurg Psychiatry 2015 ; 86 : 244-250.

9) Chen Z, Mengel D, Keshavan A, et al. Learnings about the complexity of extracellular tau aid development of a blood-based screen for Alzheimer's disease. Alzheimers Dement 2018 [Epub ahead of print]

10) Sato C, Barthelemy NR, Mawuenyega KG, et al. Tau kinetics in neurons and the human central nervous system. Neuron 2018 ; 98 : 861-864.

11) Cicognola C, Brinkmalm G, Wahlgren J, et al. Novel tau fragments in cerebrospinal fluid : relation to tangle pathology and cognitive decline in Alzheimer's disease. Acta Neuropathol 2018 [Epub ahead of print]

12) Kasuga K, Nishizawa M, Ikeuchi T. Alpha-synuclein as CSF and blood biomarker of dementia with Lewy bodies. Int J Alzheimers Dis 2012 ; 2012 : 437025.

13) Laurens B, Constantinescu R, Freeman R, et al. Fluid biomarkers in multiple system atrophy : A review of the MSA Biomarker Initiative. Neurobiol Dis 2015 ; 80 : 29-41.

14) Magdalinou N, Lees AJ, Zetterberg H. Cerebrospinal fluid biomarkers in parkinsonian conditions : an update and future directions. J Neurol Neurosurg Psychiatry 2014 ; 85 : 1065-1075.

15) Olsson B, Portelius E, Cullen NC, et al. Association of cerebrospinal fluid neurofilament light protein levels with cognition in patients with dementia, motor neuron disease, and movement disorders. JAMA Neurol 2018 [Epub ahead of print]

16) Khalil M, Teunissen CE, Otto M, et al. Neurofilaments as biomarkers in neurological disorders. Nat Rev Neurol 2018 ; 14 : 577-589.

17) Boyle PA, Yu L, Wilson RS, et al. Person-specific contribution of neuropathologies to cognitive loss in old age. Ann Neurol 2018 ; 83 : 74-83.

18) Jellinger KA. Pathology and pathogenesis of vascular cognitive impairment-a critical update. Front Aging Neurosci 2013 ; 5 : 17.

19) Dugger BN, Adler CH, Shill HA, et al. Concomitant pathologies among a spectrum of parkinsonian disorders. Parkinsonism Relat Disord 2014 ; 20 : 525-529.

20) Dugger BN, Hentz JG, Adler CH, et al. Clinicopathological outcomes of prospectively followed normal elderly brain bank volunteers. J Neuropathol Exp Neurol 2014 ; 73 : 244-252.

21) Ling H, Kovacs GG, Vonsattel JP, et al. Astrogliopathy predominates the earliest stage of corticobasal degeneration pathology. Brain 2016 ; 139 : 3237-3252.

I 総論

5. 非定型パーキンソニズムの現状と課題

b. PET研究

島田 斉

量子科学技術研究開発機構 放射線医学総合研究所脳機能イメージング研究部

ESSENCE

- ◆パーキンソン病関連疾患においては，脳糖代謝，神経伝達機能，神経病理などを評価するPETリガンドを用いたさまざまな研究が報告されているが，臨床応用例は少ない．
- ◆PETには，客観的で正確な早期鑑別診断，予後予測，重症度評価を実現するバイオマーカーとしての役割が期待される．
- ◆体液バイオマーカーの開発や，疾患修飾薬の臨床試験の推進においても，PET検査は基盤的技術として研究開発を牽引する原動力となることが期待される

はじめに ～PET研究とその臨床応用の意義

パーキンソン病(PD)関連疾患の臨床診断において画像検査が担う役割は，近年ますます大きくなってきている．陽電子放射断層撮像(PET)検査についても数多くの研究成果が報告されているものの，臨床応用されているものは現状ではきわめて少ない．実臨床に画像検査を応用する意義に関しては，早期からの正確な鑑別疾患を実現する診断バイオマーカーとなる可能性が期待されるとともに，治療反応性や予後を推定する予後予測バイオマーカーとしての役割も期待される．さらに現在さまざまな疾患修飾薬の開発が行われているが，PETイメージングは客観的な重症度評価判定と疾患修飾薬の治療効果判定を行う重症度バイオマーカーとしての役割も期待される．次項からは，PETイメージングの既述のようなバイオマーカーとしての潜在的有用性について述べる．

脳糖代謝イメージングが持つ可能性

PD関連疾患の鑑別診断においては，^{18}F-FDG PETの有用性が報告されている．PDにおいては，後頭葉の集積がやや低下し，被殻の集積が上昇すると報告されている．しかしこれらの所見は健常者と比べても明らかでない場合も多く，むしろ後述するような非定型パーキンソニズムに特徴的な集積異常を認めないことが鑑別点となる．典型的には，パーキンソニズムが前景に立つ多系統萎縮症(MSA-P)においては線条体の集積低下を，進行性核上性麻痺(PSP)においては線条体に加えて中脳ならびに前頭葉の集積低下を，大脳皮質基底核変性症(CBD)においては線条体，一次感覚運動野を含む前頭頭頂葉，視床に非対称性の集積低下を，レヴィ小体型認知症(DLB)においては後頭葉ならびに視覚関連皮質の集積低下を認めることが特徴とされる．これらの脳糖代謝低下パターンは，日常診療で用いられている標準取込み

KEY WORDS PET，FDG，アセチルコリン神経系，シヌクレイン，タウ

値（SUV）画像や3D-SSPなどの単変量解析による統計解析画像でも確認可能である[1,2]．一方で近年，主成分分析などの多変量解析を用いて，疾患特異的な神経ネットワークを描出することも可能となってきた．PD関連疾患においては，PDの運動症状と関連したPD-related pattern（PDRP）や認知機能に関連したPD cognitive pattern（PDCP），多系統萎縮症（MSA）に特徴的なMSA-related pattern（MSARP），PSPに特徴的なPSP-related pattern（PSPRP）などが報告されている[3~5]．

これら疾患特異的な脳糖代謝変化のパターンは，鑑別診断上の有用性[5]が報告されているだけでなく，運動機能障害や認知機能障害の重症度と相関する[3,4]ことから客観的な重症度評価の指標となり，さらに視床下核刺激術を行ったPD患者においては，刺激ON時に有意にPDRPスコアが低下し，治療効果判定の客観的指標となる可能性も示唆されている[6]．

ドパミン神経系だけではない神経伝達機能イメージング

ドパミントランスポーター（DAT）イメージングは，本態性振戦やドーパ反応性ジストニアにおいては明らかな集積低下を認めず，鑑別診断上有用である．一方，多くの非定型パーキンソニズムにおいては，DATイメージングで線条体の集積低下を認める．PDでは被殻の後方優位で左右差のある集積低下を認め，PSPでは尾状核頭の集積低下が目立つことが多い，などの特徴が知られているが，集積低下パターンの差異がどの程度鑑別診断に有用であるかについては十分には明らかとなっていない[1]．またDATイメージングの集積低下は黒質の残存神経細胞数を反映しない[7]との報告があり，客観的な重症度評価指標としては使えない可能性がある．

PDを含むPD関連疾患においては，ドパミン神経系以外の神経伝達機能異常も認める．筆者らは脳内アセチルコリン神経系の機能評価を行うPETリガンドである[11]C-MP4Aと[11]C-MP4P

（[11]C-PMP）を開発し，PD，DLB，PSP，CBD，MSAなどの疾患において，脳内アセチルコリン神経系の障害を認めることを報告した[8~11]．PDにおいては病初期より後頭葉内側に強いアセチルコリン神経系障害を認め，大脳皮質におけるアセチルコリン神経系障害はMMSEで評価した認知機能障害の重症度と相関し，客観的な重症度評価指標となる可能性が示唆されている[8]．また認知症を伴わないPDにおいても，幻視を認める症例では脳内アセチルコリン神経系の機能障害が強いことも報告されている[9]．さらに転倒歴のあるPD症例と転倒歴がない症例を比較した検討では，ドパミン神経系障害の程度には有意な差を認めなかったが，転倒歴がある症例においては大脳皮質のアセチルコリン神経系障害が強く，転倒歴がある症例においてのみ視床のアセチルコリン神経系障害も認めるとの報告[12]があり，脳内アセチルコリン神経系の機能評価が予後予測においても有用である可能性が示唆される．一方，非定型パーキンソニズムにおいては，PSPでは視床に，大脳皮質基底核症候群（CBS）では運動障害優位側の対側の大脳皮質に強いアセチルコリン神経系の障害を認めるなど，疾患によって機能障害が目立つ脳領域もその程度も異なる[10]．鑑別診断への応用に関しては，脳内アセチルコリン神経系の機能評価により，DLBとアルツハイマー病（AD）が良好に弁別されることが報告されているが[13]，PD関連疾患同士の鑑別能に関しては十分な検討がなされていない．

脳内異常蓄積蛋白を可視化する神経病理イメージング

PDやDLBなどでみられるαシヌクレイン凝集体の脳内蓄積は，診断ならびに治療上の重要な標的と捉えられており，生体におけるαシヌクレインの脳内蓄積を可視化するシヌクレインイメージングの技術開発が急がれている．アミロイドβ（Aβ）凝集体を可視化する目的で開発された[11]C-BF227を用いたPET検査で，MSAでみられるαシヌクイレン陽性細胞内封入体（GCI）を可視化し

えたとする報告[14]があるが，その後の死後脳を用いた研究では，MSAにおける[11]C-BF-227 PETの集積上昇は，αシヌクレインに対する特異的結合ではなく，神経炎症や神経変性に関連するものである可能性も示唆されている[15]．また本稿執筆時点では，PDやDLBにおけるαシヌクレインの脳内蓄積をヒト生体で可視化する実用的なPETリガンドはまだ確立したものがない．

PD関連疾患においては，タウ病変はαシヌクレインとならんで重要な異常蓄積蛋白である．現在までにタウ病変を可視化するさまざまなタウイメージング用のPETリガンドが開発されているが，多くのタウPETリガンドはADの脳内にみられる6種のタウアイソフォームが線維化したタウ病変を可視化可能であるが，PSPでみられるtufted astrocyteやCBDでみられるastrocytic plaqueなど4リピートタウが線維化したタウ病変を可視化できるものはきわめて少ない．筆者らが開発した[11]C-PBB3とその誘導体である[18]F-PM-PBB3は，4リピートタウ病変も可視化できることが，前臨床ならびに臨床研究によって示されている．これまでの研究で，[11]C-PBB3 PETではPSPにおいては特徴的な萎縮を認める中脳被蓋などに，アミロイドPET陰性のCBSにおいては運動症状優位側の対側優位の基底核領域などに，タウ蓄積を示唆する集積上昇を認めるなど，各疾患における特徴的なタウ病変の分布を反映する画像が得られることが確認されている[16]．PSPにおいては，病期の進行を反映して，病理学的なタウ病理の進展様式仮説に酷似する集積分布の広がりを認めること，タウ蓄積量が運動障害や認知機能障害などの臨床的な重症度と関連することを報告し

た[17]．また4リピートタウが線維化するMAPT N279K変異を有する，17番染色体に連鎖する家族性前頭側頭型認知症パーキンソニズム（FTDP-17）においては，同一の遺伝子異常を有していても症状進行の速さや脳内タウ蓄積の広がりと量は多様であり，症状進行が速い症例では病初期より広範な脳領域に多くのタウが蓄積していることを報告した[18]．さらに，紀伊半島南部の牟婁地方に多発する紀伊筋萎縮性側索硬化症/パーキンソン認知症複合（紀伊ALS/PDC）患者において，患者ごとに多様な分布のタウ病変を認め，タウ病変の蓄積部位に関連した脳機能が障害されていることを報告した[19]．既述の結果は，PETによるタウ病変の評価が，タウ病変を特徴とするPD関連疾患の鑑別診断に有用なだけでなく，客観的な重症度評価や予後予測においても有用な可能性を示唆するものと期待される（図1）．

おわりに

PD関連疾患におけるPET研究の成果と臨床応用の意義について述べた（図2）．PET研究の成果を臨床応用するにあたっては，解決すべき技術的，医療経済的課題があるが（※課題に関する詳細は本稿の別項も参照），PET検査は客観的で高精度の診断，予後予測，重症度評価を実現するイメージングバイオマーカーとなることが期待される．さらにより安価で簡便な体液（血液や髄液などの）バイオマーカーの開発や，疾患修飾薬の臨床試験を推進するにあたっても，PET検査は欠かすことができない基盤的な技術となることが期待される．

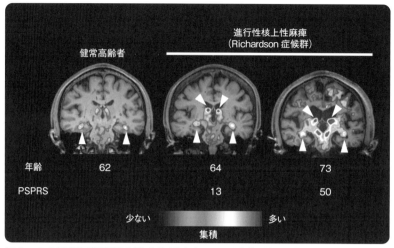

図1 タウPET画像所見と臨床的重症度との関連（口絵参照）
代表的な ^{18}F-PM-PBB3によるタウPET画像．進行性核上性麻痺においては，運動障害が軽度の症例においても中脳被蓋，視床下核，大脳基底核などにおける集積上昇を認めるが，運動障害が重度の症例では集積の程度が強く，より広範な脳領域に集積がみられる．▷は脈絡叢に対するoff-target結合．
PSPRS, progressive supranuclear palsy rating scale

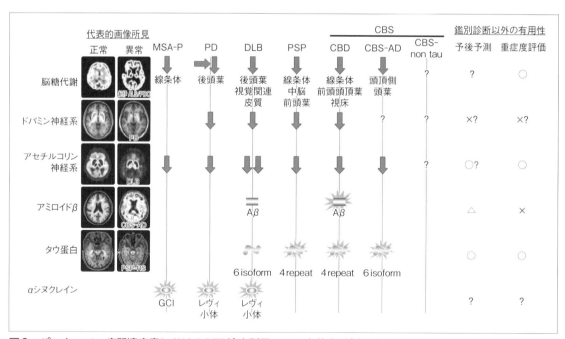

図2 パーキンソン病関連疾患におけるPET検査所見とその意義（口絵参照）
MSA-P：multiple system atrophy-parkinsonian variant, CBS-AD：CBS due to Alzheimer's disease, CBS-non tau：CBS due to non-tauopathy, 紀伊ALS/PDC：(Kii) Amyotrophic Lateral Sclerosis (ALS) and Parkinsonian Dementia Complex (PDC), PSP-RS：PSP-Richardson syndrome, GCI：glial cytoplasmic inclusion

今後の課題

PET研究の成果を臨床応用するために，

▶ [11]C標識などの一部のPETリガンドを用いた検査を行うためには，サイクロトロンなどの大掛かりな設備や高度な合成技術を持った技術者が必要であるため，[18]F標識のPETリガンドやSPECT製剤の開発を行う．

▶ 検査や評価手法が標準化されていないため，異なる施設間での検査結果の比較を可能とする標準化された検査手法を確立する．

▶ 検査費用が高額でルーチンの検査としては施行できないため，検査適応の最適化に関する検討と，PET検査をreference standardとしたより安価な体液バイオマーカー開発研究を推進する．

文献

1) Meyer PT, Hellwig S. Update on SPECT and PET in parkinsonism - part 1：imaging for differential diagnosis. Curr Opin Neurol 2014；**27**：390-397.

2) Tripathi M, Dhawan V, Peng S, et al. Differential diagnosis of parkinsonian syndromes using F-18 fluorodeoxyglucose positron emission tomography. Neuroradiology 2013；**55**：483-492.

3) Eidelberg D, Moeller JR, Dhawan V, et al. The metabolic topography of parkinsonism. J Cereb Blood Flow Metab 1994；**14**：783-801.

4) Huang C, Mattis P, Tang C, et al. Metabolic brain networks associated with cognitive function in Parkinson's disease. Neuroimage 2007；**34**：714-723.

5) Meles SK, Teune LK, de Jong BM, et al. Metabolic imaging in Parkinson disease. J Nucl Med 2017；**58**：23-28.

6) Wang J, Ma Y, Huang Z, et al. Modulation of metabolic brain function by bilateral subthalamic nucleus stimulation in the treatment of Parkinson's disease. J Neurol 2010；**257**：72-78.

7) Saari L, Kivinen K, Gardberg M, et al. Dopamine transporter imaging does not predict the number of nigral neurons in Parkinson disease. Neurology 2017；**88**：1461-1467.

8) Shimada H, Hirano S, Shinotoh H, et al. Mapping of brain acetylcholinesterase alterations in Lewy body disease by PET. Neurology 2009；**73**：273-278.

9) Shinotoh H, Namba H, Yamaguchi M, et al. Positron emission tomography measurement of acetylcholinesterase activity reveals differential loss of ascending cholinergic systems in Parkinson's disease and progressive supranuclear palsy. Ann Neurol 1999；**46**：62-69.

10) Hirano S, Shinotoh H, Shimada H, et al. Cholinergic imaging in corticobasal syndrome, progressive supranuclear palsy and frontotemporal dementia. Brain 2010；**133**：2058-2068.

11) Gilman S, Koeppe RA, Nan B, et al. Cerebral cortical and subcortical cholinergic deficits in parkinsonian syndromes. Neurology 2010；**74**：1416e23.

12) Bohnen NI, Müller ML, Koeppe RA, et al. History of falls in Parkinson disease is associated with reduced cholinergic activity. Neurology 2009；**73**：1670-1676.

13) Shimada H, Hirano S, Sinotoh H, et al. Dementia with Lewy bodies can be well-differentiated from Alzheimer's disease by measurement of brain acetylcholinesterase activity-a ^{11}C MP4A PET study. Int J Geriatr Psychiatry 2015；**30**：1105-1113.

14) Kikuchi A, Takeda A, Okamura N, et al. In vivo visualization of alpha-synuclein deposition by carbon-11-labelled 2-[2-(2-dimethylaminothiazol-5-yl) ethenyl]-6-[2-(fluoro) ethoxy] benzoxazole positron emission tomography in multiple system atrophy. Brain 2010；**133**：1772-1778.

15) Verdurand M, Levigoureux E, Lancelot S, et al. Amyloid-beta radiotracer ^{18}F BF-227 does not bind to cytoplasmic glial inclusions of postmortem multiple system atrophy brain tissue. Contrast Media Mol Imaging 2018；**2018**：9165458.

16) Maruyama M, Shimada H, Suhara T, et al. Imaging of tau pathology in a tauopathy mouse model and in Alzheimer patients compared to normal controls. Neuron 2013；**79**：1094-1108.

17) Endo H, Shimada H, Sahara N, et al. In-vivo binding of a tau imaging probe, ^{11}C PBB3, in patients with progressive supranuclear palsy. Mov Disord 2019. doi：10.1002/mds.27643.[Epub ahead of print]

18) Ikeda A, Shimada H, Nishioka K, et al. Clinical heterogeneity of frontotemporal dementia and parkinsonism linked to chromosome 17 caused by MAPT N279K mutation in relation to tau positron emission tomography features. Mov Disord 2019. doi：10.1002/mds.27623.[Epub ahead of print]

19) Shinotoh H, Shimada H, Kokubo Y, et al. Tau imaging detects distinctive distribution of tau pathology in ALS/PDC on the Kii Peninsula. Neurology 2019；**92**：e136-e147.

Ⅰ 総　論

5. 非定型パーキンソニズムの現状と課題

c. リハビリテーション

松田直美[*]・饗場郁子[**]

[*]国立病院機構東名古屋病院リハビリテーション科, [**]国立病院機構東名古屋病院脳神経内科

ESSENCE

◆非定型パーキンソニズムには, 体系的なリハビリテーション(リハ)はなく, パーキンソン病におけるリハのガイドライン[1,2]に準じて実施する.

◆リハは病初期から進行期まで継続することが必要で, 病期に応じて適切なリハを提供する.

◆関節可動域制限や筋力低下などの廃用症候群, 転倒による外傷などの二次的障害を予防することが重要である.

◆転倒予防や日常生活動作能力を維持するために, 在宅での環境調整や動作指導を実施する.

非定型パーキンソニズムにおけるリハの現状

　多系統萎縮症(MSA), 進行性核上性麻痺(PSP), 大脳皮質基底核症候群(CBS), レヴィ小体型認知症(DLB)は希少疾患であり, リハビリテーション(リハ)における治療方法は限定的であり, エビデンスは確立されていない. 各疾患は, 特徴的な症候を呈し, それぞれの患者においても症候が異なるため, 各症候に応じて対症療法を実施しているのが現状である. 共通して認められるパーキンソニズムに対しては, パーキンソン病(PD)におけるリハのガイドライン[1,2]に基づき実施している.

各症候に対するリハ(理学療法)

　PDにおける理学療法のエビデンスとしては, 筋力増強, バランス運動, 全身運動, トレッドミル歩行, ホームプログラム, 感覚刺激などが挙げ

られる[2]. 各疾患のパーキンソニズムにおいても同様のリハ介入を実施することが多い. しかし, PDと比して進行が速いため, 一時的な機能障害のみでなく, 今後予測される機能障害に対して予防的に早期から介入を実施する必要がある. 特に筋力低下, 関節拘縮などの二次的な廃用による障害を有する患者も多く, できる限り二次的な機能障害は避けなければならない.

　以下に, 非定型パーキンソニズムに共通する固縮, 無動, 姿勢異常, 姿勢保持障害, 基本動作, 歩行障害, ADLと環境調整に対するリハについて述べる.

1. 固　縮

　MSA-P, CBS, DLBでは, 進行すると固縮が四肢・体幹に出現し, 首下がり, 前屈姿勢などの異常姿勢となり姿勢アライメントの不良, 四肢関節においては関節拘縮の原因となる. CBSは非対称性に左右差をもって出現し, PSPでは, 体軸性固縮を特徴とし, 頸部後屈, 体幹伸展位をと

KEY WORDS パーキンソニズム, リハビリテーション, 環境調整, 転倒予防

5. 非定型パーキンソニズムの現状と課題／c. リハビリテーション 73

る．身体の柔軟性を維持するため関節可動域制限を起こさないように最終域まで十分にストレッチを行う必要がある[3]（**図1**）．

2. 無　動

　無動は運動減少（筋緊張亢進）が出現する症候で，動作緩慢となり，動作開始の遅延，四肢・体幹の可動範囲が減少する．PD患者の無動は，逆説動作がみられ，外的刺激（視覚刺激，聴覚刺激，体性感覚刺激など）を用いることにより改善することが知られている[4]．また，動きが小さくなるが患者自身は認識できていない場合が多く，非定型パーキンソニズムにおいても，運動の際は外的刺激を用いながら，徒手や口頭指示により，できる限り大きく動かし努力性の運動を実施するよう促す．

3. 姿勢異常

　姿勢異常としては，MSA-Pでは，首下がり，前屈姿勢，回旋を伴う脊柱の側彎がみられ，病初期から高度な姿勢異常を認めることがある（**図2a**）．PSPでは，頸部ジストニアにより頸部後屈位，体軸性固縮により体幹伸展位をとる（**図2b**）．CBSでは，非対称性で左右差を認め，前屈姿勢をとり，側屈姿勢も多くみられる（**図2c**）．DLBでは，前屈姿勢がみられることが多い．疾患により，各々特徴が異なるため，症候の違いを考慮して介入を行うことが必要である．

　アプローチとしては，各疾患の異常姿勢を考慮したうえで，正常な姿勢をできるだけ維持できるように運動を実施する（**図1a～f**）．また，PD患者においては，屈筋に比して伸筋の筋力が低下する[5]ことが報告されているが，非定型パーキンソニズムにおいても姿勢を維持するために，抗重力筋の筋力トレーニングを実施する（**図1g～o**）．トレーニングの際は，口頭指示や徒手，視覚・体性感覚を用いてフィードバックを入れ，可能な範囲で真っ直ぐな姿勢を保持した状態で運動を行う．

4. 姿勢保持障害

　姿勢保持障害は，姿勢反応（身体が傾いたときに重心を移動してバランスを取る），立ち直り反応（足を踏み出すなどして姿勢を立て直す）が障害されるため，易転倒性の要因となる．

　アプローチとしては，主にバランストレーニングを実施する（**図3**）．姿勢保持においては，四つ這いや膝立ち（**図1g～j**），立位（**図3**）などさまざまな姿勢で実施することができる．実際の運動は，患者のバランス能力よりも難易度の高いレベルで実施する．難易度は，課題動作の重心の高さ，支持基底面の大きさ，重心移動の有無，視覚条件，同時に遂行する課題，環境条件などによって変化する[6]（**図3**）．これらの条件を調節し，患者にとって最適な課題の難易度を設定する．また，外乱刺激に対する姿勢制御には，前後左右方向への外乱条件を予期できるものから予期できないレベルに移行しつつ難易度をあげて実施していく．

5. 基本動作

　パーキンソニズムによる強剛，無動，姿勢保持障害の影響により，寝返り，起き上がり動作や床上移動動作，立ち上がり動作が困難となる．身体の柔軟性や筋力を維持し，寝返り動作では臥位での上肢からの上部体幹回旋運動，下肢からの下部体幹・骨盤の回旋運動，起き上がりでは，姿勢保持障害により頭部からの起き上がり，体幹の回旋を伴う起き上がりが困難となるため，一つひとつの動作を実施したあと，寝返りから起き上がりの一連の動作を繰り返し行う．立ち上がり動作においても，姿勢保持障害により重心は後方に位置しやすいため，頭部前屈，体幹前傾を十分に誘導したあと，立ち上がり動作を行う．

6. 歩行障害

　非定型パーキンソニズムにおいてもPDと同様に無動，強剛により小刻み（小股）歩行，すり足歩行や腕振りの減少がみられる．また，加速現象，すくみ足もみられ，二重課題（2つのことを

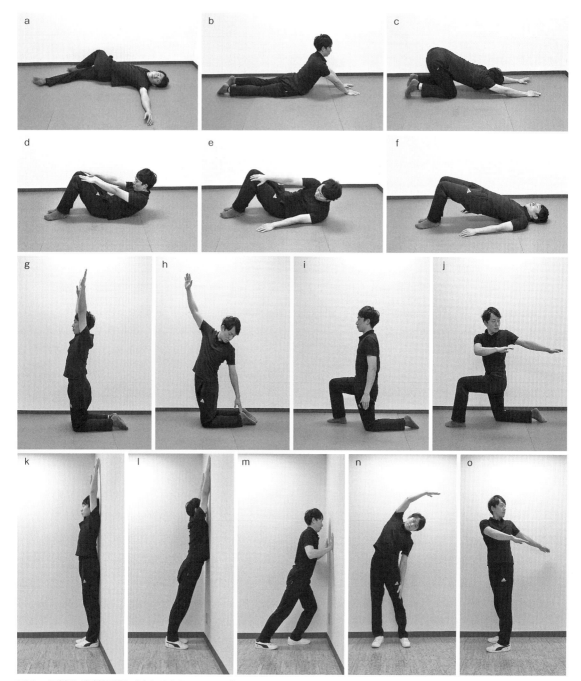

図1 固縮と姿勢異常に対するトレーニング

<a〜c. 臥位でのストレッチ：関節の最終可動域まで十分にストレッチを実施する．自己でできない場合は，セラピストにより他動的にストレッチを実施する>
a. 体幹回旋，b. 体幹（腰部）伸展（腰痛が出現する場合，肘を曲げる程度に実施する），c. 体幹（胸部）伸展
<d〜f. 臥位での運動：主に腹横筋，腹斜筋，脊柱起立筋の筋力トレーニングを実施する>
d. 頸部・体幹屈曲，e. 頸部・体幹の回旋を伴う屈曲，f. 体幹・股関節伸展
<g, h. 膝立て位での運動：立位時よりも，より脊柱起立筋や大殿筋の筋活動を高め，バランストレーニングにもなる>
g. 体幹伸展，h. 体幹伸展位での回旋
<i, j. 片膝立て位：膝立て位よりも，さらに脊柱起立筋，大殿筋の筋活動を高める．バランストレーニングとしては，難易度を高めた運動となる>
i. 片膝立て位保持，j. 体幹回旋を伴う片膝立て位保持
<k〜o. 立位でのストレッチと運動>
k. 体幹（胸・腰部）伸展，l. 体幹伸展，m. 股関節伸展・足関節背屈，n. 体幹側屈，o. 体幹回旋

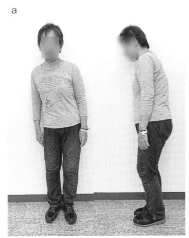 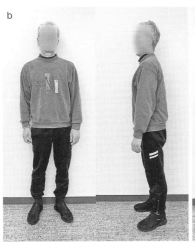 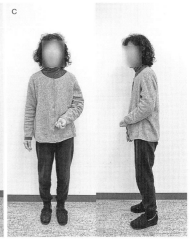

図2 非定型パーキンソニズムの異常姿勢
各疾患による異常姿勢が異なるため，ストレッチや運動の際に考慮して実施する．
a．MSA-P患者：前傾前屈，脊柱回旋を伴う側屈姿勢をとる．
b．PSP患者：体軸性固縮により頸部後屈，体幹伸展姿勢をとる．
c．CBS患者：左右の非対称性がみられ，前屈姿勢をとり側屈姿勢も多くみられる．

同時に行うこと）遂行も困難となる[7]．非定型パーキンソニズムを有する疾患患者では，進行が早く，薬剤治療への反応性が乏しいため，PDよりもさらに重度に障害される印象がある．

すくみ足には，外的刺激が有効である[8]．歩行開始時には，姿勢をできるだけ正中位に保持し，聴覚刺激として「せーの」や「いち，に，さん」の声で一歩を出すようにし，歩行中は「いち，に，いち，に」の声でリズムをとりながら行い，歩行時には，できるかぎり腕を大きく振り，歩幅を大きくとるように誘導する．聴覚刺激は，リズムが速すぎると，すくみ足を助長し，突進現象や動作性急になるため，バランスを崩さない範囲でゆっくりと歩行するように指導することが重要である．視覚刺激としては，床面に目立ちやすい色のライン（養生テープなどの幅5cm程度のもの）を30〜40cm程度の間隔（身長に合わせる）で施し，目印にしてまたぐように歩行指導を行う．また，二重課題もすくみ足を助長するため，できる限り回避するように指導する．

PDではトレッドミルトレーニング[9]，PSPにおいては体重免荷式トレッドミルトレーニング[10]により歩行能力が改善したとの報告がある．トレッドミル歩行トレーニングは，下肢の律動的な運動を誘発するため，歩行パラメーターのタイミングの改善が期待できる[11]．姿勢保持障害を有する非定型パーキンソニズム患者において体重免荷トレッドミル歩行トレーニングは，安全で有効な歩行練習の手段となると考えられる（図4）．

また，自立歩行が困難な場合は，歩行補助具の検討が必要である．歩行補助具には，T字杖，四輪歩行車，前腕支持型歩行器などが挙げられるが，前方突進や動作性急な患者においては，抑速ブレーキ付きの歩行器，すくみ足の出現する患者においては，杖先に視覚刺激となるバーのついたT字杖なども試行のうえで検討する．

7．日常生活動作（ADL）と環境調整

異常姿勢によるアライメント不良に加え，姿勢保持障害を有し後方に転倒しやすい傾向がある．転倒による外傷は，身体機能の低下，ADL能力の低下につながる可能性がある．運動療法のみでは，転倒を予防することは難しいため在宅での環境調整や動作・介助指導が必要である[12]．環境調整を実施しても転倒を繰り返す場合は，保護帽子やヒッププロテクター，膝サポーターなどで転倒による外傷を防止する必要がある．

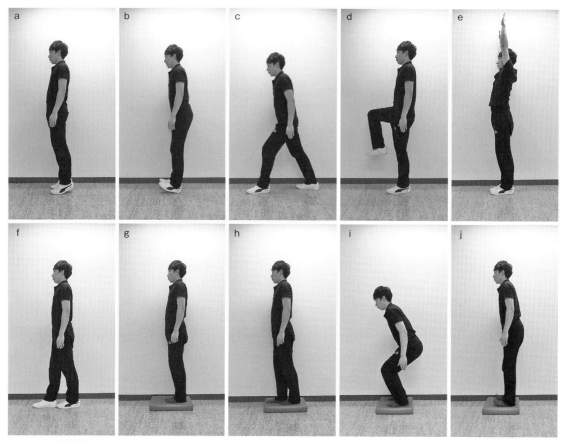

図3 姿勢保持障害に対するトレーニング
難易度は，支持基底面の変化，重心の左右前後への移動，視覚条件などの条件を調節し，患者にとってやや難易度の高い課題の難易度を設定する．自主トレーニングは手すりを把持しながら実施し安全に配慮する．難易度の高いトレーニングはセラピストと実施する．
a. 踵上げ（前方への重心移動），b. つま先上げ（後方への重心移動），c. 半歩前位（ステップ），d. 片脚立ち，e. 上肢挙上位での立位保持，f. タンデム（継ぎ足）立位，g. バランスマット上での立位保持，h. バランスマット上でのタンデム立位，i. バランスマット上でのスクワット，j. バランスマット上でのつま先上げ
これらの運動を閉眼・開眼，バランスマットの使用の有無などを組み合わせて難易度を調節する．

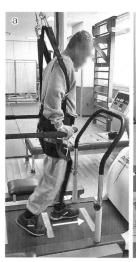
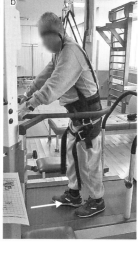

図4 実際の体重免荷式トレッドミル歩行トレーニングの様子
a. 前進歩行，b. 後進歩行
姿勢が保持できない場合や歩行困難な場合は，免荷量を上げて調整する．前進歩行では，姿勢を真っすぐに保持できるように速度を調整し，後進歩行ではやや前傾姿勢をとって歩行する．すくみ足が強く歩幅が小さくなる場合は，視覚刺激となる目印を施す．

5. 非定型パーキンソニズムの現状と課題／c. リハビリテーション　77

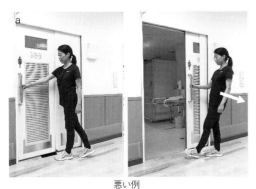

悪い例

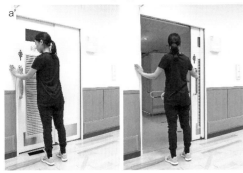

良い例
a. 引き戸の開閉方法

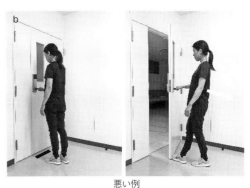

悪い例

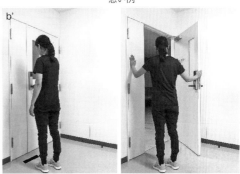

良い例
b. 開き戸の開閉方法

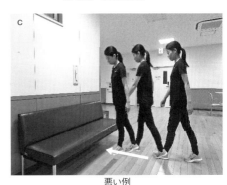

悪い例

良い例
c. 椅子への座り方

図5　動作指導
a, a'. 引き戸の開閉方法, b, b'. 開き戸の開閉方法
扉の開閉時は，立つ位置により姿勢を崩しやすくなるため，姿勢を崩さずに安全に開閉できる位置に目印を施す．
c, c'. 椅子への座り方
悪い例のように，正面に椅子へ向かうと座る際に180°の方向転換を必要とするため，すくみやすくなる．良い例のように，斜め方向から椅子へ向かうとすくみ足が出にくくなる．

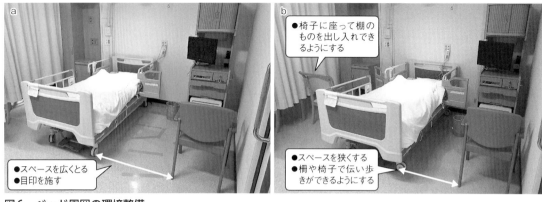

図6 ベッド周囲の環境整備
ベッド柵は両側スイングアームバーを設置する．床頭台やベッドはロックする．椅子は簡単に動かないように重たいものを使用する．
a．パーキンソニズムの患者に対する環境整備
b．小脳性運動失調の患者に対する環境整備

a．廊下・階段

パーキンソニズムを有する患者は，狭い環境ではすくみ足が出現しやすいため，生活の導線上となる廊下の床面周囲には障害物を取り除き，曲がり角などのすくみやすい場所には，視覚刺激となる目印を施す．扉の開閉時は，姿勢を崩しやすいため，開閉しやすい立ち位置に目印を施す（**図5a，b**）．また，小さな段差はつまずきやすいため，段差を解消するか，段差を目立たせるようにテープで目印を施す．

b．居　間

ソファーや椅子は立ち座りの際に動かないように重さのあるものにし，容易に立ち上がれる硬さや高さのあるものを選択する．椅子に座る際は，正面から椅子に向かうとすくみ足が出やすいため，椅子に対し斜め方向から座るように指導する（**図5c**）．カーペットの端やコード類はつまずきやすいためテープで固定するなどの工夫する．

c．台　所

戸棚や冷蔵庫の扉の開閉時に姿勢を崩しやすいため，立ち位置に目印を施す．戸棚の中や台の上にある物は使用頻度に合わせて，姿勢を崩さないように取り出しやすい位置の引き出しに収納する．

d．トイレ

便座からの立ち座りや座位を安定させるために壁に手すりや便座にひじ掛けを設置する．立ち上がりやすいように便座の高さを調整する．

e．ベッド周囲

パーキンソニズムを有する患者は，狭い環境ですくみやすいため，ベッド周囲はスペースを広くとり，床には物を置かないようにする（**図6a**）．一方，MSA患者で小脳性運動失調を有する患者の場合は，安全に伝い歩きができるようにスペースを狭くし，ベッド柵や椅子をつかみやすいように設置するとよい（**図6b**）．ベッド周囲でよく使用する物は床頭台かベッド柵の取り出しやすい位置にまとめて置いておく．ベッド柵は介助バーの付いているものを使用し，ベッドの高さは，立ち上がりやすい高さに設定する．また，ベッドマットは，柔らかすぎると寝返り・起き上がりを制限するため，硬さを配慮する．

f．浴　室

浴室には手すりや浴槽用の簡易用手すりを設置し，安全に移動できるようにする．また，浴室で立ち座りのしやすいシャワーチェアーを使用し，浴槽の出入りがしやすい位置に設置する．

非定型パーキンソニズム患者では，さまざまな生活場面で疾患特性と病期に柔軟かつ細やかな対応が必要となるため，在宅での環境調整や移動・介助方法の指導には，訪問リハなどを利用し，患者の実生活の場で検討されることが望ましい．疾患の進行に伴い変化する患者の病態や介護で生じる問題に合わせて，できる限り生活の維持ができるように対応する必要がある．

今後の課題

▶非定型パーキンソニズムであるMSA-P，PSP，CBS，DLBにおける身体機能評価やリハに関連する体系的な報告はほとんどないのが現状である．今後，非定型パーキンソニズムに関するリハ介入効果を検証する臨床研究の蓄積が望まれる．

▶各疾患は進行の速い神経変性疾患であり，患者によって症状は多様である．患者それぞれの病期，状況に応じて適切なリハを提供することが今後の課題であり，ADLや生活の質を持続するために全経過を通じて必要であることを患者・家族に伝えることが大切である．

文献

1) 日本神経学会（監）．パーキンソン病診療ガイドライン2018. 2018, 87-89.

2) 日本理学療法士協会（監）：日本理学療法診療ガイドライン第一版．2011, 218-234.

3) White DK, Wagenaar RC, Ellis TD, et al. Changes in waking activity and endurance following rehabilitation for people with Parkinson disease. Arch Phys Med Rehabil 2009；90：43-50.

4) Marchese R, Diverio M, Zucchi F, et al. The role of sensory cues in the rehabilitation of parkinsonian patients. a comparison of two physical therapy protocols. Mov Disord 2000；15：879-883.

5) Corcos DM, Chen C-M, Quinn NP, et al. Relationship of strength to rate of force in Parkinson's disease. Ann Neurol 1996；39：79-88.

6) 望月 久．協調性障害の理学療法．理学療法のあゆみ 2007；18：8-13.

7) Yogev G, Plotnik M, Peretz C, et al. Gait asymmetry in patients with Parkinson's disease and elderly fallers：when does the bilateral coordination of gait require attention? Exp Brain Res 2007；177：336-346.

8) Spaulding SJ, Barber B, Colby M, et al. Cueing and gait improvement among people with Parkinson's disease：A meta-analysis. Arch Phys Med Rehabil 2013；94：562-570.

9) Miyai I, Fujimoto Y, Ueda Y, et al. Treadmill training with body weight support：its effect on Parkinson's disease. Arch Phys Med Rehabil 2000；81：849-852.

10) Clerici I, Ferrazzoli D, Maestri R, et al. Supported treadmill ambulation training after spinal cord injury：A pilot study. Arch Phys Med Rehabil 2001；32：825-831.

11) 濱崎寛臣，大久保智明，野尻晋一，他．パーキンソン病の環境整備．理学療法2008；25：1544-1550.

II 各論

II 各 論

1. 多系統萎縮症

a. 歴史，診断基準，臨床特徴，mimics

渡辺宏久
藤田医科大学医学部脳神経内科学教室

ESSENCE

◆多系統萎縮症は，成人発症の孤発性神経変性疾患で，自律神経障害，パーキンソン症状，小脳性運動失調，皮質脊髄路障害を経過中にさまざまな程度で認める.

◆診断には運動機能異常（パーキンソン症状もしくは小脳性運動失調）と自律神経不全（起立性低血圧もしくは神経因性膀胱）の存在が必須である.

◆従来考えられていたよりも多様な臨床病型を呈する一群の存在や，現行の診断基準を用いても鑑別は難しい疾患であることに留意する必要がある.

はじめに[1,2]

多系統萎縮症（MSA）は，パーキンソニズム，小脳性運動失調，自律神経障害を経過中に種々の程度で認める進行性の神経変性疾患である．平均発症年齢は55～60歳で，孤発性が圧倒的に多いが，常染色体劣性遺伝を示す家系も報告されている．指定難病であり，平成24年度医療受給者証保持者数は11,733人である．病理学的にはglial cytoplasmic inclusion（GCI）が疾患特異的な指標であり，その主要構成成分はαシヌクレインであるため，パーキンソン病（PD）やレヴィ小体型認知症（DLB）とともに，αシヌクレイノパチーに分類される.

臨床像として，運動面に着目するとパーキンソニズムが前景に立つ場合はMSA-P，小脳性運動失調が前景に立つ場合はMSA-Cとされる．同一国内であっても施設による差はあるが，一般に欧米ではMSA-Pの頻度が高く，日本ではMSA-Cの頻度が高い．自律神経障害は診断に必須であ

り，その重症度は予後にも影響する．近年，MSA-PやMSA-C以外に，認知機能低下・行動障害が前景に立つ病型や，自律神経障害のみを呈して突然死する病型など，従来考えられていたよりも多様な臨床像を呈しうることが明らかとなってきた．また現行の診断基準を満たしても病理診断はPD，DLB，進行性核上性麻痺（PSP）である例が少なくないことも知られている.

MSAを適切に診断することは，病状に応じた治療計画を立案することはもちろん，より適切なインフォームドコンセントを行い，患者とその家族がMSAとともにどのように生活をしていくかを考えるうえでもきわめて重要である．そのためには，全身病としてのMSAの特徴を熟知する必要がある．本項では，まず疾患概念の歴史を振り返り，現行の診断基準を整理しつつ，臨床像やその多様性（mimics）について整理する.

KEY WORDS 自律神経障害，認知症，発症年齢，突然死，睡眠障害

歴史[3]

MSAは，それぞれ独立して見いだされたオリーブ橋小脳萎縮症（OPCA），線条体黒質変性症（SND），Shy-Drager症候群（SDS）を包含した疾患概念である．OPCAは，1900年にDejerineとThomasにより，SDSは，1960年にShyとDragerにより，SNDは，1964年にAdamsらにより報告された．なお，SNDは1961年にも黒質線条体変性症と小脳黒質変性症という別の名称でAdamsらが報告しているが，何故病名が変わったのかは不明である．

MSAの名称は1969年にGrahamとOppenheimerにより1剖検例の子細な臨床所見および病理所見の検討をベースとして提唱された．彼らは，SDSの起立性低血圧をはじめとする交感神経系の責任病巣は脊髄中間質外側核であることを示すとともに，中枢神経系の選択的な一次性の神経細胞萎縮を基盤とすることを示した．さらに，詳細な文献の検討から中間質外側核病変を有する症例を，①脳幹の有色素核にレヴィ小体を含み，小脳や基底核に病変のないタイプと，②起立性低血圧および括約筋障害を呈し，中間質外側核病変と延髄オリーブ核，プルキンエ細胞，有色素核病変を共通に有し，種々の程度で橋核，被殻，前角細胞などに病変を認めるタイプに分類し，後者をMSAと呼ぶことを提唱した．なお，本論文ではAdamsらのSNDについても言及はしているものの，MSAとはしていない．この理由として，Adamsらの論文には脊髄中間質外側部に関する病理学的記載がなかったためと推定されている．

同年，高橋らは，わが国初のSDSの剖検例を報告するとともに，臨床病理学的な検討と文献考察から，OPCAのなかにはパーキンソニズムを主徴とする既報告や高度の自律神経症候を呈する既報告があること，線条体黒質系と小脳系の変性はSNDに類似していることを指摘した．さらに，発汗障害の責任病巣は交感神経節前ニューロンの障害によることを機能検査と病理所見から証明し，すべての自律神経症候の責任病巣が脊髄脳幹内の自律神経節前ニューロン障害に由来する可能

性と，その変性が尾側から上行性に吻側に向かって進展する可能性を指摘した．そして，SDSとOPCAは，疾患分類学的に近似した位置におかれることを示した．

その後，OPCA，SND，SDSが同一の疾患の異なる表現型であるのか否かは20年にわたる議論があったが，GCIの発見がこの論争に終止符を打った[4]．GCIは，OPCA，SND，SDSにのみ認め，対照群284例では認めず，OPCA，SND，SDSが同一疾患であること，すなわち，MSAという同一疾患であることを明らかにした．さらに，1998年にはGCIの主要構成蛋白はαシヌクレインであることが確認された．一連の知見をふまえ，1998年に第1回コンセンサス会議が開催され，国際的に共通の診断基準が提唱された[5]．このような歴史的背景があるため，現在でも指定難病の病名にOPCA，SND，SDSが残っているが，国際的には用いられていない．

診断基準

1. 第1回コンセンサス会議（1998年）の骨子[5]

本会議で提唱された診断基準では，MSAの疑い例，ほぼ確実例，および確定例という診断確実性の3つのレベルが規定され，確定例では剖検による確認が必要とされた．また，従来の臨床病型分類（OPCA，SND，SDS）がなくなり，パーキンソン症状を主体とする場合はMSA-P，小脳性運動失調を主体とする場合はMSA-Cという2つの分類になった．SDSは用いないこととなった．その背景としては，MSAでは，経過中に運動症状の出現が必発であること，MSA以外の病態に誤用されてきたことがあったことが挙げられている．一方，臨床診断には自律神経症状が必須であり，自律神経症状の重要性が強調された．

2. 第2回コンセンサス会議（2008年）の骨子[6]

臨床病型は，第1回と同じく，MSA-PとMSA-C

の分類が踏襲されたが，優勢な運動症状が経時的に変化しうることを考慮し，その呼称は，患者の評価時点での主症状を指すこととなった．パーキンソン症状と小脳性運動失調を併存する場合に混合型MSAという呼称を使用することは推奨されていない．また，発症の定義は，パーキンソン症状または小脳性運動失調，あるいは自律神経症候を自覚したときとされた．陰萎と女性の性器感度低下は含まれていない．

自律神経不全・泌尿生殖器障害の特徴としては，起立性低血圧と排尿障害の存在が重視されている．起立性低血圧は，3分間仰臥位をとった後，起立後3分で収縮期血圧30mmHg以上，もしくは拡張期血圧15mmHg以上の低下を認めた場合，ほぼ確実例の臨床診断基準を満たす．ただし，薬剤，脱水，食事，体温上昇，体調不良，糖尿病などの関与を除外することが必要である．排尿障害は起立性低血圧よりも早期に生ずることが多く，特に最近発症した原因不明の尿失禁（特に男性）や残尿を認めた場合，MSAの診断の可能性が高くなる．

自律神経不全・泌尿生殖器障害に関する補助的検査として，超音波残尿量測定があり，残尿量はMSAの進行とともに増加する傾向がある．交感神経節後ニューロンの障害を評価する^{123}I-metaiodobenzyl guanidine（MIBG）は，MSAでは心筋への集積が保たれる傾向にあり，PDでは高率に低下するため，両者の鑑別に有用である．ただし，MSAでも経過とともに集積が低下する症例がある．

パーキンソン症状の特徴として，振戦は通常不規則で，姿勢時振戦と動作時振戦がみられ，ミオクローヌスを合併する症例も多い．丸薬丸め様の静止時振戦はまれである．パーキンソン症状は左右対象の場合が多いものの非対称のこともある．姿勢保持障害は早期に出現し，進行速度も速い．UPDRSパートⅢの悪化速度はPDでは年間に10％未満であるが，MSAでは20％以上である．L-ドパに対する反応性は低く，約30％は臨床的に有意な反応を示す可能性があるものの，その効果は早期に低下する．

小脳性運動失調の特徴として，歩行障害はMSA-Cに最も多くみられる症状であり，小脳性構音障害や小脳性眼球運動障害を伴う場合が多い．四肢にも運動失調を認めるが，通常は歩行障害や言語障害が目立つ．早期には眼振よりも，矩形波衝動性眼球運動，衝動的追従運動および測定障害性サッケードなどを認める．核上性注視障害や衝動性眼球運動速度の緩徐化はMSAよりも進行性核上性麻痺を考える．他の孤発性脊髄小脳変性症よりも早く進行し，発症から5年以内に車椅子に依存することが多い．

診断分類は図1のようにされた．また，MSAの診断を支持する特徴（red flags）と支持しない特徴も定められた（表1）．European Multiple System Atrophy Study Groupのメンバーは，文献レビューとエキスパートの意見からPDに比してMSAに特徴的と考えられる特徴的な所見のリストを作成し，各項目の出現頻度を，診断基準で，それぞれほぼ確実を満たす平均罹病期間4.9±3.8年のMSA-P 57例と，PD 116例において検討した．そのなかからMSAとPDの鑑別に有用な項目として抽出されたものがred flagsである．

第2回コンセンサス会議でred flagsとして採用された各項目の出現頻度は，MSA-Pにおいて14.0〜50.9％と，決して感度は高くない項目も含まれているが，特異度は86.1〜99.2％と高い．支持しない特徴には丸薬丸め様振戦，末梢神経障害，薬剤と無関係な幻覚などが含まれている．

3. 診断基準の問題点

第2回コンセンサス会議の診断基準の感度は，初回受診時ではprobable 18％，possible 41％，最終受診時ではprobable 63％，possible 92％との報告があり，初回受診時における感度が高くない[7]．すなわち，早期診断にはpossibleであっても不十分であることが挙げられる．また，probableの診断のためにはL-ドパの反応性を評価することが重要であるが，治療効果を判定すべき基準となる定義がなく，特に未治療MSAに対する反応性の記載がないことは，大きな問題点である．

A. 診断分類

Definite
神経病理所見として，中枢神経に広範囲かつ大量のαシヌクレイン陽性GCIを認め，線条体と黒質またはオリーブ，橋，小脳に神経変性所見を伴う場合とされる．広範囲と大量に関する定量的な定義は記載されていない．

Probable
尿失禁もしくは起立性低血圧を含む自律神経不全の存在を必須とし，L-ドパ反応不良のパーキンソン症状もしくは小脳症候群の存在が必要である．

Possible
ほぼ確実例の基準と同じ内容の小脳症候群もしくはL-ドパの反応性を問わないパーキンソン症状に加え，ほぼ確実例の基準を満たさない（重症度の軽い）自律神経不全に加え，少なくとも1つの補足的特徴を有することが必要である．

B. Probable MSA

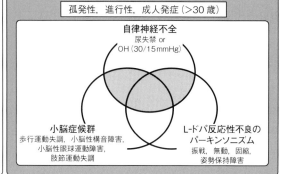

C. Possible MSA

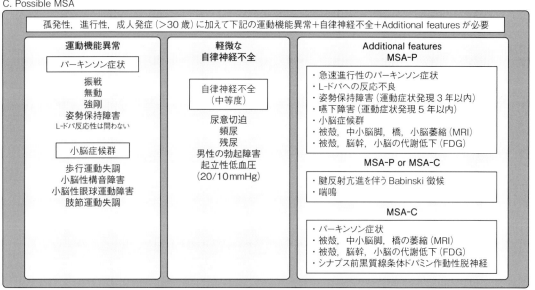

図1 第2回コンセンサス声明（2008年）　　　　　（文献6）より引用）

一方，Kogaらは，臨床診断MSAの剖検例の中で38％がMSA以外であったと報告した．このなかで，DLBが14％と最多で，続いてPSPが11％，PDが6％，その他が7％であった[8]．DLBでは自律神経不全の存在が，またPSPでは自律神経不全と小脳性運動失調の存在が，それぞれMSAとの鑑別を困難にしたと推定しているが，これらの症例が，どの程度の水準で自律神経不全の有無を評価し，どの程度診断基準に合致していたかを正確に評価，記載しているわけではない．しかし，これらの報告を基に，2018年現在，診断基準改訂の動きが進んでいる．

臨床特徴

適切な臨床評価と病歴聴取は，MSAの診断に必須である．MSAでは特徴的な運動症状と非運動症状の有無と，それらの発症様式を確認する必要がある．

運動症状では，red flagsを含め，診断基準の項で述べた所見の有無の確認が重要であるが，特に歩行障害は高率に出現するので聞き漏らしてはいけない．すでにL-ドパを内服している症例では，その反応性や反応性の推移も確認する．進行速度は一般に速く，発症から杖まで3年，車椅子

表1 MSAの診断を支持する特徴（red flags）と支持しない特徴

支持する特徴（red flags）

- 口顔面ジストニア
- 過度の頸部前屈
- Camptocormia（体幹屈曲-高度の脊柱前屈）かつ/ないしPisa症候群（高度の脊柱側屈）
- 手または足の拘縮
- 突然不規則に生じる深いため息様の吸気
- 重度の発声障害
- 重度の構音障害
- いびきの新規発現あるいは増強
- 手足の冷感
- 病的笑いあるいは病的泣き
- ジャーク様，ミオクロニー姿勢時/動作時振戦

支持しない特徴

- 古典的な丸薬丸め様静止時振戦
- 臨床的に明らかなニューロパチー
- 非薬剤性幻覚
- 75歳以上の発症
- 運動失調もしくはパーキンソン症状の家族歴
- 認知症（DSM-IVに基づく）
- 多発性硬化症を示唆する白質病変

まで5年，寝たきりまで8年，死亡まで9年である[9]．

非運動症状では，心血管系，消化器系，泌尿器系，発汗系，睡眠，認知機能，情動，行動，嚥下，視覚などについて確認する必要がある．手足の冷感や色調変化にも注意を払う．自律神経障害は，臨床診断に直結する起立性低血圧と神経因性膀胱（特に失禁や残尿）の有無の評価が重要である．陰萎や便秘も高率に認めるが，これらは診断に必要な項目には含まれていない．早期の高度自律神経障害の存在は，予後不良の指標である．

睡眠障害では，REM睡眠行動障害（RBD），睡眠時無呼吸症候群，中枢性呼吸障害に留意する．RBDは，PDやDLBとともに，運動症状や自律神経障害を認める前から，また早期から出現し，経過とともに消失する傾向がある．これはMSAではREM期が減少するためと考えられている．睡眠時無呼吸症候群も認め，その原因には舌根沈下，吸気性喉頭喘鳴を伴う声帯開大不全，floppy epiglottis（喉頭蓋の倒れ込み）などが知られている．中枢性呼吸障害は，主には進行期に認める．MSAの睡眠障害は重要な臨床的課題であり，特に睡眠中の突然死には十分に留意する必要がある[10]．

一般に発症から診断基準を満たす運動症状（パーキンソニズムもしくは小脳性運動失調）と非運動症状（起立性低血圧と神経因性膀胱）を呈するまでの期間は多様であるが，その中央値は2年である[9]．言い換えれば，発症から2年以内はパーキンソニズム，小脳性運動失調，自律神経不全，睡眠障害のみを呈する症例が多数存在する．パーキンソニズムのみであれば，PD，DLB，PSP-Pとの鑑別が特に問題となり，小脳性運動失調のみあれば，sporadic adult-onset ataxia of unknown etiology，PSP-C，家族性脊髄小脳失調症などとの鑑別が問題となる．また自律神経不全のみを呈する場合は，純粋自律神経不全，PD，DLB，自己免疫性自律神経節障害などとの鑑別が問題となる．

多彩な表現型

最近の研究の蓄積により，多彩な表現型を呈するMSAの存在が明らかとなってきた．報告により，臨床病型の表現の仕方も多少異なるが，ここでは，代表的な名称を採用して，各種表現型をまとめる．

1. 若年発症MSAと高齢発症MSA

30〜40歳で発症したMSAは，80％以上がL-ドパに反応し，ジスキネジアは半数以上，ジストニアは約4分の3の症例で認める[11]．一方，腱反射の亢進は70％以上，Babinski反射の出現率は50％以上と高く，経過中の自律神経不全の出現は必発である．ミオクローヌスの要素を伴う振戦も33％に認める．若年発症MSAはPDと類似した臨床特徴を有し，また，若年発症PD自体，高齢発症PDとは嗅覚試験やMIBG心筋シンチグラフィーなどの検査結果が異なる症例も多く，その鑑別は容易ではないが，錐体路徴候，自律神経不全，ミオクローヌスを認めた場合にはMSAの可能性を念頭に置いて注意深くフォローする必要がある．75歳以降の発症はMSAの除外基準である

が，最近の疫学的検討では高齢発症MSAの存在が示されている．その臨床特徴としてMSA-Pが多い可能性が指摘されている[12]．

2. long duration MSA

MSA-Pのなかで，L-ドパへの反応性は不十分であるがL-ドパ誘発性のジスキネジアを呈し，自律神経不全の出現までに10年以上，発症から死亡まで15年以上という特有の臨床像を示す一群の存在が剖検例で報告されている[13]．現行の診断基準では，長期にわたって診断は困難である．こうした症例にdevice aided therapyを行うことを防ぐため，L-ドパの反応性をしっかり判断する必要がある．

3. MSA-CBS

MSAのなかで，大脳皮質基底核症候群（CBS）のように，非対称性のパーキンソニズムとジストニアによる異常姿勢を示し，失行やミオクローヌスを呈した剖検例が報告されている[14]．自律神経不全の出現は，早期には認めていない．

4. 認知症や認知機能低下を伴うMSA[15]

MSAにおいて認知症は除外診断基準に当たるが，最近の検討で，MSAでも約20％で認知機能低下を認めることが明らかとなった．認知機能障害の特徴として，遂行機能障害の頻度は高く，注意機能，作業記憶，再認，再生，視空間機能の障害も認め，症例によっては，複数のドメインの機能異常を伴うことが挙げられる．また，前頭側頭型認知症の臨床病型を呈した剖検例（行動障害型前頭側頭型認知症，PSP）の報告も認める．認知症の責任病巣は，まだ未確定で皮質下病変が主体の症例が多いと考えられるが，皮質病変も影響しうると考えられる．今後のさらなる検討が必要である．

5. nonmotor MSA

MSAのなかで，自律神経不全で発症し，診断基準を満たすパーキンソニズムや小脳性運動失調を認める前に死亡する（突然死を生ずる）一群が存在し，nonmotor MSAと呼ばれる．発症から死亡までの期間は短く（1.3〜2.0年），病理学的には運動系病変は軽く，延髄のセロトニン神経細胞脱落が高度であることが特徴である．類似した病型として，病理学的にはminimal MSAが知られている．minimal MSAは，臨床的にも明瞭なパーキンソニズムを認め，突然死をきたすことが特徴で，病理学的には被殻や下オリーブ核の神経細胞は保たれているが，黒質と青斑核の神経細胞は著明に脱落している一方，被殻にはGCIとアストログリオーシスが著明で，延髄のセロトニン神経細胞の脱落も明瞭である．nonmotor MSAとminimal MSAは病理学的には連続した病態を有すると考えられるが，今後のさらなる検討が必要である．

今後の課題

▶ 多系統萎縮症の臨床像の多様性を包含しつつ，診断水準を考慮した臨床診断基準の作成と，特徴的病理所見を反映し，早期診断を可能にする診断バイオマーカーの開発が重要である．

文 献

1) Fanciulli A, Wenning GK. Multiple-system atrophy. N Engl J Med 2015；372：249-263.

2) Watanabe H, Riku Y, Hara K, et al. Clinical and imaging features of multiple system atrophy：Challenges for an early and clinically definitive diagnosis. J Mov Disord 2018；11：107-120.

3) 高橋　昭．進行性自律神経不全症を伴う多系統萎縮症—その疾患概念に至る歴史的変遷—．東女医大 1993；63：108-115.

4) Papp MI, Kahn JE, Lantos PL. Glial cytoplasmic inclusions in the CNS of patients with multiple system atrophy (striatonigral degeneration, olivopontocerebellar atrophy and Shy-Drager syndrome). J Neurol Sci 1989；94：79-100.

5) Gilman S, Low P, Quinn N, et al. Consensus statement on the diagnosis of multiple system atrophy. American Autonomic Society and American Academy of Neurology. Clin Auton Res 1998；8：359-362.

6) Gilman S, Wenning GK, Low PA, et al. Second consensus statement on the diagnosis of multiple system atrophy. Neurology 2008；**71**：670-676.

7) Osaki Y, Ben-Shlomo Y, Lees AJ, et al. A validation exercise on the new consensus criteria for multiple system atrophy. Mov Disord 2009；**24**：2272-2276.

8) Koga S, Aoki N, Uitti RJ, et al. When DLB, PD, and PSP masquerade as MSA An autopsy study of 134 patients. Neurology 2015；**85**：404-412.

9) Watanabe H, Saito Y, Terao S, et al. Progression and prognosis in multiple system atrophy：an analysis of 230 Japanese patients. Brain 2002；**125**：1070-1083.

10) Shimohata T, Ozawa T, Nakayama H, et al. Frequency of nocturnal sudden death in patients with multiple system atrophy. J Neurol 2008；**255**：1483-1485.

11) Batla A, De Pablo-Fernandez E, Erro R, et al. Young-onset multiple system atrophy：Clinical and pathological features. Mov Disord 2018；**33**：1099-1107.

12) Sakushima K, Nishimoto N, Nojima M, et al. Epidemiology of multiple system atrophy in Hokkaido, the northernmost island of Japan. Cerebellum 2015；**14**：682-687.

13) Petrovic IN, Ling H, Asi Y, et al. Multiple system atrophy-parkinsonism with slow progression and prolonged survival：a diagnostic catch. Mov Disord 2012；**27**：1186-1190.

14) Aoki N, Boyer PJ, Lund C, et al. Atypical multiple system atrophy is a new subtype of frontotemporal lobar degeneration：frontotemporal lobar degeneration associated with alpha-synuclein. Acta Neuropathologica 2015；**130**：93-105.

15) Stankovic I, Krismer F, Jesic A, et al. Cognitive impairment in multiple system atrophy：a position statement by the Neuropsychology Task Force of the MDS Multiple System Atrophy (MODIMSA) study group. Mov Disord 2014；**29**：857-867.

16) Riku Y, Watanabe H, Mimuro M, et al. Non-motor multiple system atrophy associated with sudden death：pathological observations of autonomic nuclei. J Neurol 2017；**264**：2249-2257.

Ⅱ 各 論

1. 多系統萎縮症

b. 画像診断（コネクトームを含む）

原　一洋・勝野雅央
名古屋大学大学院医学系研究科神経内科学

ESSENCE

◆多系統萎縮症の日常臨床においては第2回コンセンサス会議の診断基準が用いられている.

◆本診断基準の中で画像所見については補足的特徴の項目に含まれ重要な役割を担っている.

◆早期には画像所見の異常を指摘できないこともあり，神経診察あっての画像所見であることを十分に理解することが重要である.

はじめに

　多系統萎縮症（MSA）はオリーブ橋小脳萎縮症（OPCA），線条体黒質変性症（SND），Shy-Drager症候群（SDS）の3疾患を包括する概念として1969年にGrahamとOppenheimerらによって提唱された[1]．その後，1989年に英国のPappらがMSAでは臨床型に関係なくすべての症例でオリゴデンドログリアに嗜銀性封入体（GCI）が出現し，他の疾患では同様の封入体は出現しないことを報告し[2]，MSAは一疾患単位として確立した．さらに1998年にはMSAのGCIの主要構成蛋白質がαシヌクレイン（αSyn）であることが報告され，MSAはパーキンソン病（PD）やレヴィ小体型認知症とともにαシヌクレオパチーとして分類されるようになった[3]．

　現在日本には約12,000人程度のMSA患者がいるといわれており，日常臨床においては第2回コンセンサス会議の診断基準が用いられている[4]．本診断基準のなかで画像所見については補足的特徴の項目に含まれ重要な役割を担っている（**表1**）．そこで本稿ではMSAにおける画像所見の特徴について従来から報告されている所見を確認しつつ，最近急速に進んでいるコネクトームからみたMSAの頭部MRI研究につき概説する.

MSAの画像診断

　MSAの鑑別診断においてPDや進行性核上性麻痺を含めた他のパーキンソン症候群，また遺伝性脊髄小脳変性症を除外することはとても重要である．そのためわれわれは病歴や診察所見だけではなく頭部MRI，核医学検査などのいろいろな画像を組み合わせて診断を行う．ここでは第2回コンセンサス会議の診断基準における画像所見を中心に頭部MRIと核医学検査に分けて説明する.

1. 頭部MRIの特徴

　MSAでは被殻での小型神経細胞の脱落，黒質緻密帯のニューロメラニン含有細胞の脱落，橋底部に位置する橋核の神経細胞と，その遠心路である橋小脳線維の変性・脱落，中小脳脚および小脳白質の変性，下オリーブ核神経細胞とその小脳への投射線維であるオリーブ小脳線維の変性・脱

KEY WORDS 多系統萎縮症，神経回路解析

落，および小脳Purkinje細胞の変性・脱落を病理学的に認める[5]．このような病理学的所見に伴って頭部MRIにおいて形態的な画像所見が認められる．

まず被殻の萎縮は腹側より背側に萎縮が強いことが一般的である．そのため頭部MRIでは外側に凸ではなく直線になっているようにみえる．また被殻背外側にT2強調画像にて高信号域が認められる[6]（図1A）．この所見は被殻の萎縮を伴っていることが重要であり，また磁場強度によっても大きく変わる[7]ため撮影した画像条件について十分に考慮しながら読影しなければならない．さらに発症早期では認められないことも多く，2年未満であれば38.1%である[8]．

次に橋の病変を反映した所見がT2強調画像で十字状に高信号を呈するhot cross bun signである（図1B）．hot cross bunの由来は伝統的に聖金曜日に食べられている，イギリスなどで見かけるパンで，表面の十字はイエス・キリストの受難を表している．この所見もMSAに特徴的な所見ではあるものの病初期では認めないことも多い．

小脳脚の所見としては中小脳脚や下小脳脚が萎縮し，上小脳脚が比較的保たれる特徴があり，中小脳脚のT2高信号が認められる．ただ日常臨床においては判断に迷うことが多く，この所見のみ

表1 多系統萎縮症疑い例の基準

以下に特徴づけられる孤発性，進行性，成人発症（＞30歳）の疾患
- パーキンソン症状（強剛を伴う運動緩慢，振戦，もしくは姿勢保持障害）または
- 小脳症候群（歩行運動失調に小脳性構音障害，肢節運動失調もしくは小脳性眼球運動障害）に加え
- 少なくとも1つの自律神経機能異常を示唆する特徴（特に原因のない尿意切迫，頻尿，残尿，男性の勃起障害，もしくは著しい起立性低血圧を呈するがMSAほぼ確実例に必要とされる基準を満たさない）に加え
- 少なくとも以下の1つの補足的特徴を呈する．
  - ・MSA-PないしMSA-C疑い
    腱反射亢進を伴うバビンスキー徴候
    喘鳴
  - ・MSA-P疑い例
    急速進行性のパーキンソン症状
    L-ドパへの反応不良
    運動症状発現3年以内の姿勢保持障害
    歩行運動失調，小脳性構音障害，肢節運動失調，もしくは小脳性眼球運動障害
    運動症状発現5年以内の嚥下障害
    MRI上の被殻，中小脳脚，橋，もしくは小脳の萎縮
    FDG-PETでの被殻，脳幹，もしくは小脳の代謝低下
  - ・MSA-C疑い例
    パーキンソン症状
    MRI上の被殻，中小脳脚，もしくは橋の萎縮
    FDG-PETでの被殻，脳幹，もしくは小脳の代謝低下
    SPECTあるいはPETでのシナプス前黒質線条体ドパミン作動性脱神経

本診基準の中で画像所見については，補足的特徴の項目（斜体）に含まれ重要な役割を担っている．

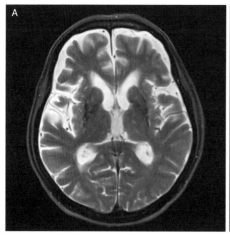 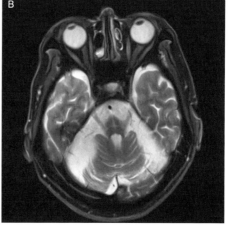

図1 多系統萎縮症の頭部MRI所見
A. 被殻の萎縮と背外側にT2強調画像で線状の高信号を認める．
B. 小脳と橋の萎縮を認める．橋にT2強調画像で十字状に高信号を呈するhot cross bun signを認める．

で単独に診断をすることは難しい.

最後にこのような異常信号や萎縮については他の疾患でも認められるため十分注意しなければならない[9, 10].

2. 核医学検査の特徴

脳血流画像はN-isopropyl-p-iodoamphetamine(^{123}I-IMP)やethylcysteinatedimer(^{99m}Tc-ECD)により撮影されている. 局所脳血流は神経シナプス活動を反映していると考えられるが, 梗塞などの虚血や脳萎縮など形態的な変化に影響を受けるため他の画像診断を組み合わせて使用することが望ましい. MSAでは通常小脳や被殻の血流低下を認めうる.

^{123}I-metaiodobenzylguanidine(MIBG)の集積は交感神経節後線維の機能を表し. 交感神経節後神経が障害されるPDやレヴィ小体型認知症, 純粋自律神経不全症などの神経変性疾患やレム睡眠行動異常においてMIBG投与3〜4時間後に撮影した胸部平面像の心臓/縦隔比の低下と洗い出し率の増加を認める. 一方でMSAでは異常を認めないことが多く, この点がPDとの鑑別に重要である. しかし一方でMSAでも異常を呈した割合が約3割程度あるとの報告[11]もあり, 異常を認めてもMSAを否定せず注意深く経過をみなければならない.

ドパミントランスポーターはドパミン神経終末の細胞膜に発現し, シナプス間隙に放出されたドパミンの再取り込み作用をもち, ドパミン節前神経のバイオマーカーとして用いられる. ドパミントランスポーターシンチグラフィーは基本的に横断像で視覚的に線条体への集積を評価し, 正常例では勾玉状あるいは三日月状に, 集積低下例では被殻後背側での集積低下を示しオタマジャクシ状から円形状になる. しかし基本的にはドパミン節前障害を示す疾患ではすべて異常を呈してしまうためPDとMSAなどのパーキンソン症候群との鑑別はほとんど困難である. ただpossible MSA-Cの診断をするときには重要な所見となりうる.

脳代謝の診断にはがん検診に使用される[^{18}F]FDGが用いられる. FDGは脳細胞のブドウ糖代謝に利用されることから, 脳活動の活動を反映すると考えられている. FDG-PETでMSAは小脳や脳幹, 線条体で脳代謝の低下を認める.

MSAの新しい解析方法を用いた頭部MRI所見(コネクトームを含む)

前述の頭部MRI所見については評価者間によりばらつきが出てきてしまうことが問題である. そこで最近では主観的な評価からより客観的な評価ができる方法が開発されてきている.

1. 脳容積画像解析

脳容積画像解析としてvoxel based morphonometry(VBM)がある. VBMは頭部MRIの3D-T1強調画像から灰白質と白質を分離・抽出し, それぞれの萎縮を定量的に評価する手法である. 群間比較であるため個別解析をすることはできないものの客観的な解析ができるメリットがある. VBMの研究としてMSA-Cにおいて眼窩前頭皮質, 中前頭回, 内側側頭葉, 島皮質の萎縮を, MSA-Pにおいて一次運動感覚野, 補足運動野, 運動前野, 中前頭回, 島皮質に萎縮を認めるとの報告がある[12, 13].

2. 神経回路解析

a. 解剖学的神経回路解析

解剖学的神経回路解析には拡散テンソル画像を使用する. 拡散テンソル画像は, 傾斜磁場による水分子の拡散の方向の程度や方向性を可視化することで, 白質の神経線維の情報を非侵襲的に評価できる方法であり, 幅広く臨床応用されている. みかけの拡散係数(ADC)や異方性拡散の大きさを表すfractional anisotrophy(FA), mean diffusivity(MD), radial diffusivity(RD), axial diffusivity(AD)の指標を用いて, 白質線維の方向による水の拡散のしやすさの違いなどを評価する. この拡散テンソル画像をもとに代表的な神経線維束を解剖学的な知識に基づいて可視化できる. トラクトグラフィ法は最低6方向以上の拡散テンソル画像をもとにピクセルごとの水分子の最大とな

る拡散方向を計算することで得られた拡散テンソルのデータを主軸方向に沿ってトラッキングを続けて線維を描出する方法である．またトラクトグラフィ法以外にも個別のFAマップから異方性の高い神経線維束を抽出しテンプレートを作成して標準化することで，解剖学的に精度の高いパラメトリックマップを作成して解析するtract-based spatial statistic（TBSS）を用いる方法も普及している．さらにdiffusion kurtosis imaging（DKI）と呼ばれる非正規分布を取り入れた解析方法もある．kurutosisの値の大きさがその組織の複雑性を反映するとされるが，ほかの拡散パラメータの変化をふまえて解釈することが望ましい．

　当施設では以前から被殻，中小脳脚，橋などにおけるMDの上昇やFAの低下を計測することで，従来の頭部MRIで異常が出現する前に病的変化を捉えることが可能であることを報告している[14]．TBSSを使った情報ではMSA-CとMSA-Pともに両側錐体路でFAとRDの上昇，右前視床でFAの低下を認め，その値は重症度と関係していたこと，そのうえでMSA-Pの上縦束のADの上昇がMSA-Cと比較し高度であったことが示されている[15]．また筆者らはTBSSを用いMSAの認知機能低下の原因が左脳梁のFA異常であることを示した[16]．さらに皮質厚とTBSSを組み合わせてパーキンソン症候群の診断に有用との報告もある[17]．ItoらはDKIとquantitative susceptibility mapping（QSM）の手法を組み合わせて，小脳脚や中脳被蓋などのmean kurtosis（MK）やFAなどを評価し，MSAを含めたパーキンソン症候群の診断率向上が得られたと報告している[18]．

b．機能的神経回路解析

　機能的MRI（functional MRI, fMRI）は一般的にBOLD（blood oxygenation level-dependent）信号として知られている血流と酸素飽和度の相互作用変化を，局所シナプス活動と神経活動の総和の代用マーカーとして計測し，脳神経活動状態の変化を推定する技術である．最近，課題や刺激を与えない安静臥床状態の被検者からfMRIの時系列データを取得し，神経系に発生する自発的な局所シナプス活動・神経活動の変動を捉える安静時fMRIの手法が急速に普及している．安静時BOLD活動が有意に同期を示す領野同士で機能的結合があるとするのが安静時神経回路の考え方であり，近年，脳の局所ならびに脳全体のネットワークを評価しうるさまざまな統計手法が開発されている．

　最近，MSAについてもfMRIの研究が報告されている．安静時BOLD信号において，神経活動を反映するとされる低周波成分（$<0.1\,\mathrm{Hz}$）の振幅の均一性を指標としてボクセルレベルで評価する解析方法を用いたところ，PD，MSAともに両側基底核，前頭前皮質の腹外側，右扁桃体の機能的結合の低下と，頭頂-後頭皮質と右小脳における機能的結合の増強を認めたこと，さらにMSAではPDと比較し視覚に関連した領域における機能的結合の低下と増強部位が異なり，また右小脳の機能的結合の低下を認めることが報告されている[19]．小脳歯状核を関心領域と設定したseed based analysisにて，MSA-Pでは小脳歯状核から後帯状皮質への増強した神経回路と，左中心前回から右小脳歯状核への減弱した神経回路を認め，その部位が運動機能と関連していること，また小脳と大脳皮質の神経回路の異常様式がPDとMSAで異なることが報告されている[20]．

おわりに

　本稿ではMSAにおける画像所見についての現状についてまとめた．特にコネクトームからみた頭部MRIの解析手法はコンピューター技術などの進歩により急速に進んでいる．ただ依然として詳細な神経診察がMSAの診断において最も重要であることはいうまでもない．神経診察あっての画像所見であることを十分に理解し，画像所見を確認することが重要である．

今後の課題

多系統萎縮症の診断において早期かつ客観的な画像診断の実現のためには
- ▶ 多系統萎縮症のコホート研究を進め，疾患の自然史を確認することが重要である．
- ▶ αSynを可視化する画像を開発していくことが重要である．
- ▶ 頭部MRIだけでなく多種の画像所見を組み合わせた研究推進が重要である．

文献

1) Graham JG, Oppenheimer DR. Orthostatic hypotension and nicotine sensitivity in a case of multiple system atrophy. J Neurol Neurosurg Psychiatry 1969；**32**：28-34.

2) Papp MI, Kahn JE, Lantos PL. Glial cytoplasmic inclusions in the CNS of patients with multiple system atrophy (striatonigral degeneration, olivopontocerebellar atrophy and Shy-Drager syndrome). J Neurol Sci 1989；**94**：79-100.

3) Wakabayashi K, Yoshimoto M, Tsuji S, et al. Alpha-synuclein immunoreactivity in glial cytoplasmic inclusions in multiple system atrophy. Neurosci Lett 1998；**249**：180-182.

4) Gilman S, Wenning GK, Low PA, et al. Second consensus statement on the diagnosis of multiple system atrophy. Neurology 2008；**71**：670-676.

5) Wenning GK, Colosimo C, Geser F, et al. Multiple system atrophy. Lancet Neurol 2004；**3**：93-103.

6) Kraft E, Schwarz J, Trenkwalder C, et al. The combination of hypointense and hyperintense signal changes on T2-weighted magnetic resonance imaging sequences：a specific marker of multiple system atrophy? Arch Neurol 1999；**56**：225-228.

7) Watanabe H, Ito M, Fukatsu H, et al. Putaminal magnetic resonance imaging features at various magnetic field strengths in multiple system atrophy. Mov Disord 2010；**25**：1916-1923.

8) Watanabe H, Saito Y, Terao S, et al. Progression and prognosis in multiple system atrophy：an analysis of 230 Japanese patients. Brain 2002；**125**：1070-1083.

9) Lin IS, Wu RM, Lee-Chen GJ, et al. The SCA17 phenotype can include features of MSA-C, PSP and cognitive impairment. Parkinsonism Relat Disord 2007；**13**：246-249.

10) Lee YC, Liu CS, Wu HM, et al. The 'hot cross bun' sign in the patients with spinocerebellar ataxia. Eur J Neurol 2009；**16**：513-516.

11) Nagayama H, Ueda M, Yamazaki M, et al. Abnormal cardiac ［(123) I］-meta-iodobenzylguanidine uptake in multiple system atrophy. Mov Disord 2010；**25**：1744-1747.

12) Brenneis C, Seppi K, Schocke MF, et al. Voxel-based morphometry detects cortical atrophy in the Parkinson variant of multiple system atrophy. Mov Disord 2003；**18**：1132-1138.

13) Brenneis C, Boesch SM, Egger KE, et al. Cortical atrophy in the cerebellar variant of multiple system atrophy：a voxel-based morphometry study. Mov Disord 2006；**21**：159-165.

14) Ito M, Watanabe H, Kawai Y, et al. Usefulness of combined fractional anisotropy and apparent diffusion coefficient values for detection of involvement in multiple system atrophy. J Neurol Neurosurg Psychiatry 2007；**78**：722-728.

15) Ji L, Zhu D, Xiao C, et al. Tract based spatial statistics in multiple system atrophy：a comparison between clinical subtypes. Parkinsonism Relat Disord 2014；**20**：1050-1055.

16) Hara K, Watanabe H, Bagarinao E, et al. Corpus callosal involvement is correlated with cognitive impairment in multiple system atrophy. J Neurol 2018；**265**：2079-2087.

17) Zanigni S, Evangelisti S, Testa C, et al. White matter and cortical changes in atypical parkinsonisms：A multimodal quantitative MR study. Parkinsonism Relat Disord 2017；**39**：44-51.

18) Ito K, Ohtsuka C, Yoshioka K, et al. Differential diagnosis of parkinsonism by a combined use of diffusion kurtosis imaging and quantitative susceptibility mapping. Neuroradiology 2017；**59**：759-769.

19) Wang N, Edmiston EK, Luo X, et al. Comparing abnormalities of amplitude of low-frequency fluctuations in multiple system atrophy and idiopathic Parkinson's disease measured with resting-state fMRI. Psychiatry Res Neuroimaging 2017；**269**：73-81.

20) Yao Q, Zhu D, Li F, et al. Altered functional and causal connectivity of cerebello-cortical circuits between multiple system atrophy (parkinsonian type) and Parkinson's disease. Front Aging Neurosci 2017；**9**：266. eCollection 2017.

Ⅱ 各 論

1. 多系統萎縮症

c. 病 理

他田真理・柿田明美
新潟大学脳研究所病理学分野

ESSENCE

◆多系統萎縮症 (MSA) の組織診断は，線条体黒質系やオリーブ橋小脳系の変性と，中枢神経系の広範な領域に豊富な glial cytoplasmic inclusion (GCI) の出現を認めることによる．

◆GCI の主要構成蛋白はαシヌクレインである．患者脳では，GCI に比し数は圧倒的に少ないが，神経細胞の細胞質内や核内，オリゴデンドログリアの核内にも封入体が認められる．

◆呼吸・循環障害には，脳幹や脊髄の複数の自律神経細胞群の変性が深く関与している．節後神経細胞や末梢自律神経線維の変性は軽い．

◆認知機能障害の発生機序として，大脳皮質-基底核回路や大脳-小脳連関回路の障害，大脳皮質自体の変性等複合的な要因が推測されている．多数の neuronal cytoplasmic inclusion を伴い側頭葉が高度に萎縮するまれな一群がある．

MSA の特徴的組織所見

MSAはαシヌクレイン (αSyn) の脳内蓄積を特徴とする神経変性疾患である．パーキンソン病 (PD) ではαSynは主に神経細胞胞体内に蓄積しレヴィ小体を形成するのに対し，MSAでは主にオリゴデンドログリア（乏突起膠細胞）の胞体内に蓄積し，glial cytoplasmic inclusion (GCI) を形成する．GCIは疾患特異的な構造物であり，健常者の脳に認められることはほとんどないため，MSAの病理学的診断指標である[1~3]．MSAの病理診断は，線条体黒質 (SN) 系やオリーブ橋小脳 (OPC) 系の変性と，中枢神経系の広範な領域に豊富なGCIを認めることにより確定する[1,3]．本稿では，MSAの病理所見を概説し，さらにMSAの非運動症状として重要な呼吸・循環障害および認知機能障害の責任病変について考察する．

MSA の基本的病理所見

1. 肉眼所見

SN系や，OPC系の構造物にさまざまな程度で萎縮や色調変化を認める．外観上，大脳に比し小脳と脳幹の萎縮が強いことが多い[1]．割面では，被殻の後方かつ背外側部優位に萎縮と褐色調変化を認め（図1A），中脳黒質の黒色調は減じて褐色調を呈する．橋底部は，しばしば高度に萎縮し（図1B），中小脳脚も萎縮する．延髄の下オリーブ核のリボン様構造は不明瞭化する．小脳では，白質の萎縮と褐色調変化が強く，それに比し皮質の萎縮は軽く，歯状核や上小脳脚も比較的保たれることが特徴的である（図1C）．

KEY WORDS 多系統萎縮症, glial cytoplasmic inclusion, neuronal cytoplasmic inclusion, αシヌクレイン

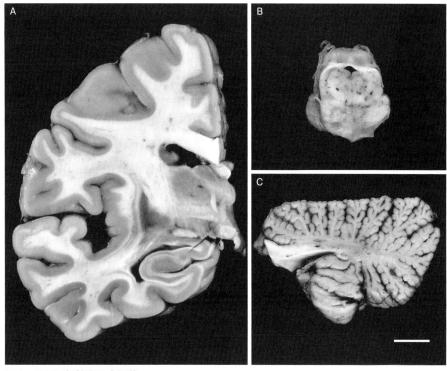

図1 MSA患者脳の肉眼像
A. 左大脳半球冠状断．被殻が萎縮し，外側縁は平坦化している．
B. 橋水平断．青斑核の黒色調の消失と橋底部の高度の萎縮を認める．
C. 小脳矢状断．高度の小脳白質の萎縮と色調変化に対して，上小脳脚は保たれる．bar=1cm.

2. 組織所見

　組織学的には，変性部位には多数のGCIの出現を伴って，さまざまな程度で神経細胞や有髄線維の脱落，アストロサイト（星状膠細胞）の増殖，ミクログリアの活性化が観察される．変性の程度と分布は，臨床病型や罹病期間に大きく依存し多様である．人種間でOPC系優位タイプとSN系優位タイプの比率に差があることも報告されている[1]．

　神経細胞脱落は，後部被殻背外側部，黒質，青斑核，プルキンエ細胞層，橋核，下オリーブ核，迷走神経背側核，胸髄中間質外側核，Onuf核でしばしば高度に認められる．OPC系では，小脳入力系の変性に比して出力系が保たれることが特徴である．橋核や，その軸索が形成する橋横走線維は高度に変性消失することが多い（図2A）．一方，歯状核の神経細胞は萎縮するものの，脱落やグルモース変性は軽度であり，白質変性は歯状核門には及ばない[4]（図2B）．SN系では，被殻後部の神経細胞はしばしば高度に脱落し，ニューロピルは海綿状を呈し，内部を走る有髄線維束も減少する（図2C）．尾状核は外側優位，淡蒼球は外節優位に変性する．黒質の変性は緻密帯腹外側に強く，網様帯にも及ぶ[2,4]．各部位の神経細胞脱落はGCIの出現数と相関することが報告されているが[5]，オリゴデンドログリアの脱落が高度になるとGCIも減少する．

　GCIは抗リン酸化αSyn抗体で標識され，Gallyas染色で嗜銀性を示し，三角錐や，円錐，鎌形，楕円形など多彩な形態を示す[1]（図2D）．αSynは，オリゴデンドログリアの胞体内のみではなく神経細胞の胞体内にも蓄積し，neuronal cytoplasmic inclusion（NCI）（図2E, G）を形成する．また，PDとは異なり，神経細胞やオリゴデンドログリアの核内にも蓄積し，それぞれneuronal nuclear inclusion（NNI）（図2F, G），glial nuclear

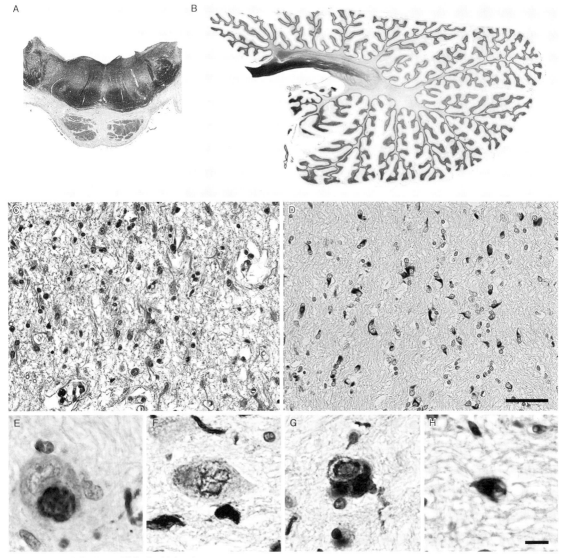

図2 MSA患者脳の組織像（口絵参照）
A. 橋水平断．橋横走線維が高度に脱落し，錐体路は比較的保たれる．中小脳脚は萎縮している．
B. 小脳矢状断．小脳白質の髄鞘の脱落に対して，歯状核門や上小脳脚は保たれる．A, B：Klüver-Barrera染色．
C. 高度の神経細胞脱落とグリオーシスを呈する被殻．ヘマトキシリン・エオジン染色．
D. Gallyas染色で嗜銀性を示すGCIを認める．
E. 円形のNCI，F. メッシュ状のNNI，G. 輪状のNNIとNCIを持つ神経細胞，H. GNIとGCIを持つオリゴデンドログリア
E〜H：橋核，リン酸化αSyn免疫染色．bar＝50μm (C, D)，10μm (E〜H)．

inclusion (GNI)（図2H）を形成する．神経突起内の蓄積であるdystrophic neuriteも観察される．しかし，これらの構造物の出現量はGCIに比し圧倒的に少なく，通常，NCIが多数認められるのは橋核，下オリーブ核，被殻に限られる．

MSAの呼吸・循環障害にかかわる組織所見

MSAにおける自律神経障害は，脳幹や脊髄の節前自律神経細胞の変性によって生じると考えられている[6]．交感神経節のシュワン細胞の胞体内にαSynの蓄積が認められているものの[7]，交感

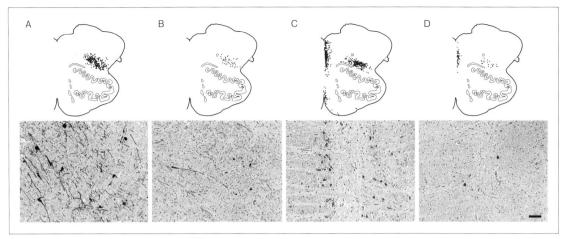

図3 吻側延髄の自律神経細胞群の脱落
A, B. rVLMのアドレナリン作動性神経細胞. 正常（A）と比較してMSA（B）では脱落を認める.
C, D. rVLMや縫線核のセロトニン作動性神経細胞. 正常（C）と比較してMSA（D）では脱落を認める.
A〜D上段：吻側延髄水平断における各陽性細胞の分布模式図.
A, B下段：rVLM, tyrosine hydroxylase免疫染色.
C, D下段：縫線核, tryptophan, thyrosine, and phenylalanine hydroxylases免疫染色.
B, D：突然死を呈したMSA患者. bar＝100μm（A〜Dの下段）. （文献11）より改変して引用）

神経系や副交感神経系の節後神経細胞や末梢神経の変性はPDに比べて明らかに軽い. 呼吸や循環障害についても, 脳幹のいくつかの自律神経核群の変性が関与していることが示されている.

吻側延髄腹外側部rostral ventrolateral medulla（rVLM）は, 脊髄中間質外側核へ投射し, 交感神経性の心・血管運動の維持や, 圧反射による血圧の調整に不可欠である. rVLMに含まれるアドレナリン作動性神経細胞（アドレナリン神経細胞）の脱落（図3A, B）はPDに比しMSAで強く, 起立性低血圧に関与している[6,8]．

延髄内側に位置する尾側縫線核群に存在するセロトニン神経細胞は, 横隔神経等の呼吸運動神経細胞の興奮を調整する[9]. また, 延髄腹側表層のセロトニン神経細胞やグルタミン酸神経細胞は血中CO_2レベルやpHを感受し, 呼吸制御にかかわる[9,10]．MSAでは罹病期間の短い例であってもこれら延髄セロトニン細胞群の脱落が認められ（図3C, D）, 突然死への関与が示唆されている[11]．

その他, MSA剖検脳では, 呼吸リズムを形成, 調整するpre-Botzinger complexに含まれるneurokinin-1陽性細胞や, 橋被蓋部のノルアドレナリン神経細胞群, 延髄迷走神経背側核や疑核腹外側部のコリン神経細胞など多様な交感・副交感神経細胞群の脱落が認められ, 呼吸・循環障害への関与が示唆されている[6]．

MSAの認知機能障害にかかわる組織所見

MSAでは, 罹病後期の認知機能障害の出現はまれではない. 臨床的には, 遂行機能障害や注意障害をはじめとする前頭葉機能障害が目立つのが特徴である[12]．しかし, 認知機能障害の組織学的な責任病巣はいまだ明らかではない. MSAでは, 運動野および運動前野を中心として前頭葉皮質深層や白質に多数のGCIが認められるものの, 長期罹患例を除くと, 認知機能障害を呈する例であっても, 大脳皮質の神経細胞脱落や萎縮は軽度であることが多い. 病変分布から, 線条体-淡蒼球-視床-大脳皮質回路や大脳-小脳連関回路の障害といった皮質下性の要素, そして, 大脳皮質自体の障害など複数の要素が認知機能の低下に関与していると考えられている[12]．また, 皮質下白質に無数に出現するGCIがオリゴデンドログリアの機能低下を介して病態に関与している可能性も無視で

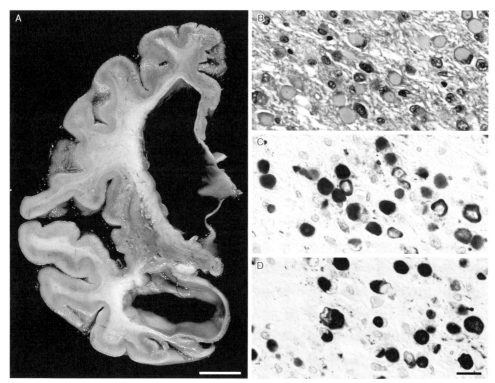

図4 辺縁系に多数のNCIを伴い高度の前頭側頭葉萎縮を呈した長期経過MSA患者(口絵参照)
A. 左大脳半球冠状断. 基底核と前頭葉皮質・白質の高度の萎縮と色調変化に加えて, 帯状回, 内側側頭葉および扁桃体にも高度の萎縮を認める.
B〜D. 海馬歯状回顆粒細胞の球状NCI. ヘマトキシリン・エオジン染色で淡い好酸性を示す(B). 抗リン酸化αSyn抗体で標識される(C). Gallyas染色で嗜銀性を示す(D).
bar=1 cm(A), 10μm(B〜D).

(文献14) より引用)

きない.
　一方で, 頻度は低いものの, 認知機能障害を呈するMSAのなかに, 辺縁系や側頭葉皮質が多数のNCIを伴って高度の変性をきたす一群があり, 非典型的MSAや, αSynに関連する前頭側頭葉変性症(FTLD-synuclein)として報告されている(図4A〜D)[13]. このような亜群は, 罹病期間が長い報告例が多い一方で[14], 罹病期間が短く, 小脳性運動失調や自律神経障害を呈さない例もあり[13], 他のMSAとは認知機能障害の機序が異なる可能性がある.

今後の課題

最近の報告では，蓄積する細胞の環境によってαSynの蛋白高次構造やseeding活性（凝集を促進する活性）など蛋白の性質が決定づけられ，それぞれ特性のある蛋白株になることが示されている[15]．これは，MSAとPDという全く異なる2つの疾患が，αSynという同一の蛋白の蓄積によって生じる病態を考えるうえで興味深い知見である．

MSAの病態解明に向けて，病理学的な立場から明らかにすべき課題がいくつか挙げられる．

▶ 通常αSynをほとんど産生しないオリゴデンドログリアに大量のαSyn蓄積が生じる機序は何か．

▶ オリゴデンドログリアの障害が一次性病態であるとすると，線条体-黒質，橋-小脳など，神経投射経路に沿った変性を生じるのはなぜか．

▶ 自律神経系におけるαSynの蓄積と変性が，PDでは末梢神経にまで広がるのに対し，MSAではほぼ中枢神経系に限局するのはなぜか．

▶ 通常のMSAとFTLD-synucleinの病態の違いはなにか．

文献

1) Holton JL, Lees AJ, Revez T. Multiple system atrophy. NEURODEGENERATION the molecular pathology of dementia and movement disorders, Second edition, Dickson DW and Weller RO, Wiley-Blackwell, 2011, 242-252.

2) Dickson DW. Parkinson's disease and parkinsonism：neuropathology. Cold Spring Harb Perspect Med 2012：2：pii：a009258.

3) Trojanowski JQ, Revesz T. Neuropathology Working Group on MSA. Proposed neuropathological criteria for the post mortem diagnosis of multiple system atrophy. Neuropathol Appl Neurobiol 2007：33：615-620.

4) 水野俊雄．神経病理形態学 ミクロの世界へのガイドブック．新興医学出版社，2003, 178-179, 241-243.

5) Ozawa T, Paviour D, Quinn NP, et al. The spectrum of pathological involvement of the striatonigral and olivopontocerebellar systems in multiple system atrophy：clinicopathological correlations. Brain 2004：127：2657-2671.

6) Coon EA, Cutsforth-Gregory JK, Benarroch EE. Neuropathology of autonomic dysfunction in synucleinopathies. Mov Disord 2018：33：349-358.

7) Nakamura K, Mori F, Kon T, et al. Filamentous aggregations of phosphorylated α-synuclein in Schwann cells（Schwann cell cytoplasmic inclusions）in multiple system atrophy. Acta Neuropathol Commun 2015：3：29.

8) Benarroch EE, Smithson IL, Low PA, et al. Depletion of catecholaminergic neurons of the rostral ventrolateral medulla in multiple systems atrophy with autonomic failure. Ann Neurol 1998：43：156-163.

9) Benarroch EE, Schmeichel AM, Low PA, et al. Involvement of medullary serotonergic groups in multiple system atrophy. Ann Neurol 2004：55：418-422.

10) Benarroch EE, Schmeichel AM, Low PA, et al. Depletion of putative chemosensitive respiratory neurons in the ventral medullary surface in multiple system atrophy. Brain 2007：130：469-475.

11) Tada M, Kakita A, Toyoshima Y, et al. Depletion of medullary serotonergic neurons in patients with multiple system atrophy who succumbed to sudden death. Brain 2009：132：1810-1819.

12) Stankovic I, Krismer F, Jesic A, et al. Cognitive impairment in multiple system atrophy：a position statement by the Neuropsychology Task Force of the MDS Multiple System Atrophy（MODIMSA）study group. Mov Disord 2014：29：857-867.

13) Aoki N, Boyer PJ, Lund C, et al. Atypical multiple system atrophy is a new subtype of frontotemporal lobar degeneration：frontotemporal lobar degeneration associated with α-synuclein. Acta Neuropathol 2015：130：93-105.

14) Piao YS, Hayashi S, Hasegawa M, et al. Co-localization of alpha-synuclein and phosphorylated tau in neuronal and glial cytoplasmic inclusions in a patient with multiple system atrophy of long duration. Acta Neuropathol 2001：101：285-293.

15) Peng C, Gathagan RJ, Covell DJ, et al. Cellular milieu imparts distinct pathological α-synuclein strains in α-synucleinopathies. Nature 2018：557：558-563.

II 各 論

1. 多系統萎縮症

d. 治 療

三井 純
東京大学大学院医学系研究科分子神経学

ESSENCE

◆多くの神経変性疾患と同様，現時点では，多系統萎縮症(MSA)の分子病態をターゲットとする有効な病態抑止療法は存在せず，症状を緩和する治療が行われている．

◆MSAの症状は多彩である．さまざまな症状を把握し，介入の効果が期待できる症状には積極的に介入する．

◆近年，病態抑止を目的とした新たな治療を模索する臨床試験が行われるようになってきた．

◆希少疾患の臨床試験を促進するうえで，継続的な情報収集と試験への効率的なリクルートを可能とする患者レジストリーの重要性は高い．

はじめに

　多系統萎縮症(MSA)は，臨床的な特徴から，パーキンソニズムを主症候とするMSA-Pと小脳性運動失調を主症候とするMSA-Cとに分類される．分子病態そのものに介入する病態抑止的な治療方法は存在せず，それぞれの症状を緩和する治療が組み合わされて行われる．

パーキンソニズム

　MSAのパーキンソニズムは強剛，寡動，動作緩慢が主体である．ジストニア，ミオクローヌス，首や腰など体幹の屈曲姿勢をしばしば認める．パーキンソン病と比べてL-ドパへの反応性が不良で，症状の進行が早いことが，診断基準の項目にもなっている．ただしMSA-P患者の約40％は，L-ドパ投与によって一定の治療効果を示し，その効果が平均3.5年間持続するという報告がある[1]．まずは，L-ドパ，ドパミンアゴニストを中心に処方して，可能なら高用量まで増量して効果を判定する．

小脳性運動失調

　日本では，小脳性運動失調に対して，甲状腺刺激ホルモン放出ホルモン(TRH)注射薬のプロチレリン酒石酸塩水和物と，TRH誘導体で経口薬のタルチレリン水和物が使用可能である．両者ともTRH受容体を介して，アセチルコリン，ドパミン，ノルアドレナリン，セロトニン系を活性化させるとともに，神経栄養因子様作用や局所グルコース代謝促進作用などの複合的な作用が機序として想定されている．

KEY WORDS 分子病態，病態抑止療法，コエンザイムQ10，臨床試験

自律神経障害

1. 起立性低血圧

　まずは生活指導（飲水励行，急に立ち上がらない，弾性ストッキングによる下肢の圧迫など）を行う．薬物療法としては，アメジニウムメチル硫酸塩，ミドドリン塩酸塩，ドロキシドパなど，交感神経系に作用する薬剤が一般的である．重症例では，フルドロコルチゾン，ピリドスチグミンを併用することがある．

　神経変性疾患に伴う起立性低血圧に対するドロキシドパの無作為化比較試験のメタ解析によると，投与開始1〜2週間後の自覚症状，立位時の収縮期血圧の改善が示されているが，2週間以降の長期的な効果を示すデータは十分でないと結論している[2]．3ヵ月間のオープンラベル実薬期，2週間のプラセボ対照二重盲検期，9ヵ月のオープンラベル実薬期というデザインのNOH303試験では，自覚症状，立位時の収縮期血圧の改善は12ヵ月間持続したと結論している[3]．

2. 排尿障害

　蓄尿機能の障害には，排尿筋収縮を抑制する抗コリン薬（プロピベリン塩酸塩，コハク酸ソリフェナシンなど）やβ_3作動薬（ミラベグロン），外尿道括約筋を増強させるβ_2作動薬（クレンブテロール塩酸塩など）が用いられる．特に夜間多尿が困る場合，デスモプレシン酢酸塩水和物が用いられることがある．排尿機構の障害には，排尿筋収縮を増強するコリン作動薬（ベタネコール塩化物など）やコリンエステラーゼ阻害薬（ジスチグミン臭化物など），膀胱出口部抵抗を減弱させるα_1遮断薬（タムスロシン塩酸塩，シロドシン，ウラピジルなど）が用いられる．ウラピジルは神経因性膀胱の適応を持ち，女性にも使用できる．なお，α_1遮断薬は，起立性低血圧を増悪させる可能性があるので注意する．

　MSAでは蓄尿不全と排尿不全の両者が混在し，薬物治療の効果はしばしば限定的である．早期から泌尿器科と連携し，残尿量をモニターしながら尿閉のリスクに留意する．残尿量が100mL以上ある場合は，間欠自己導尿や尿道カテーテル留置を考慮する．

3. 便　秘

　浸透圧性下剤として酸化マグネシウム，刺激性下剤としてセンノシド，ダイオウ，ピコスルファートなどが用いられる．刺激性下剤は連用を控え，頓用が望ましい．最近，新しい機序の下剤が登場し，MSAの便秘にも有用である．ルビプロストンは，消化管上皮細胞のクロライドチャネルを活性化し，腸管内への水分分泌を促進する．エロビキシバット水和物は胆汁酸の再吸収にかかわるトランスポーターを阻害し，大腸に流入する胆汁酸の量を増加させることで，腸管内への水分分泌と大腸運動を促進する．これらの内服薬でもコントロールが困難な場合，グリセリン浣腸や摘便を指導する．

その他の症状

1. 嚥下障害

　MSAでは，比較的早期に嚥下障害をきたしやすい．まずは，食事に集中し，一口量を少なくすること，水分・食事にとろみをつけること，姿勢（体を少し後傾させて顎を引く）などを指導する．摂食量低下による体重減少と筋力低下は，ADLの急速な悪化につながるので，患者の受け入れと病勢のタイミングを考慮して，胃瘻造設，経管栄養の導入を検討する．

2. 睡眠時無呼吸

　睡眠時無呼吸に対しては，夜間の非侵襲的陽圧換気療法によって，多くの場合，睡眠時のいびきや低酸素の改善が期待できる．ただし，喉頭蓋が吸気時に気道の閉塞をきたしてしまうような状態では，気管切開術が望ましい[4]．その他，声帯の開大不全による喘鳴や窒息の危険性がある場合，痰の喀出困難などで嚥下性肺炎を繰り返す場合では，気管切開術を考慮する．

表1　MSAに対する無作為化プラセボ対照比較試験

報　告	介　入	治療群の数	プラセボ群の数	期　間	結　果
Friess, et al. 2006	パロキセチン	9	10	2週間	UPDRS 3で有意差なし 一部の項目で有意差あり
Holmberg, et al. 2007	ソマトロピン	22	21	12ヵ月	UMSARS 1＋2で有意差なし
Bensimon, et al. 2009	リルゾール	194	197	36ヵ月	生存率で有意差なし
Dodel, et al. 2010	ミノサイクリン	32	31	12ヵ月	UMSARS 2で有意差なし
Lee, et al. 2012	自家間葉系幹細胞移植	14	17	12ヵ月	UMSARS 1＋2で有意差あり
Sacca, et al. 2013	炭酸リチウム	4	5	12ヵ月	副作用のため，途中で中止
Low, et al. 2014	リファンピシン	50	50	12ヵ月	UMSARS 1で有意差なし
Poewe, et al. 2015	ラサギリン	84	90	48週間	UMSARS 1＋2で有意差なし

3．REM睡眠行動障害

REM睡眠行動障害は，MSAの運動症状発症前や比較的初期によくみられ，中期以降では軽快することが多い．行動が起きたときに転落や自傷の危険がないような寝室環境の調整を行う．クロナゼパムが第一選択とされる．抑肝散，ラメルテオンが有効である場合がある．

これまでに行われた無作為化比較試験

MSAに対して，これまでに行われた無作為化比較試験を表1にまとめる．神経変性疾患に対する治療法の開発は，神経伝達物質などの補充を目的とする症状改善療法と，分子病態の過程に作用して進行を抑制する病態抑止療法の2つに大別される．前者が有効性の評価を短期で行えるのに対して，後者の試験期間は長期にわたる．

パロキセチンはセロトニンを介したドパミン系の作用増強による運動症状の改善が期待され，小規模の試験が行われた．パロキセチン（30 mgまで漸増）9例・プラセボ9例で，投与2週間後のUPDRSパート3（運動症状）と小脳症状の評価スケールが比較され，総スコアでは有意差がつかなかったが，項目別に四肢の動作緩慢と小脳性構音障害の項目で有意な改善が示唆された[5]．その他の試験は，基本的に病態抑止療法の位置づけであり，試験期間はいずれも1年，またはそれ以上の期間である．有効性を示唆する報告を散見するものの，いずれも小規模であり，有効性の確実な証明には至っていない．

家族性MSAの病因遺伝子の発見とCoQ10補充療法の試み

日本で発見された，非常にまれな多発家系に対するゲノム解析によって，6家系中2家系の発症者にCOQ2遺伝子の2アレル変異が同定された[6]．COQ2遺伝子はコエンザイムQ10（CoQ10）を体内で生合成するための酵素の一つをコードしている．実際，多発家系の発症者の組織中のCoQ10含量は健常対照者と比べて大きく低下していた[6]．このCOQ2遺伝子の2アレル変異を持つ家族性MSA患者1例に対して，高用量のCoQ10補充療法が試みられた[7]．対象は60歳男性で，45歳時に小脳性運動失調，自律神経症状で発症したMSA-C患者である．すでに経過15年，胃瘻造設後で寝たきりのADLであった．CoQ10は脂溶性が高く，血液脳関門をどの程度越えられるか懸念されたが，脳脊髄液中のCoQ10量も大幅な上昇を認め，中枢神経系への一定の移行性が確認された[7]．長期経過例であり，臨床評価スケールによる改善は認められなかったが，酸素PETによる脳内の酸素代謝率測定では，投与8週間後には投与前と比べて約30％上昇した（図1）．一例のみの経験だが，COQ2遺伝子変異をもつMSA患者に対するCoQ10補充療法の有効性が示唆された．

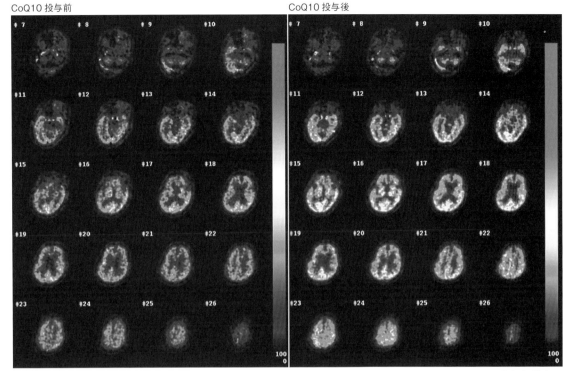

CoQ10 投与前　　　　　　　　　　CoQ10 投与後

図1　*COQ2*遺伝子の2アレル変異を持つ家族性MSA患者に対する高用量CoQ10投与前後の脳酸素代謝率の比較（口絵参照）
*COQ2*遺伝子に複合ヘテロ接合性R387*/V393A変異を有する家族性MSA患者1例に対して高用量CoQ10（ユビキノール1,500mg/日）の探索的な投与試験を行った．投与開始後8週目の脳酸素代謝率は投与前と比べて約30％上昇した．

（文献7）を改変）

一般のMSA患者に対するCoQ10補充療法の試み

　MSA患者群では，*COQ2*遺伝子の多型であるV393A変異を1アレル持つ（キャリアー）頻度が，健常対照者群と比べて有意に高いことが，日本人やその他の東アジアの集団で報告された[6,8]．また*COQ2*遺伝子変異を持たないMSA患者においても，末梢血中[9~11]，小脳組織中[12,13]，脳脊髄液中[14]のCoQ10量が健常対照者と比べて有意に低下するとの報告があり，CoQ10の相対的な欠乏がMSA全体の病態機序に関与している可能性が示唆される．

　これらの知見を背景にして，CoQ10補充療法がMSAの病態進行を抑制できるかどうかを検証するため，無作為化プラセボ対照比較試験が計画された．臨床的に意味のある最小のUMSARSパート2変化量の検討など[15]を参考に必要症例数を検討し，対象患者120例（実薬60例，プラセボ60例，いずれもV393A変異の有無で層別化），試験期間12ヵ月間，プライマリーエンドポイントUMSARSパート2とするプロトコルが作成された．本治験では，*COQ2*遺伝子変異の有無で層別化するため，遺伝子解析を含む患者レジストリーを事前に構築された．希少疾患の臨床試験を促進するうえで，継続的な情報収集と試験への効率的なリクルートを可能とする患者レジストリーの重要性は高い．

今後の課題

▶ 孤発性疾患においても遺伝因子の解明は，病態抑止療法開発の契機になることがある．

▶ 神経変性疾患の病態抑止療法を開発するうえでの大きな課題は，なるべく早期の患者を特異的に診断することであるが，MSAにおいて，そのようなバイオマーカーは確立していない．

▶ MSAの標準的な評価尺度であるUMSARSは，比較的，定性的な尺度である．臨床症状，ADLを反映し，プライマリーエンドポイントになりうる定量的な評価尺度の開発が望まれる．

文 献

1) Wenning GK, et al. The natural history of multiple system atrophy : a prospective European cohort study. Lancet Neurol 2013 ; **12** : 264-274.

2) Elgebaly A, et al. Meta-analysis of the safety and efficacy of droxidopa for neurogenic orthostatic hypotension. Clin Aut Res 2016 ; **26** : 171-180.

3) Isaacson S, Shill HA, Vernino S, et al. Safety and durability of effect with long-term, open-label droxidopa treatment in patients with symptomatic neurogenic orthostatic hypotension (NOH303). J Park Dis 2016 ; **6** : 751-759.

4) Shimohata T, et al. Mechanisms and prevention of sudden death in multiple system atrophy. Park Relat Disord ; 2016. doi : 10.1016/j.parkreldis.2016.04.011

5) Friess E, et al. Paroxetine treatment improves motor symptoms in patients with multiple system atrophy. Park Relat Disord 2006 ; **12** : 432-437.

6) The Multiple-System Atrophy Research Collaboration. Mutations in COQ2 in familial and sporadic multiple-system atrophy. N Engl J Med 2013 ; **369** : 233-244.

7) Mitsui J, et al. Three-year follow-up of high-dose ubiquinol supplementation in a case of familial multiple system atrophy with compound heterozygous COQ2 mutations. Cerebellum 2017 ; **16** : 664-672.

8) Zhao Q, et al. Association of the COQ2 V393A variant with risk of multiple system atrophy in East Asians : a case-control study and meta-analysis of the literature. Neurol Sci 2015 ; **37** : 423-430.

9) Kasai T, et al. Serum levels of coenzyme Q10 in patients with multiple system atrophy. PLoS One 2016 ; **11** : e0147574.

10) Mitsui J, Matsukawa T, Yasuda T, et al. Plasma coenzyme Q10 levels in patients with multiple system atrophy. JAMA Neurol 2016 ; **73** : 977-980.

11) Du J, et al. Clinical correlates of decreased plasma coenzyme Q10 levels in patients with multiple system atrophy. Parkinsonism Relat Disord ; 2018. doi : 10.1016/j.parkreldis.2018.07.017

12) Barca E, et al. Decreased coenzyme Q10 levels in multiple system atrophy cerebellum. J Neuropathol Exp Neurol 2016 ; **75** : 663-672.

13) Schottlaender LV, et al. Coenzyme Q10 levels are decreased in the cerebellum of multiple-system atrophy patients. PLoS One 2016 ; **11**, e0149557.

14) Compta Y, et al. Cerebrospinal fluid levels of coenzyme Q10 are reduced in multiple system atrophy. Parkinsonism Relat Disord 2018 ; **46** : 16-23.

15) Krismer F, et al. Minimally clinically important decline in the parkinsonian variant of multiple system atrophy. Mov Disord 2016 ; **31** : 1577-1581.

II 各　論

2. 進行性核上性麻痺

a. 歴史，臨床像，診断基準，mimics

饗場郁子
国立病院機構東名古屋病院脳神経内科

ESSENCE

◆進行性核上性麻痺(PSP)の典型的な臨床像はRichardson症候群(RS)であり，発症初期からの姿勢保持障害・転倒と垂直性核上性注視麻痺を特徴とする.

◆2017年に発表された診断基準では，RS以外に7つの臨床亜型と"suggestive of PSP"という早期にPSPを示唆する基準が設けられた.

◆PSP mimicsのなかで頻度が多い疾患は，レヴィ小体病，多系統萎縮症，大脳皮質基底核変性症である.

◆PSPの臨床スペクトラムを周知し，mimics例を除外することが病態抑止治療のためのkeyである.

はじめに

進行性核上性麻痺(PSP)は神経細胞，グリア細胞内に異常にリン酸化されたタウ蛋白が蓄積する疾患で，大脳皮質基底核変性症(CBD)とともにタウオパチーに分類される．典型例の臨床像は，垂直性核上性注視麻痺，初期からの姿勢保持障害を中核とし，現在ではRichardson症候群(RS)と呼ばれる．現在ではRS以外の多様な臨床亜型が知られるようになった．本稿ではPSPの歴史を振り返り，現在知られている臨床像と2017年に発表された新しい診断基準および鑑別を要する疾患について解説する.

歴史

PSPはRichardsonらが1963年にアメリカ神経学会において6例の臨床病理学的所見を報告し，翌1964年Annals of Neurology誌に9例をまとめ，

"進行性核上性麻痺"として報告された[1]．原著における臨床特徴はタイトルにあるように，垂直性注視麻痺，偽性球麻痺，項部ジストニア，認知症とされている[1]．1996年にthe National Institute of Neurological Disorders and Stroke and the Society for PSP (NINDS-SPSP)による国際的な臨床診断基準が発表され[2]，その臨床的特徴は垂直性注視麻痺および発症早期の転倒を伴う姿勢保持障害(RS)とされた．Williamsらにより2005年にPSP第2の臨床病型としてPSP-parkinsonism[3]が，また2007年にpure akinesia with gait freezingが報告され[4]，その後も多様な臨床亜型の報告が相次ぎ，病理診断されたPSPをまとめた報告によれば，生前臨床診断率は初診時にはわずか25%，最終臨床診断においても63%とされている(図1)[5]．2017年に発表されたMovement Disorder Societyによる診断基準(以下MDS基準と略す)では，RS以外に7つの臨床病型が提唱され[6]，PSPの臨床像は原著を凌駕することが明ら

KEY WORDS　進行性核上性麻痺，タウオパチー，Richardson症候群

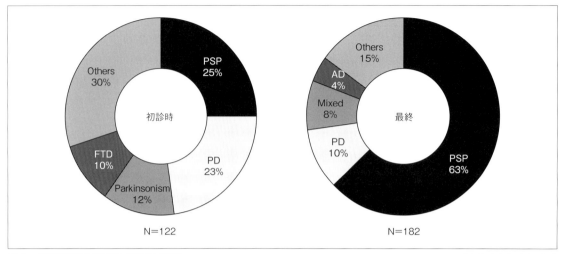

図1 病理診断PSPの生前臨床診断 （文献5）より改変引用）
PD：Parkinson's disease, FTD：frontotemporal dementia, AD：Alzheimer's dementia

かになっている.

臨床像

PSPの典型的な臨床像について解説する.

1. 垂直性核上性注視麻痺

眼球運動障害はPSPの主症候の一つである. 眼球運動は衝動性眼球運動と指標追跡性眼球運動の2つに大きく分類される. 衝動性眼球運動は自発的な眼球運動で, 衝動性に動くのが正常である. 指標追跡性眼球運動は緩徐に動く指標を追視させ, 正常では指標の動きに合わせ眼球は緩徐に動く. PSPでは衝動性眼球運動および指標追跡性眼球運動いずれも垂直方向に制限されるが, 制限が現れる前に衝動性眼球運動が緩徐になる（衝動性眼球運動の緩徐化）. また上方注視麻痺は下方注視麻痺に先行するが, 上方注視麻痺は加齢により障害されるため, 下方注視麻痺がPSPの特徴である. さらに, 水平性注視麻痺は垂直性注視麻痺に遅れて出現し, 最終的に全く動かなくなり, 外斜視を呈する場合もある. 核上性麻痺とは, 核以下が保たれているという意味で, 頭位変換眼球反射（頸部を他動的に前後屈させると眼球は上転あるいは下転する）で確認できるが, 最終的には頭位変換眼球反射も消失する.

2. 姿勢保持障害・転倒

PSPは初期からよく転び, 外傷も多い. バランスを失った際, 手で防御する反応が出にくいため顔面・頭部の外傷が多い. 他のパーキンソニズムを呈する疾患と異なり, 転倒の出現時期が早期であることは, PSPの特徴であり, NINDS-SPSPの基準にも '発症1年以内の転倒を伴う姿勢保持障害' が主要項目となっている[2]).

3. パーキンソニズム

動作緩慢, 無動・強剛などのパーキンソニズムが出現するが, 初期にはみられない場合もある. 強剛は体軸優位で, 初期には四肢の筋トーヌスが低下している場合もまれではない. 頸部の強剛は四肢に比べ優位で, 四肢の強剛より先行し, 最終的に頸部は後屈する. 振戦もまれではなく, 振戦の存在はPSPを否定する根拠にはならない. 注意すべき点はPSPの無動は動作緩慢による部分と, 動作開始困難による要素があるという点である. 特に初期には無動で動けないように見えてもいったんスイッチが入れば大股で動き出し, 歩行も速いという特徴がある.

表1 NINDS基準とMDS基準の違い

		NINDS	MDS
臨床病型		PSP-RS	PSP-RS, PSP-P, PSP-PGF, PSP-F, PSP-OM, PSP-SL, PSP-CBS, PSP-PI
診断の確からしさ		definite probable possible	definite probable possible suggestive
感度	probable	33.3%	47.0%
	possible	45.5%	51.5%
	suggestive		87.9%
特異度	probable	90.5%	85.7%
	possible	90.5%	84.1%
	suggestive		39.7%
姿勢保持障害		1年以内	3年以内

（文献6, 8）より改変引用）

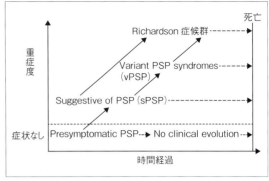

図2 PSP臨床経過の仮説　（文献7）より改変引用）

4. 認知症

　前頭葉が障害されるために，前頭葉徴候や前頭葉性の認知機能が障害される．初期には全般性の認知機能は保たれ，MMSEやHDS-Rのスコアは正常であるが，FABのみ低下している場合が多い．把握反射や視性探索反応，模倣行動，使用行動など前頭葉徴候は比較的早期より出現する．無動や無言を呈するが，時間をかければ動くことができ，話もできる場合が多い．また状況判断や危険に対する認知力が低下するため，転倒や窒息などの合併症につながる．進行とともに発動性が低下し，無動・無言の傾向が強くなる．

5. 言語障害・嚥下障害

　PSPの言語障害は多彩である．slurred speechが約3分の2と最も多く，無言，小声，吃音，爆発性，嗄声，同語反復，反響言語，保続，早口など多様である．

　嚥下障害は必発で発症3〜4年目から出現する場合が多い．初期には摂食の異常が現れる．食事が口の中にあるにもかかわらず，次々とつめこみ，窒息につながる．嚥下障害は口腔期，咽頭期ともに障害され，誤嚥性肺炎も必発である．窒息や肺炎は生命予後に影響するため，嚥下障害の程度に応じた食事形態・摂食方法の指導や口腔ケアなど予防がきわめて重要である．

NINDS-SPSPの診断基準から新診断基準へ（表1）

　1996年に発表されたNINDS-SPSPの診断基準（NINDS基準）はRSの診断基準であり，definite（病理診断），probable, possibleの3段階となっている[2]．病理診断されたPSP 24例および対照疾患59例（CBD 11，パーキンソン病（PD）11，レヴィ小体型認知症（DLB）14，多系統萎縮症（MSA）14，Pick病 8）において感度，特異度，陽性的中率が検証されており，probableは感度50％，特異度100％，陽性的中率100％，possibleは感度83％，特異度93％，陽性的中率83％と報告され，特異度は高い（他疾患は混じりにくい）が[2]，特に初診時の感度が中央値24％と低い基準であった[6]．2017年に発表されたMDS基準の特徴は2つ，すなわち"RS以外に7つの臨床亜型が示された"こと，および"早期にPSPを示唆する診断基準として，suggestive of PSPという基準が設けられた"ことである[6,7]（表1，図2）．suggestive of PSPはRSや異型PSP症候群に至る前の早期のPSP臨床像として位置づけられている[7]（図2）．MDS基準はすでに開始されているタウをターゲットとした病態抑止治療を見据え，できるだけ早期に正しく診断し，治療できるようにというコンセプトで作成された[6]．ただしMDS基

準は1996年の基準と異なり，発表年の時点では感度・特異度が検討されていなかったが**表1**に示すように2019年に病理診断例において特異度はNINDS基準よりやや低いが感度はNINDS基準より高いことが示された[8]．

新基準の内容と主な臨床像

新基準は，Basic features, Core features, Supportive featuresから成り（**図3A**），さらにBasic featuresはMandatory inclusion criteria, Mandatory exclusion criteria, Context dependent exclusion criteriaから構成されている[6]（**図3B**）．Mandatory inclusion criteriaは**図3B**に示すような3つの項目からなり，Mandatory exclusion criteriaは臨床・画像所見，Context dependent exclusion criteriaは臨床・画像・遺伝学的所見から構成される（**図3B**）が，詳細はmimics例の説明の中で述べることとする．

また，Core clinical featureとして，Ocular dysfunction, Postural instability, Akinesia, Cognitive dysfunctionの4つの機能ドメインが示され，各々診断の確からしさに応じて，level 1, 2, 3の症候が定められている（**表2A**）．このなかで，Postural instabilityはNINDS-SPSP基準では発症1年以内とされていたが，MDS基準では発症3年以内とされた（**表1**）．これはPSPにおける感度を上げるためと推察される．また，Supportive featuresとして臨床的手掛りと画像所見が付記された（**表2B**）．これらの症候については，現在MDSのPSP study groupにおいてtutorial videoを作成しているので，今後ぜひ参照いただきたい．さらに，これらを組み合わせることにより，臨床病型を決定する（**表2C**）．

異型PSP症候群 variant PSP syndromes (vPSP)（**表2D**）

MDS基準で示されたRS以外の病型について，述べる．

(1) PSP-P（PSP-Predominant Parkinsonism）[6]：

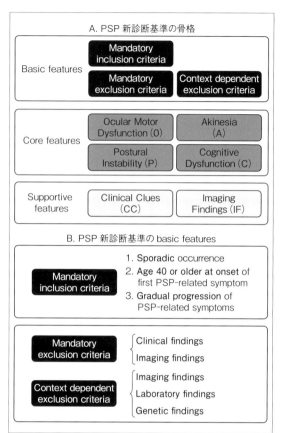

図3　PSP新診断基準の骨格とbasic features
（文献6）より改変引用）

2005年にWilliamsらが報告したパーキンソニズムを主徴とするタイプである[3]．無動強剛は左右差があり，振戦を伴い初期にはL-ドパが中等度奏効し，転倒や核上性注視麻痺，認知機能障害は進行するまで現れないため，PDと診断されている場合が多い[3]．RSに比べ進行が緩徐である．

(2) PSP-PGF（PSP-Progressive Gait Freezing）[6]：1974年に今井・楢林が純粋アキネジアとして報告した症候群で，中核となる症候はL-ドパ無効の歩行のすくみ現象であり，小声・無声，小字症を伴う[9]．2007年にWilliamsらによりPSPの3番めの臨床病型Pure akinesia with gait freezing（PAGF）として報告された[4]．眼球運動障害や姿勢保持障害の出現は遅く[3]．PSP-P同様進行が緩徐でPSPのなかでは良性タイプである．

表2

A. PSP新診断基準のcore clinical features

Level of Certainty	Functional Domein			
	Ocular motor Dysfunction	Postural Instability	Akinesia	Cognitive Dysfunction
Level 1 highest	O1： Vertical supranuclear gaze palsy	P1： Repeated unprovoked falls within 3 years	A1： Progressive gait freezing within 3 years	C1： Speech/Language disorder, i.e., nonfluent/agrammatic variant of primary progressive aphasia or progressive apraxia of speech
Level 2 mid	O2： Slow velocity of vertical saccades	P2： Tendency to fall on the pull-test within 3 years	A2： Parkinsonism, akinetic-rigid, predominantly axial, and levodopa resistant	C2： Frontal cognitive/behaviotal presentation
Level 3 moderate	O3： Frequent macro square wave jerks or "eyelid opening apraxia"	P3： More than two steps backward on the pull-rest within 3 years	A3： Parkinsonism, with tremor and-or asymmetric and/or levodopa responsive	C3： Corticobasal syndrome

（文献6）より改変引用）

B. PSP新診断基準のsupportive features

Clinical Clues (CC)	Imaging Findings (IF)
CC1： Levodopa-resistance	IF1： Predominant midbrain atrophy or hypometabolism e.g., by MRI or [¹⁸F] DG-PET
CC2： Hypokinetic, spastic dysarthria	
CC3： Dysphagia	IF2： Postsynaptic striatal dopaminergic degeneration e.g., by [¹²³I] IBZM-SPECT or [¹⁸F]-DMFP-PET
CC3： Photophobia	

（文献6）より改変引用）

C. Degrees of diagnostic certainty, obtained by combination of clinical features and clinical clues

Diagnostic Certainty	Definition	Combinations	Predominant type
Definite PSP	Gold standard	n.a. (pathological diagnosis)	def. PSP
Probable PSP	Highly specific, but not very sensitive for PSP	(O1 or O2) + (P1 or P2)	prob. PSP-RS
		(O1 or O2) + A1	prob. PSP-PGF
		(O1 or O2) + (A2 or A3)	prob. PSP-P
		(O1 or O2) + C2	prob. PSP-F
Possible PSP	Substantially more sensitive, but less specific for PSP	O1	poss. PSP-OM
		O2 + P3	poss. PSP-RS
		A1	poss. PSP-PGF
		(O1 or O2) + C1	poss. PSP-SL
		(O1 or O2) + C3	poss. PSP-CBS
Suggestive of PSP	Suggestive of PSP, but not passing the threshold for possible or probable PSP	O2 or O3	s.o. PSP-OM
		P1 or P2	s.o. PSP-PI
		O3 + (P2 or P3)	s.o. PSP-RS
		(A2 or A3) + (O3, P1, P2, C1, C2, CC1, CC2, CC3, or CC4)	s.o. PSP-P
		C1	s.o. PSP-SL
		C2 + (O2 or P3)	s.o. PSP-F
		C3	s.o. PSP-CBS

D. PSP新診断基準における8つの臨床病型

略語	臨床特徴
PSP-RS	PSP-Richardson Syndrome
PSP-P	PSP-Predominant Parkinsonism
PSP-PGF	PSP-Progressive Gait Freezing
PSP-F	PSP-Predominant Frontal Presentation
PSP-OM	PSP-Predominant Ocular Motor Dysfunction
PSP-SL	PSP-Predominant Speech/Language Disorder
PSP-CBS	PSP-Predominant Corticobasal Syndrome
PSP-PI	PSP-Predominant Postural Instability

Variant PSP syndromes (vPSP)

(3) PSP-F（PSP-Predominant Frontal Presentation）[6]：前頭側頭型認知症行動異型でみられるような認知障害や行動障害を主徴とするタイプである[10,11]．

(4) PSP-OM（PSP-Predominant Ocular Motor Dysfunction）[6]：眼球運動障害を主徴とするタイプである[10]．

(5) PSP-SL（PSP-Predominant Speech/Language Disorder）[6]：発語・言語障害を主徴とするタイプである．発語失行Apraxia of speech（緩徐で努力性の言語でプロソディーの障害を伴い，口部顔面失行を伴う言語障害）や進行性非流暢性失語（非流暢性の失語で言語理解は保たれる）などが前景にたつ[12]．

(6) PSP-CBS（PSP-Predominant Corticobasal Syndrome）[6]：大脳皮質基底核症候群（失行等の大脳皮質徴候および無動・強剛など錐体外路徴候を呈する）を主徴とするタイプである[13]．

(7) PSP-PI（PSP-Predominant Postural Instability）[6]：姿勢保持障害を主徴とするタイプである[10]．

(8) MDS基準に含まれなかった臨床病型

1. PSP-C（PSP-Predominant Cerebellar ataxia）：四肢および体幹の小脳性運動失調を主徴とし，初期には脊髄小脳変性症あるいは多系統萎縮症と診断される．比較的に早期にRSの特徴が現れる[13]．わが国では病理診断されたPSPの1〜2割を占めるが欧米ではきわめて少ない．

2. PSP-PLS（PSP-primary lateral sclerosis）：上位運動ニューロン徴候が前景にたつタイプで構音障害，嚥下障害を伴い，非常にまれである[14]．

PSP mimics

PSPと臨床診断された症例のなかからPSP以外の疾患（non-PSP）を除外することは，病態抑止治療を考えるうえできわめて重要である．最終臨床診断がPSPであった症例のなかでPSPは8割

弱であり，non-PSPの約3分の2はCBD，MSA，LBDである．それ以外にも多様な疾患が含まれる．non-PSPの中ではαシヌクレイオパシーであるMSA，LBDを除外することが重要であろう．MDS基準のなかではPSP mimicsを除外するために，必須除外基準が設けられている（**表3**）．

1. 多系統萎縮症（MSA）

パーキンソニズム，自律神経障害，小脳性運動失調が3大神経症候であり，PSPと共通な所見は「L-ドパの効果が乏しい」，「自律神経障害のなかの排尿障害」，「筋トーヌス低下，slurred speech，不安定歩行など小脳性運動失調に関連する症候」である．PSPとの鑑別点は起立性低血圧の存在であり，「起立3分後に収縮期30mmHg以上，拡張期15mmHg以上の起立性低血圧」は新診断基準の必須除外項目に含まれている（**表3A**）[6]．また，画像所見としてはMSAではMRIにおいて橋のクロスサインや被殻のslit signなどMSAに特徴的な所見が認められる．

2. レヴィ小体病（PD，PDD，DLB）

認知症，パーキンソニズムはPSPと共通である．MDS基準ではレヴィ小体病（LBD）を除外するために「起立性低血圧」，「幻視ないし覚醒度の変容」が必須除外基準に含まれている（**表3A**）．またPSPのなかでレヴィ小体病と最も鑑別が難しいのはパーキンソニズムを主徴とするPSP-Pであるが，病理診断例における後方視的検討によれば，「進行期の薬剤誘発性ジスキネジア」，「進行期の自律神経障害」，「全経過を通じた幻視」は陽性的中率99%でPDを示唆したと報告されている[15]．

3. 大脳皮質基底核変性症（CBD）

CBDはPSPとの鑑別が最も難しい疾患であり，NINDS-SPSPの基準ではCBDを除外するための項目として，「他人の手徴候，皮質性感覚障害，局所性の前頭あるいは側頭頭頂葉萎縮」および「高度な，非対称性のパーキンソニズム（運動緩慢）」が設けられていた[2]が，その後の病理診断例の検

表3 必須除外基準

A. 臨床所見

	Clinical findings	Suggestive of
1	Predominant, otherwise unexplained impairment of episodic memory	AD
2	Predominant, otherwise unexplained autonomic failure, e.g., orthostatic hypotension (orthostatic reduction in blood pressure after 3 minutes standing >30 mm Hg systolic or 15 mm Hg diastolic)	Multiple system atrophy or Lewy body disease
3	Predominant, otherwise unexplained visual hallucinations or fluctuations in alertness	Dementia of Lewy bodies
4	Predominant, otherwise unexplained, multisegmental upper and lower motor neuron signs (pure upper motor sins are not an exclusion criterion)	Motor neuron disease
5	Sudden onset or step-wise or rapid progression of symptoms, in conjunction with corresponding imaging or laboratory findings	Vascular etiology, autoimmune encephalitis, metabolic encephalopathies, or prion disease
6	History of encephalitis	Post encephalitis syndrome
7	Prominent appendicular ataxia	MSA-C, SCA
8	Identifiable cause of postural instability	Primary sensory deficit, vestibular dysfunction, severe spasticity, or lower motor neuron syndrome

B. 画像所見

	Imaging findings
1	Severe leukoencephalopathy, evidenced by cerebral imaging
2	Relevant structural abnormality, e.g., normal pressure or obstructive hydrocephalus ; basal ganglia, diencephalic, mesencephalic, pontine or medullary infarctions, hemorrhages, hypoxic-ischemic lesions, tumors, or malformations

討より，上記項目ではCBDを除外できないことが明らかとなり，MDS基準では，CBDを除外するための基準は設けられていない[6]．病理診断されたCBDの中で，生前の臨床診断CBSは37%にすぎず，2番目に多い生前診断はPSP 23%であるとされている[16]．CBDではDLB，PSP，ADなどに比べてMRI上大脳萎縮の進行が速いことが知られているが，PSPの臨床像を呈するCBDとPSPとの鑑別は難しい．PSPとCBDは別個の疾患であるが4リピートタウオパチーという点では共通であり，4リピートタウをターゲットにした病態抑止治療を考える場合には，両疾患を無理に分ける必要はないかもしれない．

4. その他のPSP mimics例

頻度は低いが表に示すような多数の疾患がPSP様の臨床像を呈することが報告され，MDS基準において鑑別のために除外基準が設定されており，鑑別に役立つと思われる（**表3，4**）．

患者会の役割

PSPに関連する患者会は米国のCure PSP，英国のPSP associationが代表的であり，わが国にはPSPのぞみの会がある．PSPのように希少で難治性の疾患の場合，疾患についての情報が少なく，患者自身が情報を入手することが困難な場合が多い．患者会の役割は，患者同士がつながることで思いを共有することのほか，疾患についての情報を得る窓口としての役割も果たす．さらに患者がよりよい療養環境を得られるよう政府に働きかけることも必要である．また，患者自身も積極的に研究や治験に参加し，その成果を知ることが重要で，患者と医療者が協力し，協働して疾患克服やQOL向上のために取り組むために，患者会は患者と医療者の橋渡し的な役割を担う．われわ

表4 状況依存性除外基準

A. 検査所見

1	In patients with CBS, exclude primary AD pathology	
	Typical CSF constellation [i.e., both elevated total tau/phospho-tau protein and reduced β-amyloid 42] or pathological β-amyloid PET imaging	
2	In patients with Aged < 45 years, exclude	
	a	Wilson's disease	e.g., reduced serum ceruloplasmin, reduced total serum copper, increasedcopper in 24 hour urine, and Kayser-Fleisher corneal ring
	b	Niemann-Pick disease, type C	e.g., Plasma cholestan-3β, 5a, 6β-triol level, filipin test on skin fibroblasts
	c	Hypoparathyroidism	
	d	Neuroacanthocytosis	e.g.,Bassen-Kornzweig, Levine Critchley, McLeod disease
	e	Neurosyphilis	
3	In rapidly progressive patients, exclude	
	a	Prion disease	e.g.,elevated14-3-3, NSE, very high total tau protein [> 1,200 pg/mL], or positive real-time quaking-induced conversion in CSF
	b	Paraneoplastic encephalitis	e.g., Anti-Ma1, Ma2 antibodies
4	In patients with suggestive features (i.e., gastrointestinal symptoms, arthralgias, fever, younger age, and atypical neurological features such as myorhythmia), exclude	
	Whipple's disease	e.g., T. Whipplei DNA-PCR in CSF

B. 画像所見

	In case with	Excluding Disease	Findings
1	Sudden onset or step-wise progression	Stroke, CADASIL or severe CAA	DWI, FLAIR, or T2*-MRI
2	Very rapid progression	Prion disease	Cortical and subcortical hyperintensities on DWI-MRI

CADASIL, cerebral autosomal dominat arteriopathy with subcortical infarcts and leukoencephalopathy ; CAA, cerebral amyloid angiopathy ; DWI, diffusion-weighted imaging ; FLAIR, fluid attenuated inversion recovery

C. 遺伝子変異

	Affected genes	Disease
a	C9orf72, GRN, FUS, TARDBP, VCP, CHMP2B	Non-MAPT associated FTLD
b	SYNJ1, GBA	PD
c	APP, PSEN1, PSEN2	AD
d	NPC1, NPC2	Niemann-Pick disease, type C
e	ATP13A2	Kufor-Rakeb syndrome
f	DCTN1	Perry syndrome
g	POLG, mitochondrial rare variants	Mitochondrial diseases
h	ATN1	Dentatorubral pallidoluysian atrophy
i	PRNP	Prion-related diseases
j	HTT	Huntington's disease
k	ATXN1, 2, 3, 7, 17	Spinocerebellar ataxia

れ医療者は患者会に対して，最新の知見や治療について最新の情報を提供する義務がある．

おわりに

PSPは近年，臨床的なスペクトラムの広がりが認知されるとともに，鑑別すべき疾患も増えている．すでに病態抑止治療がclinical trialとして開始された今，早期に正しく診断するためには，臨床病型別の経過を明らかにするとともに，診断マーカーの開発が急務である．

今後の課題

▶PSPの新診断基準では，RS以外の多様な臨床病型が定義されたが，臨床病型別の臨床経過を明らかにする必要がある．

▶PSPの病態抑止治療のためには早期診断がkeyであり，そのためにも早期診断に結びつく臨床症候・バイオマーカーの探索が急がれる．

文 献

1) Steele JC, Richardson JC, Olszewski J. Progressive supranuclear palsy. A heterogeneous degeneration involving the brain stem, basal ganglia and cerebellum with vertical gaze and pseudobulbar palsy, nuchal dystonia and dementia. Arch Neurol 1964；**10**：333-359.

2) Litvan I, Agid Y, Calne D, et al. Clinical research criteria for the diagnosis of progressive supranuclear palsy (Steele-Richardson-Olszewski syndrome)：report of the NINDS-SPSP international workshop. Neurology 1996；**47**：1-9.

3) Williams DR, de Silva R, Paviour DC, et al. Characteristics of two distinct clinical phenotypes in pathologically proven progressive supranuclear palsy：Richardson's syndrome and PSP-parkinsonism. Brain 2005；**128**：1247-1258.

4) Williams DR, Holton JL, Strand K, et al. Pure akinesia with gait freezing：a third clinical phenotype of progressive supranuclear palsy. Mov Disord 2007；**22**：2235-2241.

5) Respondek G, Kurz C, Arzberger T, et al. Which ante mortem clinical features predict progressive supranuclear palsy pathology? Mov Disord 2017；**32**：995-1005.

6) Höglinger GU, Respondek G, Stamelou M, et al. Movement Disorder Society-endorsed PSP Study Group. Clinical diagnosis of progressive supranuclear palsy：The movement disorder society criteria. Mov Disord 2017；**32**：853-864.

7) Boxer AL, Yu JT, Golbe LI, et al. Advances in progressive supranuclear palsy：new diagnostic criteria, biomarkers, and therapeutic approaches. Lancet Neurol 2017；**16**：552-556.

8) Ali F, Martin PR, Botha H, et al. Sensitivity and specificity of dignostic criteria for progressive supra-nuclear palsy. Mov Disord 2019〔Epub ahead of print〕

9) 今井寿正，栖林博太郎．アキネジア―純粋アキネジアの2症例を中心として．神経研究の進歩 1974；**18**：787-794.

10) Respondek G, Stamelou M, Kurz C, et al. The phenotypic spectrum of progressive supranuclear palsy：a retrospective multicenter study of 100 definite cases. Mov Disord 2014；**29**：1758-1766.

11) Donker Kaat L, Boon AJ, Kamphorst W, et al. Frontal presentation in progressive supranuclear palsy. Neurology 2007；**69**：723-729.

12) Josephs KA, Duffy JR, Strand EA, et al. Clinicopathological and imaging correlates of progressive aphasia and apraxia of speech. Brain 2006；**12**：1385-1398.

13) Tsuboi Y, Josephs KA, Boeve BF, et al. Increased tau burden in the cortices of progressive supranuclear palsy presenting with corticobasal syndrome. Mov Disord 2005；**20**：982-988.

14) Shimohata T, Kanazawa M, Yoshida M, et al. Clinical and imaging findings of progressive supranuclear palsy with predominant cerebellar ataxia. Mov Disord 2016；**31**：760-762.

15) Nagao S, Yokota O, Nanba R, et al. Progressive supranuclear palsy presenting as primary lateral sclerosis but lacking parkinsonism, gaze palsy, aphasia, or dementia. J Neurol Sci 2012；**323**：147-153.

16) Williams DR, Lees AJ. What features improve the accuracy of the clinical diagnosis of progressive supranuclear palsy-parkinsonism (PSP-P)? Mov Disord 2010；**25**：357-362.

17) Armstrong MJ, Litvan I, Lang AE, et al. Criteria for the diagnosis of corticobasal degeneration. Neurology 2013；**80**：496-503.

II 各 論

2. 進行性核上性麻痺

b. 画像診断

櫻井圭太[*]・德丸阿耶[**]

*帝京大学医学部放射線科学講座, **東京都健康長寿医療センター放射線診断科

ESSENCE

◆進行性核上性麻痺の画像診断では形態画像にて正中矢状断像における中脳被蓋の萎縮 (いわゆるペンギンシルエットサイン, ハチドリサイン) を捉えることが最も重要である.

◆ただし, Richardson症候群 (RS) 以外の臨床病型では中脳被蓋の萎縮が目立たないこともある.

◆RS以外の臨床病型の画像診断では淡蒼球の信号変化や萎縮, 前頭葉白質や大脳脚の非対称性萎縮など他の画像所見に着目する必要がある

◆中脳被蓋の萎縮は疾患特異的ではなく, 大脳皮質基底核変性症や血管性認知症, 正常圧水頭症などさまざまな病態が類似した画像所見を呈しうることが注意点として挙げられる.

はじめに

4リピートタウオパチーである進行性核上性麻痺 (PSP) は淡蒼球, 視床下核, 小脳歯状核, 赤核, 黒質, 脳幹被蓋, 前頭葉など広範な病理学的異常をきたすことが知られている. 血液, 髄液検査などによる確定的な診断法が普及していない現状, 画像検査は上記の病理学的異常を検出しうる有力な補助的診断法となっている. 画像検査は脳の形態変化を捉えうる形態画像と機能変化を捉えうる機能画像に分類され, 前者はMRI, 後者はSPECT, PETが日常臨床において用いられることが多く, 代表的な画像所見である中脳被蓋の萎縮, 中脳被蓋や前頭葉の血流低下, 黒質変性を検出することが期待されている.

ただし, 画像検査はPSPの診断に寄与しうる重要な検査法であるが, すべてのPSPが典型的な画像所見を呈するとは限らないことを理解しておく必要がある. 近年, 典型的な経過を辿る

Richardson症候群 (RS) のみならず, 異なる特徴を有する臨床病型が報告されており, PSPは広範な病態スペクトラムを形成していることが判明している[1]. 臨床症候と同様, 画像所見も多彩であり, 臨床病型によっては中脳被蓋の萎縮の程度は変化しうる. 本稿ではPSPの多様な画像所見に加え, 診断に有用な画像検査, 解析法を解説する.

PSPの多様な画像所見

1. 形態画像

a. 萎縮所見

PSPの画像診断では特徴的な「橋底部に比した中脳被蓋の萎縮」を捉えることが最も重視されている. 正中矢状断像では特徴的な形態から, ペンギンシルエットサインやハミングバードサインと呼ばれている. 萎縮した中脳吻部が「嘴」, 中脳

KEY WORDS 進行性核上性麻痺, 中脳被蓋, 萎縮, 形態画像, 機能画像

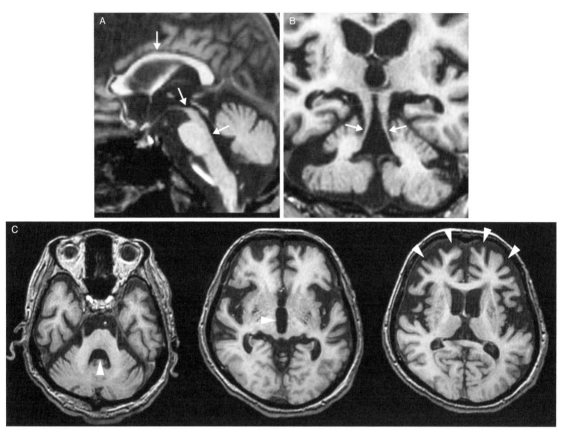

図1 PSP-RS臨床診断例70歳台男性
正中矢状断像では中脳被蓋の萎縮に加え，橋被蓋の萎縮や脳梁の菲薄化が顕著である（A：⇨）．冠状断像では両側上小脳脚に強い萎縮が認められる（B：⇨）．横断像では第四脳室，第三脳室の拡大に加え，両側前頭葉の萎縮が目立つ状態である（C：▷）．

被蓋が「頭」，橋が「胴体」に対応し，さらにハミングバードサインでは小脳を「羽」に見立てている（図1）[2,3]．横断像では中脳被蓋の前後径の減少や外側面の陥凹をきたすため，アサガオサインやミッキーマウスサインと呼称されている[4]．同所見に加え，上小脳脚の萎縮は小脳歯状核の変性による遠心路の二次的変化を反映しており，診断的価値が高い[5]．そのほかに橋被蓋，視床，脳梁，前頭葉の萎縮や第三および第四脳室の拡大も典型例であるRS（PSP with Richardson's syndrome；PSP-RS）によく認められる（図1）．ただし，PSP-RSでも発症早期にはこれらの萎縮性変化が目立たないことがある．

一方，PSP with predominant parkinsonism（PSP-P），PSP with progressive gait freezing（PSP-PGF）といった異なる臨床病型では中脳被蓋の萎縮性変化はPSP-RSよりも軽度であることが多い．これらの臨床病型の診断には淡蒼球，前頭葉，大脳脚など中脳被蓋以外の部位にも注目する必要がある．例えば，PSP-PGFでは淡蒼球の萎縮および信号変化が異常所見の前景となることがある（図2）．また，PSP with predominant speech/language disorder（PSP-SL）やPSP with predominant CBS（PSP-CBS）のように病変の局在が非対称の場合，前頭葉および同側の大脳脚に非対称性の萎縮をきたしうる[6,7]（図3）．PSP with cerebellar ataxiaでは進行期に小脳裂の拡大を伴わない小脳の萎縮や小脳周囲の脳槽の拡大を呈しうる[8]．

b．信号変化

信号変化もPSPの画像診断に寄与しうる．PSP

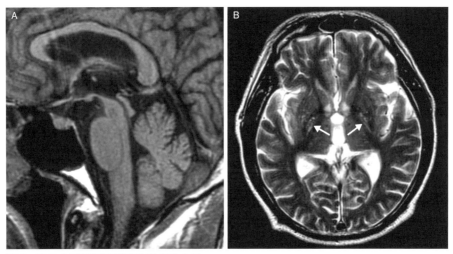

図2 PSP-PGF臨床診断例70歳台女性
図1のPSP-RS症例と比較して，正中矢状断像での中脳被蓋の萎縮は目立たない（A）．ただし，T2強調像での両側淡蒼球における三角形の高信号域は診断に寄与しうる所見である（B：⇨）．

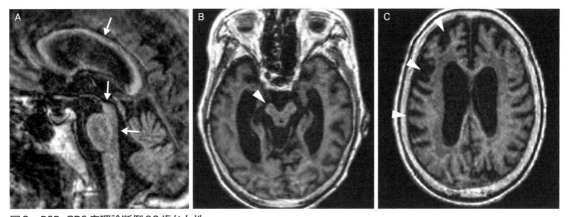

図3 PSP-CBS病理診断例80歳台女性
正中矢状断像では中脳被蓋の萎縮に加え，橋被蓋の萎縮や脳梁の菲薄化が明らかである（A：⇨）．また，大脳脚や前頭頭頂葉に右側優位の非対称性萎縮も認められる（B，C：▷）．

で障害される淡蒼球は萎縮のみならず信号変化をきたすことがあり，その評価にはプロトン密度強調像が特に適している．中脳被蓋の萎縮が目立たないPSP-PGFにおいて，淡蒼球の信号変化が診断に寄与しうることを時に経験する（図2）[7]．高磁場の3 tesla MRIでは黒質緻密部や青斑核における神経メラニン由来のコントラストをより明瞭に捉えることが可能であり，PSPにおける黒質変性を描出することが可能である．また，磁化率強調像や類似した撮像法を用いることにより，PSPにおける赤核や黒質などの鉄沈着を詳細に評価することが可能となる[9]．

c．画像解析法

視覚的な評価が困難な軽微な変化の検出には定量的評価を活用すべきである．中脳被蓋の萎縮に関しては，矢状断像，横断像での前後径の測定に加え，正中矢状断像を用いた中脳被蓋の断面積の測定や橋との面積比を測定することにより，PSPと他のパーキンソン症候群の鑑別が可能となる[3]．橋と中脳被蓋の面積比に加え，上小脳脚や中小脳脚の萎縮を考慮したMR parkinsonism

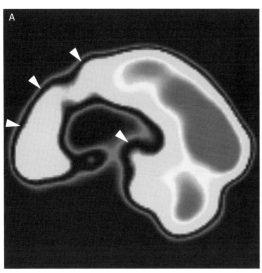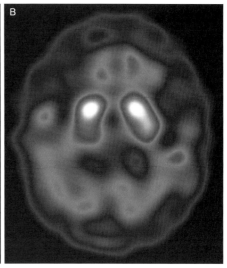

図4　PSP-P臨床診断例70歳台女性（口絵参照）
脳血流SPECTでは中脳および両側前頭葉の血流低下が認められる（A：▷）．ドパミントランスポーターSPECTでは両側線条体の右側優位の集積低下に加え，バックグラウンドである脳実質の集積が相対的に上昇しており，"burst striatum"の状態である（B）．形態画像と比較して，機能画像が画像診断に有用な症例であった．

index（MRPI）は加齢の影響を受けにくく，PSPの診断により有用である[10]．従来のMRPIに第三脳室と側脳室前角の幅の比率を乗じたMRPI 2.0が考案され，PSP-Pとパーキンソン病の鑑別において，感度100％，特異度94.3％とより高い診断率が報告されている[11]．

用手的な測定法に加え，解析ソフトウェアを用いたvoxel-based morphometry（VBM）による全脳の解析もPSPの診断に有用である[12]．PSPでは中脳被蓋に加え，尾状核，視床，脳梁や中心前回付近を含めた前頭葉の萎縮が報告されている[13,14]．特に，中心前回を含めた大脳白質や小脳歯状核など視覚的に萎縮が捉えがたい部位の評価にVBMが推奨される．VBMによる検討ではPSP-Pでは中脳被蓋，上小脳脚，小脳や前頭葉の萎縮がPSP-RSに比して軽度であると報告されている[15]．また，健常者に比して，PSP-PGFでは淡蒼球や視床の萎縮，PSP-SLでは左前頭葉白質に萎縮が認められる[16,17]．

2. 機能画像

a. 脳血流，糖代謝

中脳や内側優位の前頭葉，尾状核，視床での血流や糖代謝の低下が認められる（図4）[18]．前頭葉や尾状核の異常は評価が容易であるが，特異的な所見ではない．一方，中脳の異常は微細で視覚的に捉え難いことが多い．形態画像と比較して，診断的価値が高いと言い難いが，多系統萎縮症や大脳皮質基底核変性症との鑑別には有用である．

b. ドパミントランスポーター

ドパミントランスポーター（DAT）に高い親和性を有する[123]I-FP-CITなどの製剤にて，PSPにおける黒質線条体ドパミン神経の変性・脱落を可視化することが可能である．発症5年未満の症例で線条体の集積低下が著しい"burst striatum"を呈する場合，進行性核上性麻痺をはじめとした非定型パーキンソニズムを疑う根拠となる（図4）[19]．ただし，黒質変性は非特異的な所見であるため，DATの所見によるPSPと他のパーキンソン症候群の鑑別は容易ではない[20]．

PSP-RSと他の臨床病型に関しては，DATやD2受容体に結合する製剤を用いた報告がなされている．PSP-RSとPSP-Pを比較した場合，DATの摂取率に統計学的有意差はないものの，PSP-RSが低く，D2受容体はPSP-RSが有意に低いと

いう結果であった[21]．一方，PSP-RSとPSP-PGFの比較では，尾状核と線条体のDAT摂取率の比率に有意差はないという結果が報告されている[22]．

c．心臓交感神経

　心臓の交感神経に変性をきたすパーキンソン病やレヴィ小体型認知症と異なり，[123]I-MIBGによる心臓交感神経シンチグラフィでは心臓の集積は保たれる．よって，心臓交感神経シンチグラフィはパーキンソン病やレヴィ小体型認知症の除外に有用である．

画像診断におけるPSP mimics

　中脳被蓋の萎縮はPSPに特徴的であるが，特異的ではない．大脳皮質基底核変性症や血管性認知症，正常圧水頭症などさまざまな病態が類似した萎縮所見を呈しうる．鑑別には中脳被蓋のみならず，上小脳脚，淡蒼球，大脳脚，前頭葉など他部位の萎縮所見に加え，臨床経過の確認が必要となる．ただし，大脳皮質基底核変性症（CBD）は他部位にも類似した異常をきたしうるため，生前の鑑別は非常に困難である．今後，前向き研究であるJALPAC研究や病理診断例を用いたJ-VAC研究により，PSPとCBDとの鑑別点が見いだされることが期待される．

今後の課題

▶ 中脳被蓋の萎縮は特異性が高いものの，発症前診断には用いることができない補助的な所見にすぎない．

▶ 病態抑止療法の実現にはより早期に診断しうる画像診断法が期待される．

▶ タウPETは最も期待される画像診断技術であるが，現時点では十分なエビデンスが構築されていない．

文献

1) Höglinger GU, Respondek G, Stamelou M, et al. Movement Disorder Society-endorsed PSP Study Group. Clinical diagnosis of progressive supranuclear palsy：The movement disorder society criteria. Mov Disord 2017；**32**：853-864.

2) Kato N, Arai K, Hattori T. Study of the rostral midbrain atrophy in progressive supranuclear palsy. J Neurol Sci 2003；**210**：57-60.

3) Oba H, Yagishita A, Terada H, et al. New and reliable MRI diagnosis for progressive supranuclear palsy. Neurology 2005；**64**：2050-2055.

4) Broski SM, Hunt CH, Johnson GB, et al. Structural and functional imaging in parkinsonian syndromes. Radiographics 2014；**34**：1273-1292.

5) Paviour DC, Price SL, Stevens JM, et al. Quantitative MRI measurement of superior cerebellar peduncle in progressive supranuclear palsy. Neurology 2005；**64**：675-679.

6) Santos-Santos MA, Mandelli ML, Binney RJ, et al. Features of patients with nonfluent/agrammatic primary progressive aphasia with underlying progressive supranuclear palsy pathology or corticobasal degeneration. JAMA Neurol 2016；**73**：733-742.

7) Sakurai K, Tokumaru AM, Shimoji K, et al. Beyond the midbrain atrophy：wide spectrum of structural MRI finding in cases of pathologically proven progressive supranuclear palsy. Neuroradiology 2017；**59**：431-443.

8) Shimohata T, Kanazawa M, Yoshida M, et al. Clinical and imaging findings of progressive supranuclear palsy with predominant cerebellar ataxia. Mov Disord 2016；**31**：760-762.

9) Sakurai K, Imabayashi E, Tokumaru AM, et al. Volume of interest analysis of spatially normalized PRESTO imaging to differentiate between Parkinson disease and atypical parkinsonian syndrome. Magn Reson Med Sci 2017；**16**：16-22.

10) Quattrone A, Nicoletti G, Messina D, et al. MR imaging index for differentiation of progressive supranuclear palsy from Parkinson disease and the Parkinson variant of multiple system atrophy. Radiology 2008；**246**：214-221.

11) Quattrone A, Morelli M, Nigro S, et al. A new MR imaging index for differentiation of progressive supranuclear palsy-parkinsonism from Parkinson's disease. Parkinsonism Relat Disord 2018；**54**：3-8.

12) Sakurai K, Imabayashi E, Tokumaru AM, et al. The feasibility of white matter volume reduction analysis

using SPM8 plus DARTEL for the diagnosis of patients with clinically diagnosed corticobasal syndrome and Richardson's syndrome. Neuroimage Clin 2014 ; **7** : 605-610.

13) Shi HC, Zhong JG, Pan PL, et al. Gray matter atrophy in progressive supranuclear palsy : meta-analysis of voxel-based morphometry studies. Neurol Sci 2013 ; **34** : 1049-1055.

14) Yang J, Shao N, Li J, et al. Voxelwise meta-analysis of white matter abnormalities in progressive supranuclear palsy. Neurol Sci 2014 ; **35** : 7-14.

15) Agosta F, Kostić VS, Galantucci S, et al. The in vivo distribution of brain tissue loss in Richardson's syndrome and PSP-parkinsonism : a VBM-DARTEL study. Eur J Neurosci 2010 ; **32** : 640-647.

16) Hong JY, Yun HJ, Sunwoo MK, et al. Comparison of regional brain atrophy and cognitive impairment between pure akinesia with gait freezing and Richardson's syndrome. Front Aging Neurosci 2015 ; **7** : 180.

17) Santos-Santos MA, Mandelli ML, Binney RJ, et al. Features of patients with nonfluent/agrammatic primary progressive aphasia with underlying progressive supranuclear palsy pathology or corticobasal degeneration. JAMA Neurol 2016 ; **73** : 733-742.

18) Tripathi M, Dhawan V, Peng S, et al. Differential diagnosis of parkinsonian syndromes using F-18 fluorodeoxyglucose positron emission tomography. Neuroradiology 2013 ; **55** : 483-492.

19) Kahraman D, Eggers C, Schicha H, et al. Visual assessment of dopaminergic degeneration pattern in ^{123}I-FP-CIT SPECT differentiates patients with atypical parkinsonian syndromes and idiopathic Parkinson's disease. J Neurol 2012 ; **259** : 251-260.

20) Pirker W, Asenbaum S, Bencsits G, et al. [^{123}I] beta-CIT SPECT in multiple system atrophy, progressive supranuclear palsy, and corticobasal degeneration. Mov Disord 2000 ; **15** : 1158-1167.

21) Lin WY, Lin KJ, Weng YH, et al. Preliminary studies of differential impairments of the dopaminergic system in subtypes of progressive supranuclear palsy. Nucl Med Commun 2010 ; **31** : 974-980.

22) Han S, Oh M, Oh JS, et al. Subregional pattern of striatal dopamine transporter loss on ^{18}F FP-CIT positron emission tomography in patients with pure akinesia with gait freezing. JAMA Neurol 2016 ; **73** : 1477-1484.

II 各 論

2. 進行性核上性麻痺

c. 病　理

吉田眞理
愛知医科大学加齢医科学研究所

ESSENCE

◆進行性核上性麻痺 (PSP) は，4リピートタウ蛋白が神経細胞とグリア細胞に封入体を形成する．

◆淡蒼球，視床下核，黒質，脳幹部被蓋，小脳歯状核を主な変性領域とし，さまざまな程度に中心前回を含む前頭葉などに皮質病変を認める．

◆神経原線維変化 (NFT) とアストロサイトのタウ蛋白封入体 tufted astrocyte が病理診断の指標である．

◆典型的なRichardson症候群の病変分布を示す群 (PSP-RS)，淡蒼球，視床下核，黒質に病変の限局する群 (PSP-P，PSP-PGF)，左右差を伴う大脳皮質変性を示す群 (PSP-CBS，PSP-SL，PSP-F)，小脳や橋底部の変性が強い群 (PSP-C) などがある．

病理学的所見

PSPでは肉眼的に淡蒼球，視床下核，脳幹部被蓋，小脳歯状核の萎縮，黒質の褪色を認め，この領域が基本的な変性部位である[1]（図1〜3）．PSPの病理診断には，変性領域の神経原線維変化 (NFT) とアストロサイトのタウ陽性封入体 tufted astrocyteの存在が必須である[2~4]（表1）．組織学的には好塩基性を示すglobose型のNFTが脳幹部，基底核，視床，大脳皮質にみられる（表1，図4A〜D）．NFTは黒質や動眼神経核，赤核，上丘，中脳水道周囲灰白質，脚橋被蓋核，青斑核，橋被蓋，橋核，下オリーブ核，延髄被蓋など脳幹諸核，淡蒼球，視床下核，被殻，尾状核，視床などにみられ，黒質や動眼神経核，視床下核の出現はよりPSPに特徴的である．電子顕

微鏡的にはPSPのNFTはアルツハイマー病のNFTとは異なり13〜14nmの直細管から構成されている．PSPの病理学的特徴はタウの蓄積したグリア細胞の封入体の顕著な出現である．オリゴデンドログリア胞体内のcoiled body，アストロサイトに形成されるtufted astrocyte，有髄線維内のargyrophilic threadからなり，tufted astrocyteはPSPの病理診断的指標のひとつである（表1，図4E〜G）[4]．tufted astrocyteは前頭葉皮質穹隆面[5]や被殻・尾状核，脳幹部被蓋などに出現する．Gallyas-Braak鍍銀法やリン酸化タウ，4リピートタウを認識する抗体の免疫染色ではグリア細胞の封入体は，神経細胞脱落の領域を越えて大脳から脊髄まで広範囲に出現する．小脳歯状核にはグルモース変性がみられ，上小脳脚の萎縮を認める（図3B，4I）．

KEY WORDS 進行性核上性麻痺，4リピートタウオパチー，神経原線維変化，tufted astrocyte，進行性核上性麻痺

図1 PSPの肉眼所見（口絵参照）
A. 典型的なRichardson症候群の冠状断割面では淡蒼球（⇒），視床下核（⇨）の萎縮，軽度の前頭葉萎縮を示す．
B. 脳幹部・小脳では，中脳・橋被蓋の萎縮，黒質（⇨）の褪色を認め，青斑の色調は保たれ，小脳歯状核（右）の萎縮を認める．bar＝2cm

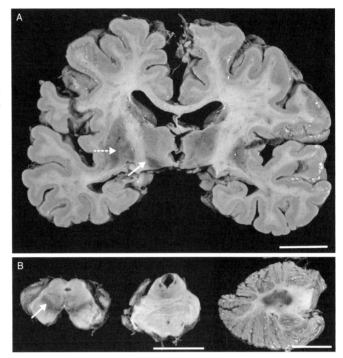

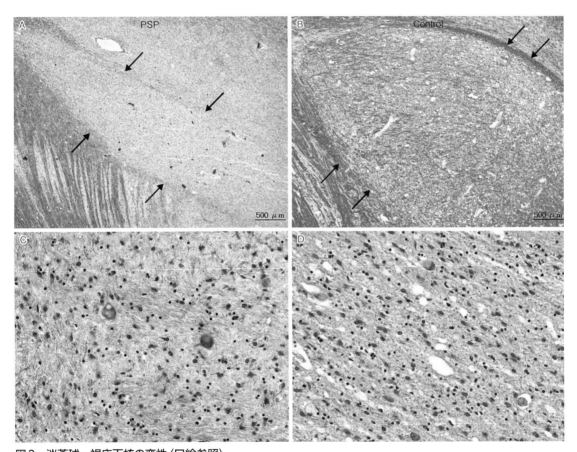

図2 淡蒼球・視床下核の変性（口絵参照）
PSPの視床下核（A：→）はコントロール（B：→）に比して萎縮が強く，淡蒼球（C），視床下核（D）は高度な細胞脱落とグリオーシスを示す．

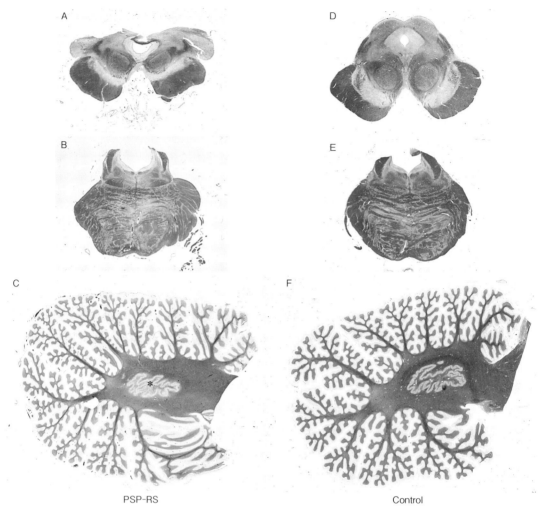

図3 脳幹部と小脳（口絵参照）
PSPの中脳（A），橋（B）は，コントロール（D，E）に比して被蓋が高度に萎縮している．小脳歯状核（C）はコントロール（F）に比して萎縮し，歯状核門の（C：＊）の淡明化を認め，上小脳脚の萎縮を認める．

表1　PSPの神経病理診断基準

組織学的所見	分布
神経細胞脱落とグリオーシス	大脳皮質（中心前回を含む前頭葉穹隆面，上側頭回など，程度はさまざま） 淡蒼球，視床下核，黒質，脳幹部被蓋，小脳歯状核，橋核と延髄（程度はさまざま）
神経細胞とグリア細胞のタウ陽性封入体 （4リピートタウ免疫染色/Gallyas鍍銀法） 　神経細胞 　　神経原線維変化（NFT）＞プレタングル	黒質，動眼神経核，青斑核，橋核，脳幹部被蓋諸核，小脳歯状核，淡蒼球，視床下核 被殻，尾状核，視床，Meynert核 延髄，脊髄，大脳皮質（程度はさまざま）
オリゴデンドログリア 　　Coiled bodyとthread	脳幹部，小脳白質，淡蒼球，視床下核，被殻，尾状核，視床，大脳皮質・白質，脊髄
アストロサイト 　　Tufted astrocyte	大脳皮質，被殻，尾状核，脳幹部

（文献2, 3, 15）を参考にして改訂）

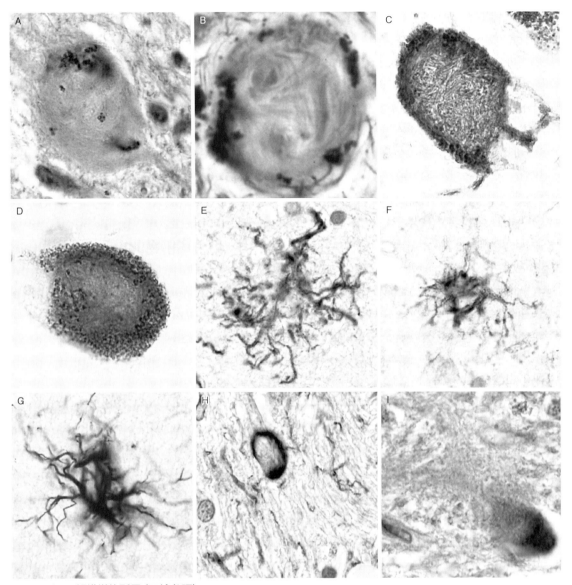

図4 PSPの組織学的所見（口絵参照）
神経原線維変化（A：H＆E染色，B：Bodian染色，C：リン酸化タウ免疫染色，D：4リピートタウ免疫染色），tufted astrocyte（E：リン酸化タウ免疫染色，F：4リピートタウ免疫染色，G：Gallyas-Braak染色），coiled bodyやthreads（H：リン酸化タウ免疫染色，I：4リピートタウ免疫染色）．

PSPの病理像のスペクトラム

PSPの臨床病理的多様性が認識されてきている[6,7]．原書に記載された典型的なRichardson症候群（RS）を呈する臨床病理像（PSP-RS）[1,8]以外に，パーキンソン病と類似した症候を示す群（PSP-P）[8]，すくみ足が前景となる群（PSP-PGF）[9,10]，前頭側頭型認知症を示す群（PSP-F），大脳皮質基底核症候群（CBS）を呈する群（PSP-CBS）[11]，非流暢性失語症あるいは発語失行を呈する群（PSP-SL）[12]，小脳性運動失調が目立つ群（PSP-C）[13,14]などがある．

わが国のPSP 70剖検例の病理学的病変分布を検索すると，大きく3群に分類された[15]（図8）．淡蒼球，視床下核，黒質，脳幹部被蓋，小脳歯状核，前頭葉に4リピートタウ病理像を認める典型

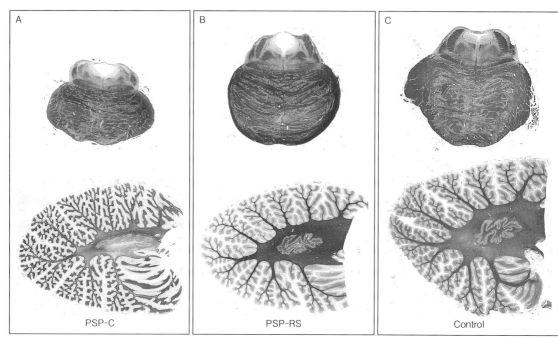

図5 PSP-RS, PSP-Cの橋, 小脳変性の比較（口絵参照）
PSP-C（A）, 典型的なPSP-RS（B）, コントロール（C）. PSP-Cでは橋被蓋に加えて橋底部の萎縮, 小脳歯状核, 小脳白質の変性, 上小脳脚の萎縮が強い.

的なPSP病理像の群は73％, 淡蒼球, 視床下核, 黒質に限局したタウ病変を認める群は18％, 大脳皮質に左右差を伴うタウ病理像を認める群は9％であった. 典型的PSP群のなかに, 特に小脳歯状核や橋核の変性が強い群が16％含まれ, 臨床的にはPSP-Cを呈し, 全体の病理像はより高度な変性を示す典型的PSP群であった（図5）. 淡蒼球, 視床下核, 黒質に限局したタウ病変を認める群は, 臨床的にはPSP-PGF, あるいはPSP-Pを呈し, 脳幹部被蓋の萎縮や前頭葉萎縮が目立たず, MRIで中脳被蓋の萎縮が顕在化しないため, 臨床的にパーキンソン病あるいは純粋無動症と診断されていた（図6）. 大脳皮質に左右差を伴う群の臨床像は, 前頭葉前方に病変が強いPSP-F, 左シルビウス裂周囲に変性が強く発語失行や進行性失語症を示すPSP-SL, 前頭葉後方領域の変性が強いPSP-CBSを示した（図7）. 臨床亜型はタウ病変の分布と変性程度に強く関連していた（図8）.

鑑別疾患

PSPの鑑別疾患は, パーキンソン病, レヴィ小体型認知症, 大脳皮質基底核変性症（CBD）, 血管性パーキンソン症候群, 多系統萎縮症, アルツハイマー病, 前頭側頭葉変性症, globular glial tauopathyなどである. 4リピートタウオパチーにはさまざまな疾患が含まれ, 特にPSPとCBDでは病変分布に重なりがあるため, 臨床診断と病理診断の逆転が起こりやすいが, 病理学的にはPSPではtufted astrocyte, CBDではastrocytic plaqueを認める点で鑑別できる. PSPの病変分布にはスペクトラムがあることに注意が必要である[6,7,15]（図4）.

2. 進行性核上性麻痺／c. 病理　125

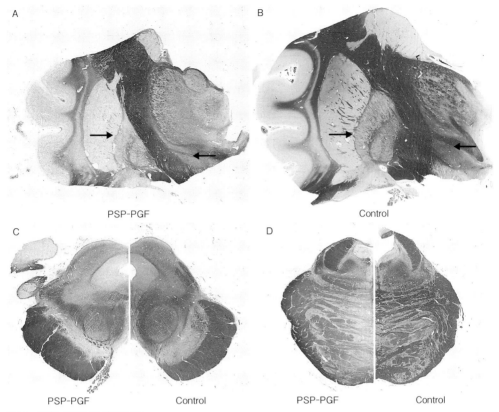

図6　PSP-PGF（口絵参照）
PSP-PGF（A，C左，D左）とコントロール（B，C右，D右）の比較．PSP-PGFでは淡蒼球，視床下核の萎縮（A）を高度に認めるが，中脳や橋被蓋の萎縮はみられず（C，D），上小脳脚も保たれ（D），淡蒼球・視床下核，黒質変性に比較的限局した変性を認める．

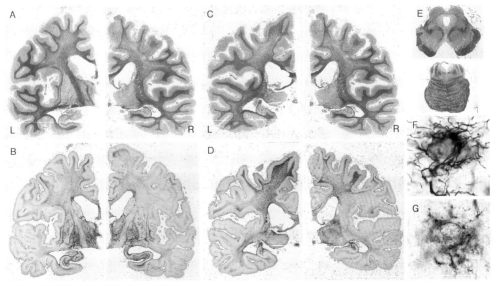

図7　CBSを呈するPSP（口絵参照）
CBSを呈するPSPでは大脳皮質，淡蒼球・視床下核は左右差を伴う変性（A，C：Klüver-Barrera染色，B，D：Holzer染色）を示し，中脳・橋などの脳幹部被蓋（E）の萎縮は軽いが，組織学的には tufted astrocyte（F：Gallyas-Braak染色，G：リン酸化タウ免疫染色）を認める．L；left，R；right．

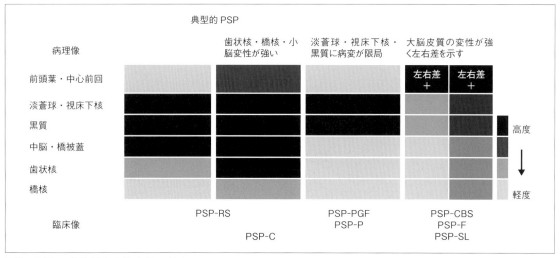

図8 PSPの病変分布と臨床像の対応
PSPの病変分布は臨床像と対応している.
PSP-RS；PSP-Richardson's syndrome, PSP-C；PSP-cerebellar ataxia, PSP-P；PSP-Parkinsonism, PSP-PGF；PSP-progressive gate freezing, PSP-CBS；PSP-corticobasal syndrome, PSP-F；PSP-frontal lobe cognitive or behavioral presentations, PSP-SL；PSP-speech/language disorder.

今後の課題

▶ 病態解明と治療法開発のためには，PSPを疑う症例は，臨床症候，画像所見の，髄液，血清などのバイオマーカーの蓄積，縦断的追跡，最終的に病理診断を確定する努力が不可欠である.

文献

1) Steele JC, Richardson JC, Olszewski J. Progressive supranuclear palsy. A heterogeneous degeneration involving the brain stem, basal ganglia and cerebellum with vertical gaze and pseudobulbar plasy, nuchal dystonia and dementia. Arch Neurol 1964；**10**：333-358.
2) Litvan I, Hauw JJ, Bartko JJ, et al. Validity and reliability of the preliminary NINDS neuropathologic criteria for progressive supranuclear palsy and related disorders. Jf Neuropathol Exp Neurol 1996；**55**：97-105.
3) Hauw JJ, Daniel SE, Dickson D, et al. Preliminary NINDS neuropathologic criteria for Steele-Richardson-Olszewski syndrome (progressive supranuclear palsy). Neurology. 1994；**44**：2015-2019.
4) Komori T, Arai N, Oda M, et al. Astrocytic plaques and tufts of abnormal fibers do not coexist in corticobasal degeneration and progressive supranuclear palsy. Acta Neuropathol 1998；**96**：401-408.
5) Iwasaki Y, Yoshida M, Hattori M, et al. Distribution of tuft-shaped astrocytes in the cerebral cortex in progressive supranuclear palsy. Acta Neuropathol 2004；**108**：399-405.
6) Respondek G, Stamelou M, Kurz C, et al. The phenotypic spectrum of progressive supranuclear palsy：a retrospective multicenter study of 100 definite cases. Mov Disord 2014；**29**(14)：1758-1766.
7) Höglinger GU, Respondek G, Stamelou M, et al. Clinical diagnosis of progressive supranuclear palsy：the Movement Disorder Society criteria. Mov Disord 2017；**32**(6)：853-864.
8) Williams DR, de Silva R, Paviour DC, et al. Characteristics of two distinct clinical phenotypes in pathologically proven progressive supranuclear palsy：Richardson's syndrome and PSP-parkinsonism. Brain 2005；**128**：1247-1258.
9) 本間義章, 高橋 均, 武田茂樹, 他. "L-dopa無効の純粋アキネジア"を呈した進行性核上性麻痺の1剖検例. Brain Nerve 1987；**39**：183-187.
10) Williams DR, Holton JL, Strand K, et al. Pure akinesia with gait freezing：a third clinical phenotype of progressive supranuclear palsy. Mov Disord. 2007；**22**：2235-2241.
11) Ling H, de Silva R, Massey LA, et al. Characteristics of progressive supranuclear palsy presenting with corticobasal syndrome：a cortical variant. Neuro-

pathol Appl Neurobiol 2014；**40**：149-163.

12) Mochizuki A, Ueda Y, Komatsuzaki Y, et al. Progressive supranuclear palsy presenting with primary progressive aphasia ― clinicopathological report of an autopsy case. Acta Neuropathol 2003；**105**：610-614.

13) Kanazawa M, Shimohata T, Toyoshima Y, et al. Cerebellar involvement in progressive supranuclear palsy：a clinicopathological study. Mov Disord 2009；**24**：1312-1318.

14) Iwasaki Y, Mori K, Ito M, et al. An autopsied case of progressive supranuclear palsy presenting with cerebellar ataxia and severe cerebellar involvement. Neuropathology 2013；**33**：561-567.

15) Yoshida M. Astrocytic inclusions in progressive supranuclear palsy and corticobasal degeneration. Neuropathology 2014；**34**, 555-570

II 各 論

2. 進行性核上性麻痺

d. 治 療

林　祐一・下畑享良
岐阜大学大学院医学系研究科脳神経内科学分野

ESSENCE

- ◆進行性核上性麻痺に対する確立した治療法は存在しない．対症療法が中心で有効性に乏しい．
- ◆タウに焦点を当てた病態抑止療法の開発が急務である．
- ◆臨床試験の主要評価項目は，PSP-rating scaleの変化量が最適である．
- ◆本疾患は脱落率が40％程度と高い集団であるため，高い脱落率を見越した試験デザインを検討する必要がある．

はじめに

　進行性核上性麻痺(PSP)の治療法は，対症療法，根治療法ともに確立されていない．本項では，従来から行われている対症療法，およびこれまでの主要な臨床試験とその問題点，現在進行中の主な臨床試験の順に概説する．

従来から行われている対症療法

　運動症状に対して抗パーキンソン病薬が用いられてきた[1]．現在のところL-DOPA/DCI，抗コリン薬，アマンタジンが保険適応を有するものの，有効性は乏しい．L-ドパは，パーキンソン病と鑑別を要するPSP-Pのような病型を中心に，病初期に運動症状の緩和に有効な場合もあるが，長期的な改善効果は期待できない．その他，タンドロスピロン，イミプラン，アミトリプチン，ゾルピデムが運動症状の改善をもたらしたとする報告もある[1]．また，認知機能低下に対して，ドネペジルやリバスチグミンが試みられることがある

が，多数例での有効性は確認されていない[1]．

　リハビリテーションについては，理学療法・作業療法，言語聴覚療法が行われている．本疾患では特に姿勢保持障害，易転倒性が問題となるため，転倒予防を目的としたリハビリテーション，療養環境整備が重要である[1]．

PSPに対する最新の臨床試験情報

　最新の臨床試験の情報にアクセスするには，ClinicalTrials.govデータベース(https://clinicaltrials.gov)が参考になる．本サイトを通じて全米50州および207ヵ国で行われている臨床試験の情報にアクセスすることができる．PSPに関しては，2018年12月17日現在，80の臨床試験が登録されている．内訳は，画像診断やバイオマーカーに関する試験(27試験)，治療(34試験)，リハビリテーション(2試験)，ケア・その他に関する試験(17試験)である．そのうち10試験が現在進行中，26試験が参加者を募集中である．早期診断が難しい疾患であるため，臨床試験と診断精

KEY WORDS 進行性核上性麻痺，臨床試験，病態抑止療法，タウオパチー，臨床試験データベース

度の向上のための試験が並行して行われている．上述の診断に関する試験から有用な結果が見いだされれば，より正確な診断に基づいた早期患者を対象とする臨床試験が可能になると考えられる．

これまでに行われた主な臨床試験

表1にこれまでに行われたランダム化比較試験（RCT）の概要を示す．glycogen synthase kinase（GSK）-3β阻害薬のTrideglusibの効果を確認するための第2相RCTが146例で実施された[2]．主要評価項目は，ベースラインから52週後のPSP-rating scale（PSPRS）変化量であった．偽薬群，実薬群（600 mg，800 mg）の3群で行われたが無効であった．実薬1群あたりの人数は55〜60例で，脱落率は37.0％であった．同じくGSK-3β阻害薬であるDavunetideの効果を確認するための第2/3相RCTが313症例で行われたが無効であった[3]．主要評価項目は，開始52週後のPSPRSおよびSchwab and England Activity of Daily Livingの変化量を採用した．RCT全体の脱落率は48.9％，治療薬群に限定した脱落率は56.1％と偽薬群に比して脱落が多かった．GSK-3β阻害作用を持つバルプロ酸1,500 mgについても，44例を対象に，開始12ヵ月後および24ヵ月後のPSPRSの変化量を主要評価項目として第2相RCTが行われた[4]．12ヵ月まではプラセボ群よりもむしろ増悪し，24ヵ月後では同等の結果となり有効性はみられなかった．その他，コエンザイムQ10（CoQ10）2,400 mgの効果を確認するための第2相RCTが行われた．主要評価項目を12ヵ月後のPSPRSおよびUPDRSの変化量としたが，結果は無効であった[5]．対象患者は62例で，脱落率は41.9％であった．また，MAO-B阻害薬ラサギリン1 mgの効果を確認するための第3相RCTが行われた[6]．結果は無効で，脱落率は40.9％であった[6]．

従来の臨床試験から学ぶべきこと

上述の臨床試験で注目すべき点は，主要評価項目の設定，登録症例数および試験対象患者数（RCT組み入れ患者数），脱落率である．

まず，主要評価項目の設定が重要である．Stamelouら[7]によれば，TrideglusibおよびDavunetideの2試験の結果をもとに後方視的に各評価項目と最適なサンプルサイズを検討したところ，主要評価項目はPSPRSが最適で，プラセボよりも1年で進行が50％程度抑制される薬剤では，1群あたり51名を必要としている．さらに罹病期間5年未満の早期患者に限定した場合，1群あたり39名まで減らすことも計算上可能であった[7]．逆に期待される治療効果が50％未満の薬剤では，さらに症例数を増やす必要がある[7]．5試験の平均脱落率43.8％（260/593人）で補正すると，1群あたり90名前後となる．この結果を踏まえると過去の5試験中1試験（Davunetide）のみが，主要評価項目PSPRSに適した症例数でRCTが行われていたことになる．

次に，登録患者をどの程度リクルートするかが問題となる．表1によると，登録患者から臨床試験に進んだ患者は30〜80％台であった．患者のリクルートには，試験対象患者数の1.2〜3倍程度を見積もる必要がある．

さらに，高い脱落率を下げるための対策を考える必要がある．Davunetideの臨床試験[3]では，22.0％（69/313人）が試験早期に脱落している．さらにCoQ10の臨床試験[5]では，脱落者と非脱落者の3ヵ月後のPSPRSの変化量を比べると，非脱落者のPSPRSが−1.1±7.5に対して，脱落者の△PSPRSは3.1±5.5と有意に高かった（P = 0.0478）．試験早期の急激な進行が脱落率と関係がある．このことから，早期脱落を防止するには，実薬の内服（本試験）開始前に導入期間（run-in period）を設けることを検討したほうがよい．治療継続が困難な患者が本試験に進む前に脱落するので，早期脱落者を削減することができる．脱落者対策をしたうえで，十分な症例数を確保する必要があり，多施設ならびに国際共同試験が必要である．

表1　進行性核上性麻痺の治療に関する主な臨床試験

治療薬の カテゴリー	治療薬	試験デザイン （群数）	有効性	対象患者	主要評価項目	試験期間	登録者数 （A）
GSK-3阻害薬	Tideglusib	第2相RCT （3）	無効	PSP（probable/ possible）	PSPRS	52週	177
GSK-3阻害薬	Davunetide	第2/3相RCT （2）	無効	PSP-RS（proba- ble）	PSPRS, SEADL	52週	360
GSK-3阻害薬	Sodium valpro- rate	第2相RCT （2）	無効	PSP（probable/ possible）	PSPRS	24ヵ月	36
ミトコンドリア 機能改善薬	CoQ10	第2相RCT （2）	無効	PSP（probable）	PSPRS, UPDRS	12ヵ月	200
MAO-B阻害薬	Rasagilin	第3相RCT （2）	無効	PSP（probable）	PSPRS, L-ドパ 追加必要量	12ヵ月	108
5試験総合							881

注：GSK-3：glycogen synthase kinase-3；MAO-B：monoamine Oxidase B；CoQ10：coenzyme Q10；RCT：scale；SEADL：Schwab and England Acitivies of Daily Living；UPRDS：Unified Parkinson's Disease Rating Scale；

表2　現在進行中の抗タウ抗体療法

治療薬名称（製薬会社）	試験デザイン（群数）	対象患者	主要評価項目	試験期間	対象患者数
ABBV-8E12（Abbie）	第2相RCT（3）	PSP（probable/ possible）	PSPRS，副作用	52週	330
BIIB092（Biogen）	第2相RCT（2）	PSP（probable/ possible）	PSPRS，副作用	52週までRCT, 以降208週まで実薬	396

注：RCT：randomized controlled trial；PSP：progressive supranucelar palsy；PSPRS：progressive supranuclear palsy rating scale

現在進行中のタウを標的とする治療法

前述のデータベースによれば，PSPの治療に関する6つの薬剤による9つの臨床試験が実施中ないし参加者を募っている．薬剤は，タウに関連する病態進行抑止薬（ヒト化タウ抗体2剤，微小管安定化薬TPI-287，タウのアセチル化阻害薬salsalate）に加えて，新鮮凍結血漿やリバスチグミンである．

表2は，現在進行中のヒト化抗タウ抗体の第2相試験をまとめたものである．ヒト化抗タウ抗体であるABBV-8E12について，すでに多施設第1相RCTが行われている[8]．30症例を実薬群と偽薬群の2群に分けて，主要評価項目を安全性・忍容性とした．安全性に問題なく，髄液/血漿比は0.2〜0.4％と髄液移行性は低かったものの，投与量と投与間隔に関する情報を得られた．この結果をもとに，現在，330症例を対象とした第2相RCTが行われている．主要評価項目は開始52週後のPSPRSと安全性に設定されている．この試験は，偽薬群，実薬群（2群）の3群で計画されている．

1群あたりの症例数は110例程度で，脱落率を加味しても十分と考えられる．

同じくヒト化抗タウ抗体BIIB092については，第1相試験で重篤な副作用がみられず[9]，多施設第2相試験に進んでいる．396症例を対象にプラセボ，実薬の2群でRCTが組まれている．主要評価項目は開始52週後のPSPRSと安全性である．1群あたりの症例数は198例に設定され，脱落率で補正した必要症例数の2倍程度となっている．

そのほか，ワクチン療法は，主にアルツハイマー病などのタウオパチーで臨床試験が行われている．AAD-vac1についてはアルツハイマー病に対して第2相試験[10]が，ACI-35については，第1相試験が行われている[11]．今後，PSPをはじめとするタウオパチーへも応用が期待されている．現在，これらのタウを標的とする複数の臨床試験が進行しており，試験デザインも従来のものを比較して改良されていることから今後の病態抑止療法の確立が期待される．

RCT組み入れ 患者数（B）	プロトコール 達成患者数（C）	ITT解析 対象者数（D）	組み入れ率 (B/A)（%）	脱落率（試験全体） ((B-C)/B)（%）	脱落率（治療薬 群限定）	ITT解析脱落率 ((B-D)/B)（%）
146	92	139	82.4%	37.0%	38.2%	4.8%
313	160	304	86.9%	48.9%	56.1%	2.9%
28	19	27	77.8%	32.1%	57.1%	4.2%
62	36	61	31.0%	41.9%	37.5%	1.6%
44	26	44	40.7%	40.9%	45.5%	0.0%
593	333	575	67.3%	43.8%	47.6%	3.0%

randamized conrtorlled trial；PSP：progressive supranuclear palsy；PSPRS：progressive supranuclear palsy rating
ITT：intention-to-treat

今後の課題

病態抑止療法の実現のためには，

▶PSPの早期の正確な臨床診断が必要で，PSPと類似の症候を呈するいわゆるPSP mimicsとの鑑別が重要となる．そのためには，PSPおよびPSP mimicsの発症から病理までの全臨床像を追跡し，PSPとの鑑別点を明らかにすることが必要である．

▶治療効果の高い薬剤の選定，脱落防止策，罹病期間5年未満の患者，そして脱落率を見越した十分な症例数を確保した試験デザインが必要である．

▶十分な症例数を確保するには，多施設，国際共同治験が必要で，より強固で国際的なPSPの治療ネットワークの構築が必要である．

文献

1) 進行性核上性麻痺. 診断とケアマニュアル ver.4, 2017. pp 12-30.

2) Tolosa E, Litvan I, Höglinger GU, et al. A phase 2 trial of the GSK-3 inhibitor tideglusib in progressive supranuclear palsy. Mov Disord 2014；**29**：470-478.

3) Boxer AL, Lang AE, Grossman M, et al. Davunetide in patients with progressive supranuclear palsy：a randomized, double-blind, placebo-controlled phase 2/3 trial. Lancet Neurol 2014；**13**：676-685.

4) Leclair-Visonneau L, Rounaud T, Debilly B, et al. Randomized placebo-controlled trial of sodium valproate in progressive supranuclear palsy. Clin Neurol Neurosurg 2016；**146**：35-39.

5) Apetauerova D, Scala SA, Hamill RW, et al. CoQ10 in progressive supranuclear palsy：A randomized, placebo-controlled, double-blind trial. Neurol Neuroimmunol Neuroinflamm 2016；**3**：e266.

6) Nuebling G, Hensler M, Paul S, et al. PROSPERA：a randomized, controlled trial evaluating rasagiline in progressive supranuclear palsy. J Neurol 2016；**263**：1565-1574.

7) Stamelou M, Schöpe J, Wagenpfeil S, et al. Power calculations and placebo effect for future clinical trials in progressive supranuclear palsy. Mov Disord 2016；**31**：742-747.

8) West T, Hu Y, Verghese PB, et al. Preclinical and clinical development of ABBV-8E12, a humanized anti-tau antibody, for treatment of Alzheimer's disease and other tauopathies. J Prev Alzheimers Dis 2017；**4**：236-241.

9) Qureshi IA, Tirucherai G, Ahlijanian MK, et al. A randomized, single ascending dose study of intravenous BIIB092 in healthy participants. Alzheimers Dement (NY) 2018；**4**：746-755.

10) Novak P, Zilka N, Zilkova M, et al. AADvac1, an active immunotherapy for Alzheimer's disease and non Alzheimer tauopathies：an overview of preclinical and clinical development. J Prev Alzheimers Dis 2019；**61**：63-69.

11) Panza F, Solfrizzi V, Seripa D, et al. Tau-based therapeutics for Alzheimer's disease：active and passive immunotherapy. Immunotherapy 2016；**8**：1119-1134.

II 各 論

3. 大脳皮質基底核変性症

a. 臨床像，診断基準，病型，mimics

下畑享良
岐阜大学大学院医学系研究科脳神経内科学分野

ESSENCE

- 大脳皮質基底核変性症 (CBD) は病理診断名，大脳皮質基底核症候群 (CBS) は臨床診断名として使用する.
- CBS以外の臨床病型を含むCBDの臨床診断基準 (Armstrong基準) が作成されたが，感度，特異度は高くないことが判明した.
- 認知症を呈するCBDはアルツハイマー病との鑑別を要するが，容易ではない.
- 病態抑止療法の成功のために，発症早期からの正確な診断を可能とする診断基準の改訂が望まれる.

はじめに

大脳皮質基底核変性症 (CBD) は，大脳皮質と皮質下神経核の神経細胞が脱落し，神経細胞およびグリア細胞に異常リン酸化タウが蓄積する4リピートタウオパチーである．近年，CBDの臨床診断は難しいものになっている．その理由は，原著以来定着した疾患概念[1]に合致しないさまざまな臨床症候を呈しうることが明らかになったためである．混乱を避けるため，CBDという名称は病理診断名として使用し，代わって大脳皮質基底核症候群 (CBS)[2]という名称を臨床診断名として使用するようになった (図1). 難病情報センターの推定 (2018年6月アクセス) ではわが国におけるCBSの受給者数は3,500人 (人口10万人あたり2人)，進行性核上性麻痺は8,100人 (人口10万人あたり5.8人) であることから，両者の有病率の比は1：2.9である.

一方，治療に関しては，タウ蛋白の異常リン酸化をもたらすglycogen synthase kinase 3βなど

のリン酸化酵素を標的とする病態抑止療法が現実のものとなりつつあることから[3~6]，CBDの臨床症候と病型を理解し，生前診断を発症早期から，かつ正確に行うことが求められている．臨床診断基準に関しては，まずCBSに対する診断基準が複数作成され，現在では改訂Cambridge基準[7]が使用されることが多い．さらに2013年，国際コンソーシアムは，病理学的に診断が確定したCBD症例の臨床像を解析し，その結果をもとにCBDの臨床診断基準 (Armstrong基準) を作成した[8]．本稿では原著以降のCBSおよびCBDの臨床診断とmimicsを提示し，今後の課題について共有したい.

CBD原著の臨床症候

1968年，Rebeizらは，進行性の左右非対称な強剛と失行に加え，皮質性感覚障害，alien limb sign，ミオクローヌス，ジストニアを認める3症例を報告した[1]．病理学的には大脳皮質，黒質，

KEY WORDS 大脳皮質基底核症候群，大脳皮質基底核変性症，Armstrong基準，タウオパチー，アルツハイマー病

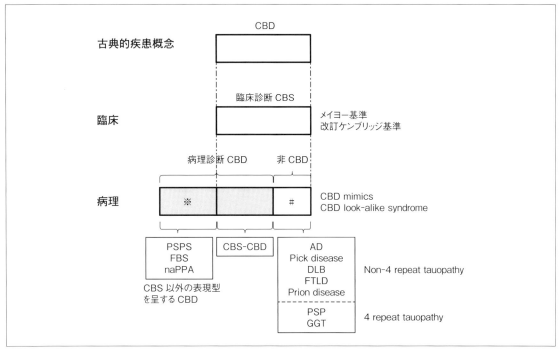

図1 CBS/CBDの疾患概念の変遷
すべてのCBD症例に対して病態抑止療法を行うことを目指す場合，CBS以外の臨床病型を呈するCBD症例（※）を見いだし，かつCBSを呈しながら背景病理がCBDではない症例（♯），すなわちCBD mimicsもしくはCBD look-alike syndromeを正確に除外する必要がある．後者で頻度が高く除外が最も必要なものはADであり，さらに非4リピートタウオパチーと，4リピートタウオパチーが含まれる．
AD：Alzheimer disease, CBD：corticobasal degeneration, CBS：corticobasal syndrome,
DLB：dementia with Lewy bodies, FBS：frontal behavioral-spatial syndrome, FTLD：frontotemporal dementia,
GGT：globular glial tauopathy, naPPA：non-fluent/agrammatic primary progressive aphasia,
PSP：progressive supranuclear palsy, PSPS：PSP syndrome.

小脳歯状核の変性と，胞体が大きく膨らみ，染色性の悪いballooned neuronを認め，corticodentatonigral degeneration with neuronal achromasiaと名付けられた．その後CBDは，(1)左右非対称，(2)大脳皮質徴候，(3)錐体外路徴候を臨床的特徴とし，(1)大脳皮質，線条体，黒質の神経細胞脱落とグリオーシス，(2)大脳皮質におけるballooned neuron，(3)神経細胞，アストロサイト，オリゴデンドログリアにおけるタウの蓄積を病理学的特徴とするという疾患概念が定着した[9]．

CBSの疾患概念の成立

1992年頃からCBDと臨床診断された症例の背景病理が議論されるようになり，1995年以降，CBDと臨床診断された症例の背景病理の多様性に関する報告が相次いだ．1999年，Boeveらは CBDと臨床診断された13例を検討し，背景病理はCBD 7例，アルツハイマー病（AD）2例，PSP 1例，Pick病1例，クロイツフェルトヤコブ病（CJD）1例，非特異的神経変性1例と多様であり，CBDを正しく診断するためには病理診断を要すると報告した[10]．背景病理にかかわらず，CBDに特徴的な臨床像を生じた機序は，病変部位の共通性により説明できると考えた．その後2001年に，Cordatoらが臨床診断名として初めてCBSという名称を使用した[2]．そして2003年，BoeveらがCBSを臨床診断名，CBDを病理診断名として区別して使用することを提唱した[11]．

表1 改訂Cambridge基準

必須項目
1. 徐々に発症し，緩徐進行
2. L-ドパ治療の持続的効果がない

大項目（最初の一つ）および小項目
1. 運動障害 *akinetic rigid syndrome*（無動と強剛の両者を認める） 局所性のあるいは分節性のミオクローヌス 非対称性ジストニア
2. 皮質運動感覚障害 *四肢の失行* alien limb phenomenon 皮質性感覚障害あるいは失算
3. 認知機能障害 *発語および言語障害（失語，構音障害，失書を含む）* 前頭葉性の遂行機能障害（前頭葉徴候，語彙の流暢性低下，そのほかの前頭葉機能テストの異常を含む） 視空間障害

CBSの診断のためには，必須項目すべてに加えて，大項目（最初の一つ；斜体）2つと小項目2つを満たす必要がある．括弧内は著者による補足説明．

CBSの臨床症候と診断基準

代表的なCBSの臨床診断基準として，Toronto基準[12]，Mayo基準[11]，Cambridge基準[13]の3つがある．これらに共通する特徴としては，①CBSを進行性，非対称性で，失行を伴うakinetic rigid syndromeと考えていること，②それぞれの診断項目がどの時期に出現するかについては言及していないこと，③診断項目は専門家の経験に基づくものであることが挙げられる．

一方，相違点としては，認知機能障害に対する重み付けが各基準で異なることが挙げられる．認知機能障害はToronto基準では除外項目として，Mayo基準では診断の補助的項目として，Cambridge基準では運動症状と同等の項目として扱われている．これは，原著や初期の報告では認知機能は進行期まで比較的保たれると記載されていたためと考えられる[1,14]．その後，MathewらはCambridge基準における発語・言語障害を診断の大項目に格上げし，さらにADを示唆するミオクローヌスや視空間認知障害と，CBDを示唆する遂行機能障害と言語流暢性の低下を小項目に加えた改訂版を作成した[15]．現在，CBSの診断基準としては，この改訂Cambridge基準を使用す

ることが望ましい（**表1**）．

CBDの真の臨床像と臨床病型

1. CBDの真の臨床像

2009年10月，運動障害疾患，神経心理学，行動神経学の専門家からなる国際コンソーシアムは，病理学的に診断が確定したCBD症例を用いて，新しいCBDの臨床診断基準の作成に着手し，まずCBDの臨床像を検討した[8]．得られた808論文のうち，少なくとも剖検例を5例含み，かつ臨床情報が入手できた37論文からの103例に，5つのブレインバンク由来の106症例を追加し，合計209例の検討を行った．臨床情報は，運動徴候，大脳皮質徴候，その他の徴候に分け，初診時（平均3.0 ± 1.9年）および全経過における出現率を検討した（**表2**）．この結果，CBDの真の臨床像は，従来，考えられてきたものと大きく異なることが明らかになった．

a. 運動徴候

まず運動徴候に関しては，症状の非対称性は全経過で73%（72/99）と，1/4の症例では認められなかった．高頻度に認められた徴候は，四肢の強剛（85%）と四肢寡動（76%）であったが（**表2A**），姿勢保持障害，転倒，体軸性強剛といった進行性核上性麻痺（PSP）を疑う徴候が，全経過では78%，75%，69%と高頻度に認められた．四肢ジストニアやミオクローヌスは，全経過でも38%，27%と頻度は高くなかった．

b. 大脳皮質徴候

大脳皮質徴候に関しても，四肢失行や皮質性感覚障害，alien limbといったCBSを疑う徴候の頻度は，全経過で57%，27%，30%と高くはなかった（**表2B**）．一方，失語はCBDでしばしば認められる主要徴候と考えられ，全経過では52%に認められた．失語の種類はprimary progressive aphasia，progressive nonfluent aphasia（PNFA）などと記載されていたが，発語失行や構

音障害の記載もあった．また全般性認知機能障害は，全経過では70%に認められた．行動変化は，全経過で55%に認められ，アパシーや性格変化，易怒性，無抑制，性欲亢進が含まれていた．うつ病は51%で認められた．

c．その他の徴候

その他の徴候としては，PSPを疑う徴候である眼球運動異常が60%に認められた（**表2C**）．以上より，CBDの臨床像は従来のCBSの概念とは大きく異なることが明らかになった．

2．CBDの臨床病型

国際コンソーシアムは，CBDとして最終診断が得られた210例，および初期診断が得られた129例の検討を行った．最終診断が得られた210例では，発症年齢は63.7±7.0歳（45〜77.2歳）で，50歳以上が98%を占めた．罹病期間は平均6.6年±2.4年（2.0〜12.5年）であった．上位5つの表現型で87.1%（183/210）を占めていた（**図2A**）．内訳はCBSが最多であるものの37%にすぎず，次いでprogressive supranuclear palsy syndrome（PSPS）が23%，frontotemporal dementia（FTD）が14%，AD-like dementiaが8%，失語が5%であった．残りは上記診断の組み合わせや，パーキンソン病，レヴィ小体病等であった．初期診断に

表2 大脳皮質基底核変性症の臨床徴候と頻度

A．運動徴候

	診断時	全経過
四肢の強剛	(65/114) 57%	(153/180) 85%
四肢寡動	(53/111) 48%	(126/165) 76%
姿勢保持障害	(20/49) 41%	(73/94) 78%
転倒	(27/76) 36%	(83/111) 75%
異常歩行	(30/92) 33%	(102/140) 73%
体幹の強剛	(18/67) 27%	(68/98) 69%
振戦	(17/83) 20%	(50/127) 39%
四肢のジストニア	(18/91) 20%	(47/123) 38%
ミオクローヌス	(14/94) 15%	(34/128) 27%

B．高次機能徴候

	診断時	全経過
全般的認知機能障害	(50/114) 52%	(123/175) 70%
行動変化	(52/113) 46%	(82/150) 55%
四肢の失行	(46/102) 45%	(81/142) 57%
失語	(40/101) 40%	(80/155) 52%
うつ	(21/80) 26%	(42/82) 51%
皮質性感覚障害	(20/81) 25%	(29/107) 27%
alien limb	(20/90) 22%	(24/81) 30%

C．その他の徴候

	診断時	全過程
眼球運動異常	(29/88) 33%	(90/150) 60%
腱反射亢進	(17/57) 30%	(58/116) 50%
発語変化	(18/77) 23%	(59/112) 53%

病理学的に診断を確定した大脳皮質基底核変性症の臨床徴候と頻度を示す．
（文献8）を改変）

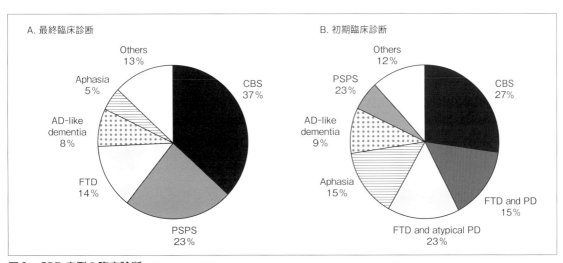

図2 CBD症例の臨床診断
CBS：corticobasal syndrome, PSPS：progressive supranuclear palsy syndrome, FTD：frontotemporal dementia, AD：Alzheimer disease, PD：Parkinson disease.

表3　Armstrong基準

A. 病型分類

症候群	特徴
probable CBS	(a) 四肢の強剛あるいは無動，(b) 四肢ジストニア，(c) 四肢ミオクローヌスのうち2つと，(d) 口舌あるいは四肢失行，(e) 皮質性感覚障害，(f) 他人の手徴候（単なる四肢の浮揚以上のもの）のうち2つが，非対称性にみられる．
possible CBS	(a) 四肢の強剛あるいは無動，(b) 四肢ジストニア，(c) 四肢ミオクローヌスのうち1つと，(d) 口頬あるいは四肢失行，(e) 皮質性感覚障害，(f) 他人の手徴候（単なる四肢の浮揚以上のもの）のうち1つがみられる．対称性にみられてもよい．
前頭葉性行動・空間症候群 (FBS)	(a) 遂行機能障害，(b) 行動ないし性格変化，(c) 視空間障害のうち2つがみられる．
原発性進行性失語の非流暢・失文法異型 (naPPA)	努力性で文法に誤りのある発話に加えて，(a) 単語理解は比較的保たれているが文法や文章の理解に障害がみられる，(b) 探るようで，歪んだ発語（発語失行）のうちの少なくとも1つがみられる．
進行性核上性麻痺症候群 (PSPS)	下記の項目のうち3つがみられる．(a) 体軸性あるいは対称性の四肢強剛か無動，(b) 姿勢の不安定か転倒，(c) 尿失禁，(d) 行動の変化，(e) 核上性垂直方向の注視麻痺か垂直性衝動性眼球運動の速度の減少

B. 診断の確からしさ

	clinical research criteria for probable sporadic CBD	clinical criteria for possible CBD
臨床像	潜行性の発症 緩徐進行	潜行性の発症 緩徐進行
最短罹病期間	1年	1年
発症年齢	50歳以上	最少年齢の制限なし
家族歴 (2人以上)	除外	あってもよい
臨床病型との関連	1) probable CBS 2) FBS＋CBSの特徴（表3A：possible CBSのa-f）の少なくとも1つ以上 3) naPPA＋CBSの特徴（表3A：possible CBSのa-f）の少なくとも1つ以上	1) possible CBS もしくは 2) FBS もしくは 3) naPPA もしくは 4) PSP症候群＋CBSの特徴（表3A possible CBSのb-f）の少なくとも1つ以上
遺伝子変異	除外	あってもよい

C. 除外診断（両者に共通）

1. レヴィ小体病の根拠：古典的な4-Hz のパーキンソン病でみられる安静時振戦，顕著かつ持続的なL-ドパ反応性，あるいは幻覚
2. 多系統萎縮症の根拠：自律神経異常症あるいは顕著な小脳徴候
3. 筋萎縮性側索硬化症の根拠：上位および下位運動ニューロン徴候
4. 語義失語あるいはロゴペニック型原発性進行性失語の根拠
5. 局所症状を示唆する限局性病変
6. グラニュリン遺伝子変異あるいは血漿グラニュリン値低下，TDP43変異，FUS変異
7. アルツハイマー病の根拠（これはアミロイドが共存するCBD症例の約14％を除外する）：髄液Aβ42/tau比低下，アミロイドPET陽性，あるいはアルツハイマー病を示唆する遺伝子変異（例：プレセニリンや，アミロイド先駆蛋白遺伝子）

ついてはさらに多彩な結果であった（**図2B**）．CBDを他の疾患から完全に鑑別できる臨床症候や画像所見の報告はなく，そもそも病理学的にCBDと診断された症例に対する検討自体がほとんどなかった．

CBDの診断基準（Armstrong基準）

　診断基準の作成は表現型が多彩であったことから難しいものとなったが，まずCBDの臨床表現型の病型が作成された[8]．CBS，FTD，aphasia，AD-like dementia，PSPSと5つに分類すること

ができたが，AD-like dementiaは除外した．この理由は，この病型を認めるとADとの鑑別が難しく，疑陽性が増加すると考えたためである．結果として，大脳皮質基底核症候群（CBS），前頭葉性行動・空間症候群frontal behavioral-spatial syndrome（FBS），非流暢／失文法型 原発性進行性失語nonfluent/agrammatic variant of primary progressive aphasia（naPPA），PSPSの4つの病型に分類した（**表3A**）．CBSは診断の確からしさにより，さらにprobableとpossibleに分類した（**表3B**）．またこれら4つの病型は他の背景病理でも認められることから除外診断の項目を設けた（**表3C**）．

その後，clinical research criteria for probable CBD（cr-CBD）とclinical criteria for possible CBD（p-CBD）という2つの診断基準に当てはめることが提唱された．前者は典型的なCBDを，他の背景病理を含まないようにして見いだす診断基準であり，後者は背景病理がタウ病理である症例，すなわちPSPや遺伝性タウオパチーを含めて拾い上げる診断基準である．つまりp-CBDは，タウ病理を標的とするような治療研究のinclusion criteriaとして使用することを念頭に置いたものである．

診断基準の検証

Armstrong基準は，CBS以外の表現型を含むCBDの診断基準を初めて作成した点で，その意義はきわめて大きい．一方，問題点としては，後方視的研究であり，調査項目がしばしば不完全であったこと，施設の違いによるバイアスが否定できないことが挙げられる．さらに感度や特異度，陽性的中率が不明で，特に発症早期における有用性が不明であった．このため，筆者らおよび英国およびオーストラリア共同研究グループが診断基準の検証を行い，Armstrong基準の感度，特異度はいずれも必ずしも高くないことを報告した[16,17]．CBDとADの鑑別が難しいことが一因であった．つまり本診断基準をそのまま使用する場合，臨床試験への貢献については疑問視される結果となった．

認知症を呈するCBDとADの鑑別

最近，CBDとADの認知症を臨床的に鑑別できるかについても報告された．Dayらは初診時に明らかな認知機能障害を呈したCBD 17例とAD 16例を比較し，認知症を主徴とするCBD症例の臨床診断はきわめて難しいことを指摘している．しかし(1)病初期（初診から4年未満）においては，非対称性運動・感覚徴候，病的腱反射亢進，歩行障害，パーキンソニズム・ジストニア，(2)進行期（初診から4年以上）では転倒，尿失禁，外眼筋障害のうち3つ以上認めたときにはCBDに伴う認知機能障害を積極的に疑うべきであると述べている[18]．また1つのみの場合もCBDの可能性を疑って神経心理検査等を追加し，かつ長期的な経過観察を行うことを推奨している．またAD病理の併存がCBD症例の59％（10/17例）に認められることを指摘し，臨床表現型，認知症の進行速度，認知症の期間には影響しなかったものの，ADに対する診断バイオマーカーを用いてもADとCBDの鑑別が困難である可能性を示唆している．これはAD，CBDいずれの臨床試験を行う場合でも非常に大きな問題になる．ADを診断するバイオマーカーだけでなく，CBDを診断するバイオマーカーも必要となる．

診断基準の使用法

以上のように，CBSの診断基準とArmstrong基準が存在するが，後者を使用することが望ましい．後者には，感度，特異度とも高くないという問題はあるものの，CBS以外の病型も含む診断基準はほかになく，診断基準の改訂が行われるまでは使用せざるをえない．一方，CBSの診断基準は，各症例がCBSの範疇に該当するかを判断する場合や，CBSの背景病理を検討するような臨床研究に使用されるものと思われる．しかし，Armstrong基準内のCBSの診断基準でも代用できることから，今後，その使用頻度は低下するものと考えられる．

おわりに

Armstrong基準の使用に関して注意すべきことは，対象となる臨床症候はCBSのみでないこと，すなわち，進行性変性疾患で，臨床的にFTD，失語，PSPSといった臨床症候を呈する症例は，診断基準に当てはまるか検討すべきである．つまり，この診断基準は，一般の神経内科外来のほか，運動障害や認知症の専門外来，精神科で使用されることが予想されるが，それぞれの外来によって対象となる症例が異なるものとなる．つまり一般の神経内科外来や運動障害外来ではCBSやPSPSが，認知症外来では失語症が，精神科外来では精神・行動障害を呈するFTDが主な対象となることが予想される．臨床でPSP，FTD，失行を診た場合，鑑別診断にCBDを挙げることが重要である．

今後の課題

病態抑止療法の実現のためには，

▶ CBSおよびFTD，失語，PSPS を呈する症例に対しては，Armstrong基準を用いて，生前，適切に神経症候を記載すること，ならびに剖検率を高め病理診断を行うこと．後者のためには生前献脳ブレインバンクのような試みが必要である．

▶ 認知症を呈するCBDをADと臨床的に鑑別する診断バイオマーカーを見いだす必要がある．

▶ さらに次の段階として蓄積蛋白となるαシヌクレイン，3リピートタウ，TDP，FUS，prionを検出する体液バイオマーカーの確立と，3リピートと4リピートタウの鑑別が必要となる．

文 献

1) Rebeiz JJ, Kolodny EH, Richardson EP, Jr. Corticodentatonigral degeneration with neuronal achromasia. Arch Neurol 1968；**18**：20-33.

2) Cordato NJ, Halliday GM, McCann H, et al. Corticobasal syndrome with tau pathology. Mov Disord 2001；**16**：656-667.

3) Tolosa E, Litvan I, Hoglinger GU, et al. A phase 2 trial of the GSK-3 inhibitor tideglusib in progressive supranuclear palsy. Mov Disord 2014；**29**：470-478.

4) Hoglinger GU, Huppertz HJ, Wagenpfeil S, et al. Tideglusib reduces progression of brain atrophy in progressive supranuclear palsy in a randomized trial. Mov Disord 2014；**29**：479-487.

5) Boxer AL, Lang AE, Grossman M, et al. Davunetide in patients with progressive supranuclear palsy：a randomised, double-blind, placebo-controlled phase 2/3 trial. Lancet Neurol 2014；**13**：676-685.

6) ClinicalTrials.gov Identifier：NCT00532571.

7) Mathew R, Bak TH, Hodges JR. Diagnostic criteria for corticobasal syndrome：a comparative study. J Neurol Neurosurg Psychiatry 2012；**83**：405-410.

8) Armstrong MJ, Litvan I, Lang AE, et al. Criteria for the diagnosis of corticobasal degeneration. Neurology 2013；**80**：496-503.

9) Dickson DW, Bergeron C, Chin SS, et al. Office of Rare Diseases neuropathologic criteria for corticobasal degeneration. J Neuropathol Exp Neurol 2002；**61**：935-946.

10) Boeve BF, Maraganore DM, Parisi JE, et al. Pathologic heterogeneity in clinically diagnosed corticobasal degeneration. Neurology 1999；**53**：795-800.

11) Boeve BF, Lang AE, Litvan I. Corticobasal degeneration and its relationship to progressive supranuclear palsy and frontotemporal dementia. Ann Neurol 2003；**54 Suppl 5**：S15-19.

12) Lang AE, Riley DE, Bergeron C. Cortico-basal ganglionic degeneration. Neurodegenerative diseases 1994；Philadelphia：WB Saunders：877-894.

13) Shelley BP, Hodges JR, Kipps CM, et al. Is the pathology of corticobasal syndrome predictable in life？Mov Disord 2009；**24**：1593-1599.

14) Rinne JO, Lee MS, Thompson PD, et al. Corticobasal degeneration. A clinical study of 36 cases. Brain 1994；**117**：1183-1196.

15) Mathew R, Bak TH, Hodges JR. Diagnostic criteria for corticobasal syndrome：a comparative study. J Neurol Neurosurg Psychiatry 2012；**83**：405-410.

16) Ouchi H, Toyoshima Y, Tada M, et al. Pathology and sensitivity of current clinical criteria in corticobasal syndrome. Mov Disord 2014；**29**：238-244.

17) Alexander SK, Rittman T, Xuereb JH, et al. Validation of the new consensus criteria for the diagnosis of corticobasal degeneration. J Neurol Neurosurg Psychiatry 2014；**85**：925-929.

18) Day GS, Lim TS, Hassenstab J, et al. Differentiating cognitive impairment due to corticobasal degeneration and Alzheimer disease. Neurology 2017；**88**：1273-1281.

II 各 論

3. 大脳皮質基底核変性症

b. 画像診断・検査所見

徳丸阿耶*・村山繁雄**・櫻井圭太***
*東京都健康長寿医療センター放射線診断科，**同 神経内科，高齢者ブレインバンク，
***帝京大学医学部放射線科学講座

ESSENCE

◆大脳皮質基底核変性症 (CBD) は病理診断名，大脳皮質基底核症候群 (CBS) を臨床診断名として使用する.

◆CBDには多彩な病態がある. 神経画像も，多彩な病態に対応して多様な所見を示す. 本稿で示す画像所見は，CBDの一部を反映しているにすぎず，今後「背景病理に基づく，臨床病型に対応する神経画像所見」を蓄積，解析していく必要がある.

◆上述の目的のために，今後適切な検査プロトコルの提言，撮像法の標準化，品質，精度管理も重要なファクターとして検討が必要となる.

◆解剖学的局在を反映するMRIは，鑑別診断，除外診断を明確にすることも含め，一定の有用性がある.

◆シナプス前機能障害をきたすCBS/CBDでは，ドパミントランスポーターイメージングで基底核集積低下を認めるが，多系統萎縮症，パーキンソン病，レヴィ小体型認知症，進行性核上性麻痺との単独での鑑別は難しい.

◆CBS以外の表現型を呈するCBD，臨床診断CBSで背景病理がAD，進行性核上性麻痺 (PSP) など他疾患であるCBD mimicsが存在する.

◆病因蛋白を可視化する，アミロイドPET，タウPETへの期待について触れる.

はじめに

　大脳皮質基底核変性症 (CBD) は，4リピートタウオパチーに分類される神経変性疾患である. CBDが示す臨床症候のうち，進行性，非対称性でakinetic rigid syndromeを根幹とするCBSはその一部にすぎず，進行性核上性麻痺症候群 (progressive supranuclear palsy syndrome：PSPS)，前頭葉性行動・空間症候群 (frontal behavioral-spatial syndrome：FBS)，原発性進行性失語の非流暢性・失文法異型 (non-fluent/agrammatic variant of primary progressive aphasia：

naPPA)，アルツハイマー病様認知症 (AD like dementia) などの多様多彩な臨床症候についての報告が積み上げられている[4~6]. このように多彩な臨床病態があることから，CBDを正確に臨床診断することはきわめて難しい (図1~5). 神経画像は，臨床診断を支える有用なツールとして期待されながら，現時点で提唱されている臨床診断基準[6,7]に，神経画像所見は採用されていない. 現状の臨床診断基準の感度，特異度はいずれも高くないことが報告され，その現状を打破すべく，病理学的に診断されたCBD症例の，臨床，画像，生化学，病理，遺伝子などの解析および蓄積による

KEY WORDS 大脳皮質基底核変性症 (CBD)，大脳皮質基底核症候群 (CBS)，MRI，脳血流SPECT，PET，片側萎縮

適切な臨床診断基準の策定と検証が、わが国での多施設共同研究として進行している（Japanese longitudinal Biomarker Study in PSP and CBD：JALPAC, Japanese validation study of consensus criteria for the diagnosis of corticobasal degeneration～multicenter study～：J-VAC）[8]。

このように疾患概念が変遷する現状で、感度、特異度の高い新たな臨床診断基準策定は喫緊の課題であり、神経画像には、客観的バイオマーカーとしての役割が期待される。しかし、いかに客観的手法とはいえ、画像所見も多様な病態（＝病変の解剖学的局在や強度を反映する可能性）に対応して、多彩であることは自明であり、「この特異的な所見があればCBDだ」と断定できるような単純な図式を求めることは難しい。本稿では、病理診断CBD、臨床診断CBSについて、現時点で「この所見があればCBDを疑いうる」MRI所見、脳血流SPECT、PET所見についての現況を述べる。そのうえでCBS以外の表現型を呈するCBD、臨床診断CBSで背景病理がAD、PSPなど他疾患であるCBD mimicsについて触れ、今後の糧となるよう記載することを目指す。

本稿で示す画像所見は、CBDの一部を反映しているにすぎず、今後「背景病理に基づく、臨床病型に対応する神経画像所見」を蓄積、解析していく必要がある。

大脳皮質基底核変性症の画像所見

1. MRI

a. 片側優位の大脳萎縮，大脳脚萎縮

CBSの臨床症状と対側に、前頭頭頂葉優位の萎縮（中心溝近傍萎縮はメルクマールとなる）の存在が重視されてきた（図1、2）[9~11]。また、大脳萎縮と同側の大脳脚萎縮も捉えられる（図1、2）[3,12]。病期によるが、脳梁体部の萎縮も捉えられる場合がある（図1）[13]。これらの所見は、ルーチン画像による視覚的評価でも捉えられるが、左右差の軽微な症例などでは判断が困難な場合もあり、そのような場合に脳表画像作成は視覚評価を助ける[11,14]。大脳脚の軽度の左右差等には、voxel-based morphometry（VBM）の評価が有用な場合がある[12]。一方、CBDのなかには、片側優位の臨床症状や形態変化、血流、代謝の左右差を示さない症例群があり、frontotemporal lobar degeneration（FTLD）、PSP、ADなどとの鑑別困難な症例が少なからず存在することを、把握しておくことが必要である（図3）。

統計画像解析を加えることで、より客観的な萎縮評価が可能となる。統計画像解析は、多彩な病態に対応する局在萎縮を、客観性をもってより正確に評価できることから、臨床症候、背景病理と対応を重ね、CBS以外の表現型を呈するCBD、CBD mimicsの画像所見がどのようなものかを検討する際に重要な基礎データになると思われる。上述の目的のために、今後適切な検査プロトコルの提言、撮像法の標準化、品質、精度管理も重要なファクターとして検討が必要となる。

b. 白質の信号変化，容積低下

CBDでは、神経細胞のみならずグリア細胞にもタウ蛋白蓄積が認められ、大脳皮質のみならず皮質下白質にもCBDに特異的な病理学的変化が存在しうる。この病理学的変化を反映して、T2強調画像、FLAIR、プロトン密度強調画像では皮質下白質に高信号強度が捉えられる場合がある（図1）[10~12]。この信号変化は、前頭葉皮質下に限局する淡い高信号から、広範囲に明瞭な高信号を示す症例など、所見は多彩であり、どの程度の割合で、またどのような臨床症候において高率に捉えられるのか、今後の検討が必須であるが、所見が得られた場合には診断契機の補助となる場合がある。白質萎縮も伴いうるが、白質萎縮の視覚的評価は難しく、VBMなどを用いた客観的評価が有用であり、前頭葉皮質下白質や脳梁萎縮が報告されている（図1）[12,15,16]。これらの萎縮部位、信号異常部位は、臨床病型、背景病理の局在によって異なる。また、臨床的にも病理学的にも、CBDとの鑑別が重要なPSPも、多様な臨床病型、背景病理をもつことが明らかとなっており、白質に一義的な病理を示す症例も存在する。臨床に即

3. 大脳皮質基底核変性症／b. 画像診断・検査所見　141

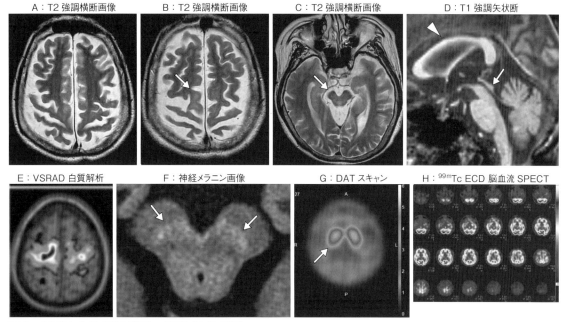

図1　60歳台女性（臨床診断：CBS）（口絵参照）
左手から始まる固縮の進行．A，B：T2強調横断画像では，右優位に中心溝をまたいで前頭頭頂葉萎縮が明瞭である．また，右優位に白質に高信号が捉えられる（⇨）．C：右優位に大脳脚萎縮を認める（⇨）．D：正中矢状断での中脳被蓋面積は90mm^2，軽度萎縮が捉えられ（⇨），脳梁体部にも菲薄化がある（▷）．E：VSRAD白質解析では，右優位に前頭葉白質のZスコア上昇を認め，萎縮を反映している可能性がある．F：神経メラニン画像では，黒質のT1短縮が不明瞭となっている（⇨）．G：ドパミントランスポーターイメージング，DATスキャンでは，SBR 4.15（右：4.02　左：4.28）と明瞭な低値は指摘できなかったが，定性的に右基底核の取り込み低下が示唆される（⇨）．H：^{99m}Tc ECD 脳血流SPECTでは，両側中心溝周囲から前頭葉の集積低下が認められ，側頭葉も右優位に集積低下が疑われる．
VSRAD：Voxel based Specific Regional analysis system for Alzheimer's Disease，DAT：dopamine transporter

しながら，画像，病理，生化学，遺伝子など複合的な評価を積み重ねる必要がある．そのために，まず，病変の局在，程度，信号変化，評価法はどのような撮像法によって行われたかなど，所見を正確に記載することが望まれる．

　MRIの新しいシーケンスの開発によって，視覚的な信号変化や萎縮評価のみにとどまらず，目に見えないミエリンの障害，皮質脊髄路，脳梁などの変化を早期に，ある程度の定量性をもって評価することが可能になっている[17〜19]．このうち皮質脊髄路のトラクトグラフィー解析をしたBoelmansらは，CBSは正常対照に比し，皮質脊髄路の拡散係数apparent diffusion coefficient（ADC）上昇，異方性の強さの指標となるfractional anisotropy（FA）低下を報告している．皮質脊髄路のミエリン障害を反映している可能性がある．一方，この報告では臨床的に錐体路徴候がみられた症例は，ADC，FA異常を認めた症例より少数にとどまっており，病初期，病勢による相違があるのか，早期診断，治療（治験）に寄与できるものであるのか，症例の蓄積と検討が望まれる．

c．中脳被蓋萎縮

　CBDでは，中脳被蓋，上小脳脚萎縮が認められることがあり，PSP[9,10]との鑑別が必要となる（図1，2）．この萎縮も，背景病理，病態を反映するものであり，臨床症候，病型による出現率の検討が進められている．特発性正常圧水頭症（iNPH）でも中脳被蓋が小さく見えることがある．

d．その他の所見

　淡蒼球，視床下角にT1強調画像で対称性の高信号を認めることがある（図2D）[10]．変性を反映するものと思われ，PSPをはじめとする変性疾患，肝性脳症，頸静脈的高栄養などでも類似所見を見ることがあり[10]，淡蒼球，視床下角の信号異

A：T1強調矢状断　　B：T1強調横断　　C：T2強調横断　　D：T1強調冠状断

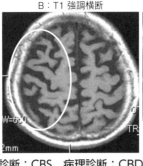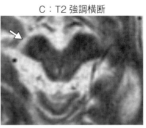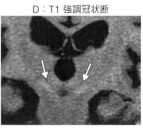

図2　80歳台女性（臨床診断：CBS，病理診断：CBD）
70歳台，すり足歩行，易転倒性が出現し，徐々にパーキンソン症状が悪化した．左に強い寡動，強剛がある．発症から，6年目の頭部MRIと脳血流SPECTを示す．この検索から3年後に，逝去され，病理検索が施行され，CBDと診断された．A：T1強調矢状断では，中脳被蓋は軽度萎縮を示す（⇨）．B：T1強調横断画像では，右優位に中心溝を挟んで前頭頭頂葉萎縮が捉えられる（○）．C：T2強調横断画像では，右大脳脚萎縮が捉えられる（⇨）．D：T1強調冠状断では視床下核に高信号を認める（⇨）．変性所見に対応していたが，PSPなど，他の変性疾患でも捉えられる所見である．

常単独での診断示唆には至らない．

　3 tesla（3T）MRIを用いたfast spin echo（FSE）T1強調画像を用いたneuromelanin imagingでは，黒質緻密部，青斑核の神経メラニンを可視化することができる．パーキンソン病やうつ病におけるT1短縮領域の減少，治療効果による変化などの報告がある．CBDでも黒質変性を反映して，神経メラニン画像での黒質緻密部のT1短縮の減少，同部の容積低下が報告されている（図1）[20,21]．この所見も，パーキンソン病，PSP，多系統萎縮症でも同様の変化が報告され[22]，単独での診断を示唆するものではない．

2．脳血流，糖代謝

　脳血流SPECT，［^{18}F］fluorodeoxyglucose（FDG）-PETでは，CBSの臨床症状と対側，前頭頭頂葉優位に，脳血流，糖代謝低下が認められる．局在萎縮をMRIで視診上捉えるのが難しいような場合にも，明瞭に脳血流，糖代謝低下を片側優位に示し，視診上の萎縮部位より広範囲に異常が捉えられることが知られている（図1）．また，大脳皮質のみならず，大脳基底核，視床にも左右差があることが報告されている[23〜27]．

3．ドパミントランスポーターイメージング（DAT）

　ドパミントランスポーターイメージングは，^{123}I-ioflupane（^{123}I-FT-CIT）SPECTが保険収載され活用が広がっている．^{123}I-ioflupaneは黒質線条体に発現するドパミントランスポーターに親和性を示す．このため黒質線条体変性を示すレヴィ小体型認知症（DLB）では集積低下が認められ，その感度は高い[28]．一方，ドパミントランスポーターイメージングは，シナプス前機能障害をきたすパーキンソン病（PD），多系統萎縮症，PSP，CBSでも集積低下が認められ（図1），ドパミントランスポーターイメージング単独でのCBSの診断は，容易ではない．MRIなど他のモダリティと併せ，病態を俯瞰しながら，活用することが重要である．CBSとPD，正常対照の比較検討では，CBSではPDに比し基底核集積低下の左右差が大きく，臨床症状の対側で，より明瞭に低下が捉えられ，尾状核と被殻がともに低下していることが特徴として挙げられている[29]．DAT検査においては，ドパミントランスポーターやセロトニントランスポーターに作用機序を有する抗うつ薬，コカイン，アンフェタミンなどの薬剤は，検査結果に影響を与えるため，休薬（必要に応じ代替薬選択）が必要となる[30]．

4．タウイメージング，アミロイドイメージング

　CBDは神経細胞，グリア細胞にタウ蛋白が蓄積する4リピートタウオパチーである．重要な病因であるタウ蛋白蓄積をイメージとして可視化するタウイメージングの開発が進んでおり，アミロ

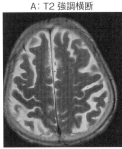
A：T2強調横断

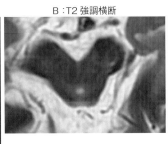
B：T2強調横断

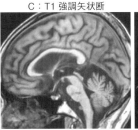
C：T1強調矢状断

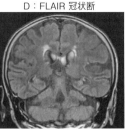
D：FLAIR冠状断

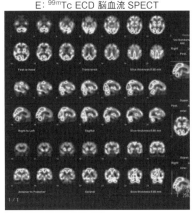
E：99mTc ECD 脳血流 SPECT

図3　70歳台女性（臨床診断：AD疑い，病理診断：CBD）（口絵参照）

内服管理ができない，日付がわからない，料理の手順がわからなくなり，当科受診．受診時MMSE 11/30．次第に易転倒性などが明らかとなる．
A，B：T2強調横断画像で，中心溝の見える断面で萎縮の左右差を指摘するのは難しく，大脳脚にも萎縮の左右差は指摘できない．C：T1強調矢状断（正中）で中脳被蓋面積は123mm²，明瞭な萎縮の指摘は難しい（⇨）．橋底部には，小梗塞の合併が認められる．D：FLAIR冠状断，上小脳脚の高度萎縮は捉えられない（⇨）．海馬近傍の萎縮は視診上軽度指摘できる．E：99mTc ECD 脳血流SPECTでは，両側前頭葉から頭頂葉の集積低下が認められる．わずかに左優位かもしれないが，ADを否定するのはこの段階では難しい．剖検は，この検査から4年後であるが，黒質，脳幹被蓋，扁桃核，海馬，前頭葉に変性，タウ病理を強く認めた．経時的変化で，形態的に所見が明瞭となっていたのかどうかの確認はできないが，多様な臨床病型を示す症例での，神経画像診断の困難を示している．

イドイメージングとともに，ADの発症過程，病態解明はもとより，CBD，PSP，嗜銀顆粒性認知症，老年期神経原性変化型認知症，globular glial tauopathyなどのタウオパチーについても，病因に直結する診断技術開発，病態解明への期待は大きくなっている．タウPETに用いられるプローブの開発が複数進んでいるが，それぞれに特徴がある．Kikuchiらは最新のタウプローブである18F-THK5351を用い，正常対照，AD症例に比し，CBS症例では中心前回，中心後回，淡蒼球に沈着することを示し，さらに皮質症状やパーキンソニズムがより強く観察された側とは，反対側優位に沈着することを示した[31]．アミロイドイメージングも同時に検索され，CBS 5例の検討のうち4例はアミロイドイメージング陰性であり，Aβ沈着陰性，AD病理合併がないことを示している．一例はアミロイドイメージング陽性，タウイメージング陽性であったが，CBDの背景病理にAD合併等複合病理が存在することは知られており[32,33]，臨床-画像-背景病理の連関を積み重ね，病態を確認していくことが重要と思われる．CBD以外のタウオパチーとの，タウイメージングの異同はどのようなものか，3リピートタウと4リピートタウを分別するPETプローブ開発の可能性，αシヌクレイン，TDP，FUSのバイオマーカーとなるPET用製剤の開発の可能性はあるのか，病期や病態によるMRI所見との合致，相違はいずこにあるかなど，ていねいに一例一例に沿った検討の積み重ねが望まれる．

5. CBD mimics

病理診断CBDには，多彩な臨床病型があり，AD，PSP，FTLD（frontotemporal lobar degeneration）などとの鑑別が問題になること，臨床診断，神経画像の診断の困難を記載してきた．では，CBSの背景病理はどのようなものがあるのか（**図4，5**）[34]．これまでの報告では，CBDは半数未満にとどまり，PSP，ADそれぞれ20％程度とされる．このほかに，FTLD（TDP43 proteinopathy，FTLD-fused in sarcoma；FUS），PD，クロイツフェルト・ヤコブ病などの報告がある．

ADとの鑑別には，アミロイドイメージング，脳脊髄液でのAβの低値など，複数の客観的バイオマーカーを用いての診断が助けとなると思われるが，いずれも保健診療範囲を超える．現状の日常臨床現場では，左右差のあるADが存在するこ

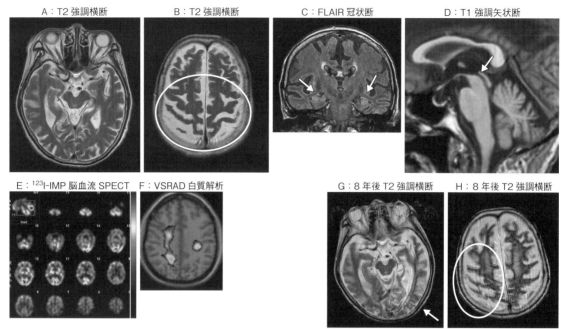

図4　80歳台女性　CBD mimics 症例（臨床診断：CBS，病理診断：AD，左PCA領域梗塞）（口絵参照）
服の着方がわからないという症状から始まり，左手が思うように動かせない状況が出現．企図振戦，少歩，易転倒性の増悪があり，CBSが疑われた．A, B：発症時MRI T2強調画像では，中心溝をまたいでの前頭頭頂葉萎縮は指摘できるが（○），左右差の特定は視診のみでは難しい．C：FLAIR冠状断では，高度の海馬近傍萎縮は捉えられない（⇨）．D：T1強調矢状断では，中脳被蓋萎縮は捉えられない（⇨）．E：123I-IMP脳血流SPECTでは，中心溝を挟んで両側頭頂葉の集積低下を認める．F：VSRAD白質解析では，右優位に前頭頭頂葉Zスコア上昇が捉えられた．G, H：発症から8年目のMRI T2強調画像を示す．経過中に左後大脳動脈領域の梗塞が加わっている（⇨）．前脳萎縮の進行が明瞭である．梗塞は左後大脳動脈領域であるが，中心溝をまたぐ前頭頭頂葉の萎縮は右優位に捉えられる（○）が，病理学的には神経原線維変化，老人斑の局在に，明らかな左右差は捉えられなかった．

とを知り，臨床症候，経過，ADでは通常認められない中脳被蓋の萎縮，高度の白質変性所見が加わってこないかなどの画像所見の積み重ねが重要と思われる．神経画像の観点から，最も鑑別に困難するのはPSPである．中脳被蓋，上小脳脚萎縮は両者に認められる．またPSPでも片側優位の大脳皮質，白質の萎縮を呈する症例があり，一筋縄ではいかない．筆者らは，白質のT2強調画像やFLAIRでの信号変化，萎縮はCBDとPSPの鑑別に役立つ可能性があることを示してきたが，病期や病態によってPSPにも白質変化が捉えられる場合もあり，CBDでも白質病変が捉えられない症例も少なくない．背景病理をはじめ各個症例の客観的バイオマーカーに基づく知見の積み重ねが求められる．

おわりに

CBDの臨床病態は多様であり，必然的に神経画像所見も多様な所見を示す．適切な神経症候記載の重要性は言を俟たないが，同時に臨床に沿い，かつ「客観的バイオマーカー」としての自立した視点をもって，正確に画像所見を記載し続けることが重要である．そのうえで，背景病理と画像所見との対応を蓄積し，CBDとして診断できる根拠，ADやPSP，PD，FTLDなど他疾患との鑑別が困難な場合の画像的根拠を示していく必要がある．タウ，アミロイドPETなど蓄積蛋白を可視化するイメージング技術は，病因に肉薄し病態をさらに詳細に明らかにする可能性がある．

精確な診断が，病初期，あるいは病前に得られれば，検討がはじまっている病態抑止療法に直結する．ていねいな一例一例への対峙を自他に期待したい．

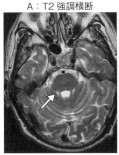
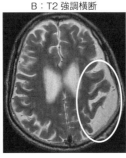
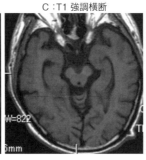
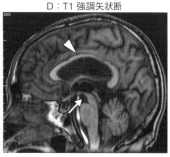
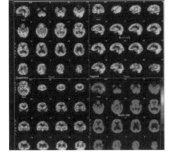

図5　80歳台男性　CBD mimics症例（臨床診断：CBS, 病理診断：PSP）（口絵参照）

右手が使いにくいという初発症状に続き，右優位のパーキンソン症状の増悪を認める．A, B：発症7年目のMRI T2強調画像．上小脳脚は軽度萎縮が指摘できるかもしれないが，断定は難しい（⇒）．左側ではクモ膜下腔の拡大，一部に硬膜下水腫様所見が加わり萎縮評価は難しい．しかし，脳溝拡大は，視診上，臨床症状が強い側の対側，左側に目立つ（◯）．C：T1強調横断像では，中脳周囲の脳脊髄液腔の拡大があり，中脳被蓋萎縮は示唆される．大脳脚の明らかな左右差を特定できない．D：T1強調矢状断像で，中脳被蓋面積は90 mm²と軽度萎縮を示す（⇒）．脳梁は菲薄化が疑われる（▷）．E：¹²³I-IMP脳血流SPECTでは，上述の脳実質外，脳脊髄液腔拡大の影響を勘案する必要があるが，左大脳に優位の集積低下が認められる．

今後の課題

▶ 現行の臨床診断基準は，特異度，感度ともに低いことがわかっており，改訂の動きが活発化している．まずは，Armstrong基準にのっとった臨床症候記載の臨床医に望みつつ，画像診断医は臨床に沿い，かつ自立した画像所見を精確に記載することが必要である．

▶ 剖検率が低く推移するなか，背景病理を伴った画像を蓄積することは容易なことではないが，背景病理CBDが示す臨床病型CBS, PSPS, FBS, naPPA, AD様認知症が，MRI，脳血流SPECT，ドパミントランスポーターイメージング，脳血流SPECT，FDG-PET，アミロイドPET，タウPETなどで，どのような所見を示すか，一症例ずつ積み上げることが必要である．

▶ 上述の積み重ねによって，新たな，より精密な臨床診断基準策定に寄与すると思われる．

▶ 神経変性疾患の病態理解には，Aβの描出にとどまらず，蓄積蛋白αシヌクレイン，3リピート，4リピートタウ，TDP，FUS検出への道が開かれるだろう．その際にも，日常臨床でのMRI（あるいはCTでも），脳血流SPECTなど保険診療範囲で，病態に対応する所見，新たな知見に対応する所見，背景病理に対応する所見は何かを問い続けることが望まれる．

文献

1) Rebeiz JJ, Kolodny EH, Richardson Ep Jr. Corticodentatonigral degeneration with neuronal achromasia. Arch Neurol 1968；18：20-33.
2) Cordato NJ, Halliday GM, McCann H, et al. Corticobasal syndrome with tau pathology. Mov Disord 2001；16：656-667.
3) Boeve BF, Lang AE, Litvan I. Corticobasal degeneration and relationship to progressive supranuclear palsy and frontotemporal dementia. Ann Neurol 2003；54 (suup 5)：S15-19.
4) Ling H, O'Sullivan SS, Holton JL, et al. Does corticobasal degeneration exist? A clinicopathological reevaluation. Brain 2010；133：2045-2057.
5) Lee SE, Rabinovici GD, Mayo MC, et al. Seeley WW, et al. Clinicopathological correlations in corticobasal degeneration. Ann Neurol 2011；70：327-340.
6) Armstrong MJ, Litvan I, Lang AT, et al. Criteria for the diagnosis of corticobasal degeneration. Neurology

2013；**80**：496-503.

7）Mathew R, Bak TH, Hodges JR. Diagnostic criteria for corticobasal syndrome：a comparative study. J Neurol Neurosurg Psychiatry 2012；**83**：405-410.

8）瀧川洋史．JALPAC（Japanese Longitudinal Biomarker Study in PSP and CBD）．神経治療2017；**34**：278-282.

9）Koyama M, Yagishita A, Nakata Y, et al. Imaging of corticobasal degeneration syndrome. Neuroradiology 2007；**49**：905-912.

10）Tokumaru AM, Saito Y, Murayama S, et al. Imaging-pathologic correlation in corticobasal degeneration. AJNR 2009；**30**：1884-1892.

11）Tokumaru AM, O'uchi T, Kuru Y, et al. Coricobasal degeneration：MR with histopathologic comparison. AJNR 1996；**17**：1849-1852.

12）Sakurai K, Imabayashi E, Tokumaru AM, et al. The feasibility of white matter volume reduction analysis using plus DARTEL for the diagnosis of patients with clinically diagnosed corticobasal syndrome and Richardson's syndrome. Neuroimage Clin 2015；**17**：605-610.

13）Yamauchi H, Fukuyama H, Nagahama Y, et al. Atrophy of the corpus callosum, cortical hypometabolism, and cognitive impairment in corticobasal degeneration. Arch Neurol 1998；**55**：609-614.

14）Kitagaki H, Hirono N, Ishii K, et al. Corticobasal degeneration：evaluation of cortical atrophy by means of hemispheric surface display generated with MR images. Radiology 2000；**216**：31-38.

15）Boxer Al, et al. Patterns of brain atrophy that differentiate corticobasal degeneration syndrome from progressive supranuclear palsy. Arch Neurol 2006；**63**：81-86.

16）Josephs KA, et al. Voxel-based morphometry in autopsy proven PSP and CBD. Neurobiol Aging 2008；**29**：280-289.

17）Erbeta A, et al. Diffusion tensor imaging shows different topographic involovement of the thalamus in progressive supranuclear palsy and corticobasal degeneration. AJNR 2009；**30**：1482-1487.

18）Borroni B, Garibotto V, Agosti C, et al. White matter changes in corticobasal degeneration syndrome and correlation with limb apraxia. Arch Neurol 2008；**65**：796-801.

19）Boelmans K, Kaufmann J, Bodammer N, et al. Involvement of motor pathway in corticobasal syndrome detected by diffusion tensor tractography. Mov Disord 2009；**24**：168-175.

20）Sasaki M, Shibata E, Tohyama K, et al. Neuromelanin magnetic resonance imaging of the locus ceruleus and substantia nigra in Parkinson's disease. Neuroreport 2006；**17**：1215-1218.

21）Sasaki M, Shibata E, Higaki F. Monoamine neurons in the human brain stem；anatomy, magnetic resonance imaging findings, and clinical implications. Neuroreport 2008；**19**：1649-1654.

22）Kashihara K, Shinya T, Higaki F. Reduction of neuromelanin-positive nigral volume in patients with MSA, PSP and CBD. Internal Medicine 2011；**50**：1683-1687.

23）Eidelberg D, Dhawan V, Moeller JR, et al. The metabolic landscape of cortico-basal ganglionic degeneration：regional asymmetries studied with positron emission tomography. J Neurol Neurosurg Psychiat 1991；**54**：856-862.

24）Blin J, Vidailhet MJ, Pillon B, et al. Corticobasal degeneration：decreased and asymmetrical glucose consumption as studied with PET. Mov Diord 1992：**7**：348-354.

25）Hosaka K, Ishii K, Sakamoto S, et al. Voxel-based comparison of regional cerebral glucose metabolism between PSP and corticobasal degeneration. J Neurol Sci 2002；**199**：67-71.

26）Walker Z, Gandolfo F, Orini S, et al. Clinical utility of FDG-PET in Parkinson's disease and atypical parkinsonism associated with dementia. Eur J Nuc Med Mol Imaging 2018；**45**：1534-1545.

27）Hossain AKMM, Murata Y, Zhang L, et al. Brain perfusion SPECT in patients with corticobasal degeneration：analysis using statistical parametric mapping. Mov Diord 2003；**18**：697-703.

28）Mckeith I, O'Braien J, Walker Z, et al. DLB Study Group. Sensitibity and specificity of dopamine transporter imaging with ^{123}I-FP-CIT SPECT in dementia with Lewy bodies：a phase III, multicenter study. Lancet Neurol 2007；**6**：305-313.

29）Cilia R, Rossi C, Frosini D, et al. Dopamine transporter SPECT imaging in corticobasal syndrome. Plos One 2011；**6**：1-10.

30）日本核医学会・日本脳神経核医学研究会（編）；イオフルパン診療ガイドライン第2版．（http://jsnm. sakura.ne.jp/wp_jsnm/wp-content/themes/theme_jsnm/doc/iofurupan_gl_v2.pdf）

31）Kikuchi A, Okamura N, Hasegawa T, et al. In vivo visualization of tau deposition in corticobasal syndrome by ^{18}F-THK5351 PET. Neurology 2016；**87**：2309-2316.

32）Day GS, Lim TS, Hassenstab J, et al. Differentiating cognitive impairment due to corticobasal degeneration and Alzheimer disease. Neurology 2017；**88**：1273-1281.

33）Saito Y, Murayama S. Neuropathology of mild cognitive impairment. Neuropathology 2007；**27**：578-584.

34）Boeve BF, Maraganore DM, Parisi JE, et al. Pathologic heterogeneity in clinically diagnosed corticobasal degeneratoin. Neurology 1999；**53**：795-800.

II 各 論

3. 大脳皮質基底核変性症

c. 病 理

古賀俊輔
メイヨークリニック神経病理学

ESSENCE

◆ 大脳皮質基底核変性症 (CBD) の診断は病理組織学的所見が必須であり，タウ免疫染色がゴールドスタンダードである．
◆ 大脳皮質と皮質下核に観察されるastrocytic plaqueと無数のスレッドがCBDの診断の指標となる．
◆ 大脳皮質の局所的な萎縮を特徴とするが，その程度と部位はさまざまであり多彩な臨床型を反映している．

はじめに

大脳皮質基底核変性症 (CBD) は大脳皮質と皮質下核の神経細胞とグリア細胞にリン酸化タウ蛋白の蓄積を認める孤発性神経変性疾患である[1]．**図1**に示すようにCBDは多彩な臨床病型を呈し，その各病型はCBD以外の病理によっても生じるため，臨床像からCBDを診断するのは困難であり，確定診断には剖検脳を用いた病理診断を要する[2~5]．本稿ではCBDの病理診断基準をもとに肉眼所見と病理組織学的所見を解説する．

CBDの病理像

1. 診断基準

北米・欧州・日本の神経病理医からなる国際共同グループにより2002年にCBDの病理診断基準が作成された[1]．肉眼所見は大脳皮質の局所的な萎縮を特徴とするが，その部位と程度は臨床病型により大きく異なるため，病理組織学的所見が診断に必須となる．抗リン酸化タウ抗体を用いた免疫染色が感度・特異度とも高くゴールドスタンダードだが，Gallyas-Braak染色でも診断は可能である．大脳皮質と皮質下核の神経細胞とグリア細胞に特徴的なタウ病変を認め，なかでもastrocytic plaqueが疾患特異的な病変である．また，大脳皮質と白質，および皮質下核に出現する多量のスレッドも診断上重要な所見であることが強調されている．タウ病変に加えて，大脳皮質のballooned neuronも診断上の手掛かりとなる．

2. 肉眼所見

CBDの肉眼所見はさまざまであり多彩な臨床型を反映していると考えられる．定型的な症例では前頭葉と頭頂葉，特に中心溝近傍に強い萎縮がみられ，中前頭回・下前頭回に比し上前頭回の萎縮が目立つ (**図2A**)．しばしば左右差を認め，臨床症状の優位側とは対側に強い萎縮を認める．前頭側頭型認知症や失語を呈する症例では脳萎縮が広範にわたり，下前頭回や側頭葉に及ぶこともある (**図2B**)．萎縮部位では白質の変性もみられ，

KEY WORDS 大脳皮質基底核変性症，進行性核上性麻痺，タウオパチー，病理診断基準

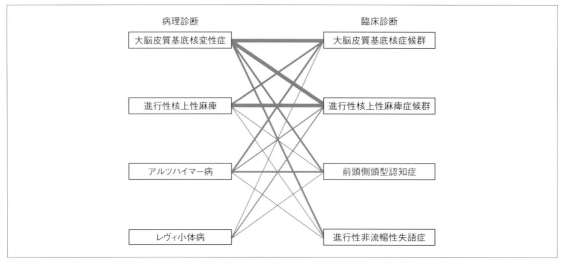

図1 大脳皮質基底核変性症（CBD）の臨床診断と大脳皮質基底核症候群（CBS）の病理診断
CBDはCBSをはじめとして，進行性核上性麻痺症候群，前頭側頭型認知症，進行性非流暢性失語症などさまざまな臨床症候群を呈する．一方，CBDのプロトタイプであるCBSは，CBDのみならず進行性核上性麻痺やアルツハイマー病，レヴィ小体病などによっても生じる．病理診断と臨床診断を結ぶ線の太さは，メイヨークリニックのブレインバンクデータベースに基づいたそれぞれの頻度を反映している．

脳梁はしばしば菲薄化する．視床下核の萎縮を認めない点は進行性核上性麻痺（PSP）との鑑別に有用であるが，PSP症候群を呈する症例では軽度萎縮を認めることがある．中脳黒質の色素脱落は症例によりさまざまであり，PSP症候群を呈する症例では高度の色素脱落を認めることが多い．一方，青斑核の色素はアルツハイマー病（AD）を合併しない限り原則として保たれている．上小脳脚および小脳歯状核の萎縮を認めない点はPSPとの鑑別に有用である．ただし，まれではあるが橋・延髄・小脳白質の萎縮が顕著であり，肉眼所見が多系統萎縮症に類似する症例も存在する[6]．

3．病理組織学的所見

大脳皮質と中脳黒質，淡蒼球に神経細胞脱落とグリオーシスを認める．大脳皮質表層には海綿状変化が観察され，大脳皮質深層にはニッスル小体が消失し細胞体が腫大した神経細胞（ballooned neuron）がみられる（**図3A，B**）．ballooned neuronは嗜銀顆粒病の内側側頭葉や帯状回にも観察されるため疾患特異的な所見ではないが，大脳皮質にみられる場合はCBDの診断の一助となる．

CBDはPSPや嗜銀顆粒病とともに4リピートタウオパチーに分類され，神経細胞とグリア細胞の両者に4リピートタウ陽性の封入体を認める．なかでも大脳皮質および白質を埋め尽くすように観察される無数のスレッドはCBDに特徴的な所見であり，大脳皮質，特に上前頭回と尾状核にて顕著である（**図3C，D**）．ADの大脳皮質でも無数のニューロピル・スレッドが観察されるが，ADのニューロピル・スレッドが神経細胞由来であるのに対し，CBDのスレッドの大半はグリア細胞に由来する．

PSPではtufted astrocyteが疾患特異的な病変であるのに対し，CBDのアストロサイトには太く短い突起状の嗜銀性構造物が輪状に集簇するastrocytic plaqueが観察される（**図3E～G**）．tufted astrocyteとastrocytic plaqueが共存する症例も報告されているがきわめてまれであり[7]，astrocytic plaqueがCBDに最も特異的な病変である．

白質ではオリゴデンドロサイトにcoiled bodyと呼ばれるタウ陽性嗜銀性封入体を認めるが，これはPSPや嗜銀顆粒病でもみられるため疾患特異性はない（**図3H，I**）．前述のように白質にも多量のスレッドが観察される点がCBDに特徴的である．以上のグリア細胞のタウ病変は嗜銀性であ

3. 大脳皮質基底核変性症／c. 病理　149

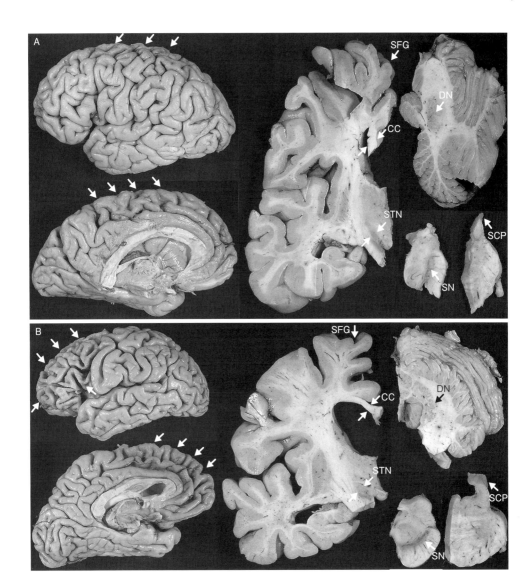

図2　CBD患者の剖検脳肉眼所見（口絵参照）
A. 症例1．右上肢の肢節運動失行が初発症状で，臨床診断は大脳皮質基底核症候群．
B. 症例2．行動異常と認知症が主症状で，臨床診断は前頭側頭型認知症．
症例1は大脳皮質の萎縮が上前頭回と中心傍回に限局しているのに対し，症例2は萎縮が弁蓋部を含む下前頭回に及んでおり両者の臨床型の違いを反映している．症例2は脳梁の菲薄化および側脳室の拡大も認める．両症例とも視床下核，小脳歯状核，上小脳脚は保たれており，中脳黒質は軽度の色素脱落を認める．
CC；脳梁，DN；歯状核，SCP；上小脳脚，SFG；上前頭回，SN；黒質，STN；視床下核．

るが，Bodian染色やBielschowsky染色では染色性に乏しくGallyas-Braak染色で明瞭に観察される．

　神経細胞には線維形成の乏しいプレタングルを形成し，主に大脳皮質のほか，青斑核や中脳黒質，皮質下核に出現する（**図3J**）．ADにみられる神経原線維変化とは異なり嗜銀性に乏しく，抗リン酸化タウ抗体を用いた免疫染色にて明瞭に観察される．

　嗜銀顆粒病は主に扁桃体と海馬に観察される嗜銀性顆粒状構造物（嗜銀顆粒）を特徴とする4リピートタウオパチーである．しばしば他の疾患に合併し，特に4リピートタウオパチーに合併しやすいことが知られている．メイヨークリニックのブレインバンクの症例ではPSPの約27％，CBDの約47％に嗜銀顆粒病の合併がみられるが[8,9]，

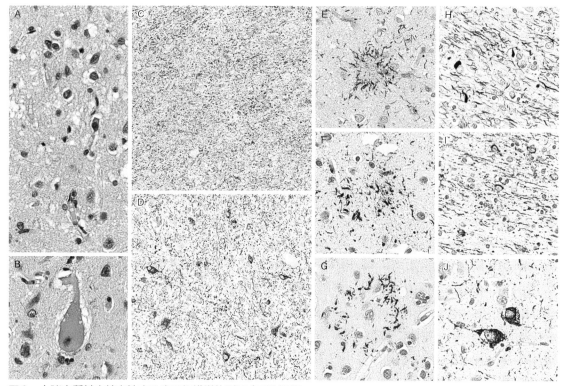

図3 大脳皮質基底核変性症の病理組織学的所見（口絵参照）
A．大脳皮質表層の海綿状変化．B．細胞質の膨化したballooned neuronを大脳皮質深層に認める．C．運動皮質の弱拡大像．無数のスレッドを認める．D．尾状核の弱拡大像．プレタングル，astrocytic plaque，そして無数のスレッドを認める．E〜G．上前頭回皮質のastrocytic plaque．突起遠位部に嗜銀性構造物の蓄積を認める．抗リン酸化タウ抗体（CP13），および抗4リピートタウ抗体（RD4）陽性．H，I：上前頭回白質にはcoiled bodyのほか無数のスレッドを認める．J：上前頭回皮質のプレタングル．
A，B：ヘマトキシリン・エオジン染色．C，D，F，I，J：CP13免疫染色．E，H：Gallyas-Braak染色．G：RD4免疫染色．

Tatsumiらは35症例のCBDすべてに嗜銀顆粒を認めると報告しており、嗜銀顆粒はCBDを特徴づけるタウ病変であることが示唆されている[10]．

TDP-43はその異常蓄積が筋萎縮性側索硬化症や前頭側頭型認知症の病理指標となる蛋白であるが、PSPやCBDでもその一部にTDP-43病理を合併することが報告されている．メイヨークリニックのブレインバンクの症例では、PSPの約6〜17%にTDP-43病理が合併するのに対し、CBDでは約45%にTDP-43病理を認めた[8,9]．広範なTDP-43病理を合併するCBDでは大多数がPSP症候群の臨床型を呈しており、TDP-43病理がCBDの臨床症状を修飾しうることが示唆される．

おわりに

CBDは多彩な臨床型と肉眼所見を呈することから、臨床像や画像診断からCBDという病理診断を確定することは不可能である．タウPETや脳脊髄液を用いたreal-time quaking-induced conversion（RT-QUIC）法など、CBDとPSPという2つの4リピートタウオパチーのタウ病変を正確に鑑別できる手法の確立が不可欠である[11〜13]．このような研究を進めるうえで剖検脳検体が果たす役割は大きく、献脳ブレインバンクネットワークの整備をはじめ病理学研究と臨床研究、基礎研究の積極的なコラボレーションが望まれる．

今後の課題

ブレインバンクを充実させて剖検率を高めることで以下のことが期待される.

▶ 剖検脳自体が重要な生化学実験等の研究試料となるため，病態機序解明に寄与する.

▶ 確定診断症例の検体を用いることで，より精度の高い遺伝学的研究が可能となる.

▶ 病理診断を臨床医へフィードバックすることで，臨床診断率の向上につながる.

文献

1) Dickson DW, Bergeron C, Chin SS, et al. Office of Rare Diseases neuropathologic criteria for corticobasal degeneration. J Neuropathol Exp Neurol 2002；**61**：935-946.

2) Armstrong MJ, Litvan I, Lang AE, et al. Criteria for the diagnosis of corticobasal degeneration. Neurology 2013；**80**：496-503.

3) Tsuboi Y, Josephs KA, Boeve BF, et al. Increased tau burden in the cortices of progressive supranuclear palsy presenting with corticobasal syndrome. Mov Disord 2005；**20**：982-988.

4) Chand P, Grafman J, Dickson D, et al. Alzheimer's disease presenting as corticobasal syndrome. Mov Disord 2006；**21**：2018-2022.

5) Kasanuki K, Josephs KA, Ferman TJ, et al. Diffuse Lewy body disease manifesting as corticobasal syndrome：A rare form of Lewy body disease. Neurology 2018；**91**：e268-e279.

6) Kouri N, Oshima K, Takahashi M, et al. Corticobasal degeneration with olivopontocerebellar atrophy and TDP-43 pathology：an unusual clinicopathologic variant of CBD. Acta Neuropathol 2013；**125**：741-752.

7) Tan CF, Piao YS, Kakita A, et al. Frontotemporal dementia with co-occurrence of astrocytic plaques and tufted astrocytes, and severe degeneration of the cerebral white matter：a variant of corticobasal de-

generation? Acta Neuropathol 2005；**109**：329-338.

8) Koga S, Sanchez-Contreras M, Josephs KA, et al. Distribution and characteristics of transactive response DNA binding protein 43 kDa pathology in progressive supranuclear palsy. Mov Disord 2017；**32**：246-255.

9) Koga S, Kouri N, Walton RL, et al. Corticobasal degeneration with TDP-43 pathology presenting with progressive supranuclear palsy syndrome：a distinct clinicopathologic subtype. Acta Neuropathol 2018；**136**：389-404.

10) Tatsumi S, Mimuro M, Iwasaki Y, et al. Argyrophilic grains are reliable disease-specific features of corticobasal degeneration. J Neuropathol Exp Neurol 2014；**73**：30-38.

11) Maruyama M, Shimada H, Suhara T, et al. Imaging of tau pathology in a tauopathy mouse model and in Alzheimer patients compared to normal controls. Neuron 2013；**79**：1094-1108.

12) Ono M, Sahara N, Kumata K, et al. Distinct binding of PET ligands PBB3 and AV-1451 to tau fibril strains in neurodegenerative tauopathies. Brain 2017；**140**：764-780.

13) Saijo E, Ghetti B, Zanusso G, et al. Ultrasensitive and selective detection of 3-repeat tau seeding activity in Pick disease brain and cerebrospinal fluid. Acta Neuropathol 2017；**133**：751-765.

Ⅱ 各 論

3. 大脳皮質基底核変性症

d. 治 療

藤岡伸助・坪井義夫
福岡大学医学部脳神経内科

ESSENCE

◆実臨床における大脳皮質基底核変性症に対する治療は，主として対症療法と生活の質を改善するためのリハビリテーションが主体である．

◆薬物療法は大脳皮質基底核変性症の症候を緩和する可能性がある．

◆リハビリテーション療法は，エビデンスは不足しているが，薬物療法と組み合わせた総合的な治療アプローチにより，より治療効果を得ることができる可能性がある．

◆タウオパチーである大脳皮質基底核変性症の病態生理に基づいてさまざまな治療薬が開発中である．

はじめに

実臨床における大脳皮質基底核変性症（CBD）に対する治療は，同じ4リピートタウオパチーである進行性核上性麻痺（PSP）に対するものと同様，主として対症療法と生活の質を改善するためのリハビリテーションが主体である．しかし，基礎研究において病態に迫った疾患修飾療法につながる研究結果が次々と報告されており，一部は海外で臨床試験が始まっている．CBDは多彩な臨床症状をきたしうる疾患であり，一方でCBDの典型的な臨床表現型である大脳皮質基底核症候群（CBS）は，実は他の神経変性疾患が原因で生じることもある．これまでのCBD臨床試験の対象患者は臨床的診断で必然的にCBSであり，実際には多彩な背景病理を有する可能性があることから今後はより信頼できる診断マーカーの出現が望まれる．本稿では，CBDに対する実臨床における治療法に加え，基礎研究を含めたCBDに対する治療における最新知見についても共有する．

大脳皮質基底核変性症の各症状に対する薬物による対症療法

1. パーキンソニズム

CBDにみられるパーキンソニズムに対しては，L-ドパ製剤が第一選択薬となる．一般的にL-ドパ製剤に対する反応性は悪いが，50％以上の患者で何らかの反応が得られる[1]．また高容量のL-ドパ製剤（～1,500mg/日）で一過性ではあるが軽度～中等度反応を示す症例もあるが[1]，まれにL-ドパ誘発性ジスキネジアを呈することがある．その他の抗パーキンソン病薬については，科学的根拠をもって効果が証明された薬剤はない[2,3]．パーキンソン病（PD）に対して用いられる脳深部刺激術がCBS症例に対しては適用されることはまれで，少数例の報告では無効であったとされている[4]．

KEY WORDS
大脳皮質基底核変性症，対症療法，GSK-3阻害薬，微小管安定薬，異常タウ蛋白の細胞間伝播阻害，ミトコンドリア

2. ジストニア

CBDでは，ジストニアは上肢にみられることが多い．CBDのジストニアに対する内服治療は奏効しない．過去に，L-ドパ製剤や，抗コリン薬，アマンタジン，プロプラノロール，プリミドン，ブロモクリプチン，アミトリプチリン，レベチラセタム，バルプロ酸が検討されているが，その効果は限定的である[2]．ボツリヌス毒素の筋肉内注射は，ジストニアに伴う痛みや姿勢などの症状を緩和する可能性があり，局所性ジストニアでは適応となる[5]．

3. ミオクローヌス

CBDにみられるミオクローヌスは，運動刺激や感覚刺激によって誘発されることが多く，皮質起源であると考えられている．ミオクローヌスに対しては，特発性ミオクローヌスに対する治療と同様，クロナゼパムといったベンゾジアゼピン系薬剤[6]やレベチラセタム[7]が一般的に使用される．またバルプロ酸やピラセタム，ガバペンチンなども効果があったという報告もある[2]．

4. 認知機能障害

CBDにみられる認知機能障害においては，アルツハイマー病に適応のある抗認知症薬であるドネペジル，リバスチグミン，ガランタミンなどのコリンエステラーゼ阻害薬やメマンチンなどのNMDA受容体拮抗薬の効果は証明されていない．

5. 精神症状

攻撃性および興奮などの精神症状に対しては，非定型抗精神病薬であるリスペリドンやオランザピン，クエチアピンやクロザピンが使用される．またカルバマゼピンやバルプロ酸などの気分安定薬が使用されることもある．うつ病に対しては，アミトリプチリンやイミプラミン塩酸塩，クロミプラミン塩酸塩などの三環系抗うつ薬，セルトラリンやシタロプラム，パロキセチンやフルボキサミンなどの選択的セロトニン再取り込み阻害薬がよく使用される[3]．不安に対しては，ジアゼパ

ム，クロナゼパム，ゾルピデムなどのベンゾジアゼピン系薬剤が効果を示す場合があるが，認知機能低下をきたす可能性があり，内服後の認知機能評価が望ましい[3]．

過去に報告されたCBSに対する有効な対症療法を表1にまとめた．

リハビリテーション療法

CBD患者へのリハビリテーション療法については，十分な科学的根拠は欠いているが，上記の薬物療法に加え，理学療法，行動療法，職業療法を含めたリハビリテーションを組み合わせた総合的な治療アプローチを行うことで，より治療効果が期待できる．ボツリヌス療法を含めた薬物療法，リハビリテーション治療，低周波の反復経頭蓋磁気刺激療法を行った追跡研究では[8]，治療的介入後のUPDRSスコアおよびQOLスコアの改善がみられ，介護者の負担も大幅に減少した．これらの効果は18ヵ月まで維持され，本研究期間中に，認知機能の有意な低下がみられなかった．

大脳皮質基底核変性症に対する治療における最新知見

上記に挙げた治療は，発症機序に基づいた，病態を標的とした疾患修飾療法ではないことから，病気の進行を遅延もしくは停止させるものではない．CBDの病理学的所見が神経細胞およびグリア細胞への病的なリン酸化タウ蛋白の蓄積であり，タウのリン酸化は微小管を不安定化し，軸索輸送を障害させる．異常にリン酸化されたタウ蛋白は凝集・重合して神経原線維変化を形成し，体性感覚野，運動前野，補助運動野，脳幹および大脳基底核などに沈着し，臨床症状はその病理の分布を反映する．そういった病態生理に基づいて開発されているさまざまな治療薬をいくつか紹介する．

表1　過去に報告されたCBSに対する有効な対症療法

それぞれの症状に対する有効な治療薬		参考文献
パーキンソニズム		
L-ドパ製剤	24〜56％の患者で軽度から中等度の症状軽快が得られる. 投与量：150〜1,500mg/日	①②
ジストニア		
ジアゼパム	9％の患者で症状の経過が得られる. 投与量：2〜60mg/日	②
クロナゼパム	投与量：500μg/日〜8mg/日	③
ボトックス	約65％の患者で症状軽快が得られる. 投与量： ボトックス®（A型ボツリヌス毒素製剤）：100〜400単位 ナーブロック®（B型ボツリヌス毒素製剤）：5,000〜10,000単位	②④
ミオクローヌス		
ジアゼパム	23％の患者で症状軽快が得られる. 投与量：2〜60mg/日	②
クロナゼパム	投与量：500μg/日〜8mg/日	③
レベチラセタム	投与量：250〜1,500mg/日	⑤
ピラセタム	投与量：2.4〜21.6g/日	⑥
うつ症状		
セルトラリン	投与量：25〜200mg/日	⑦

【参考文献】
① Marsili L, et al. Parkinsonism and Related Disorders 2016：22：S96-S100.
② Kompoliti K, et al. Arch Neurol 1998：55：957-961.
③ Lamb R, et al. Curr Treat Options Neurol 2016：18：42.
④ Gómez-Caravaca MT, et al. Neurol Sci 2015：36：275-279.
⑤ Kovács T, et al. J Neural Transm 2009：116：1631-1634.
⑥ Marsili L, Colosimo C. Handbook of Neurological Therapy, OUP, USA, 2015：307-313.
⑦ Karakaya T, et al. Curr Treat Options Neurol 2012：14：126-136.

1. 過剰なタウ蛋白のリン酸化を阻害する薬剤

CBD患者の脳内でタウ蛋白が異常リン酸化されている. タンパク質分子をリン酸化する酵素であるプロテインキナーゼを阻害することで異常リン酸化を防ぐ可能性が考えられている. それゆえに, タウリン酸化をつかさどる最も重要なプロテインキナーゼであるグリコーゲンシンターゼキナーゼ3β（GSK-3β）は治療の標的となりうる. GSK-3阻害薬であるリチウム（NCT00703677）がCBDを含めたタウオパチー患者に試みられたが副作用のため, 試験中止となった（NCT00703677）[9]. BIIB092は, N末端ドメイン（eTau）でタウに結合するヒト化モノクローナル抗体である. eTauは, ニューロンの機能不全を直接引き起こすと考えられており, 部分的にタウ病変の広がりに関与している可能性がある. BIIB092は, タウオパチーのマウスモデルにおいて, 歩行障害の進行を遅らせ, タウ病理の伝播を制限することが示されており, 第II相の無作為化二重盲検プラセボ対照試験が開始された（NCT03658135）.

2. 微小管を安定化させる薬剤

タウ蛋白は軸索に局在し, そこで微小管の結合および調節を行い, 速い軸索輸送に寄与している. ダブネチドはオリゴペプチドの一種であり, CBDに対して微小管安定化薬として初めて使用された. 動物実験においては, 病理学的には過剰リン酸化タウの減少を認め, 臨床的には運動・認知機能の改善がみられたものの, 人に対して行った臨床研究（NCT01056965）では, その効果は見い

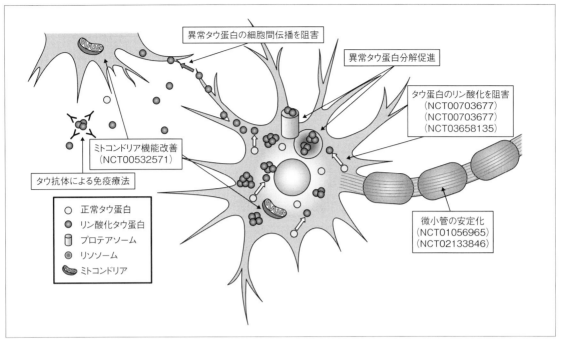

図1 病態生理に基づいて開発されているCBDに対する治療薬の作用機序

だせなかった[10]. アベオタキサン（NCT02133846）も微小管安定薬であり，CBSおよびPSP患者に対して第I相の無作為二重盲検試験が行われており，2019年春に臨床研究が完了する予定である.

3. 異常タウ蛋白の細胞間伝播を阻害する薬剤

異常タウ蛋白が一個体の中枢神経内で細胞間伝播することや，動物実験では個体間でも伝播が可能であることが報告されており，その伝播機構がプリオン病に類似しているため，プリオン様伝播と呼ばれている.

4. ミトコンドリアをターゲットとした薬剤

神経変性疾患ではミトコンドリアの機能が障害されていることが基礎実験で示唆されており，CBDにおいても同様の知見が得られている．コエンザイムQ10は，線条体のミトコンドリア複合体I活性およびATPレベルを回復させる効果が示唆されている．しかし，PSPおよびCBDにおけるコエンザイムQ10の大規模試験（NCT00532571）では，CBDにおけるコエンザイムQ10の神経保護作用は証明されなかった.

CBD以外のタウオパチーではより疾患修飾療法の開発は進んでおり，タウ免疫療法，蛋白質恒常性を改善する薬剤，タウ蛋白の線維化を防ぐ治療法，異常タウ蛋白の細胞間伝播を阻害する薬剤，タウ蛋白の発現を調整する薬剤，微小管のダイナミクスを減少させる薬剤，タウオートファジー増強剤などさまざまである．そういった治療薬が将来的にCBDの治療にも適応される可能性が高い．CBDを含めタウオパチーに対して開発されている疾患修飾療法における治療メカニズムについて図1で図解した.

まとめ

同じタウオパチーでも，アルツハイマー病は有病率が高く，それゆえに大規模な臨床試験が可能である．また進行が比較的緩徐であることから，プラセボ薬を用いた二重盲検試験を比較的容易に組むことができる．しかしCBDはまれな疾患であり，大規模な臨床試験は困難で，他のタウオパチーと比較して病気の進行が早いことから実薬を

希望する患者が多いと予想され，プラセボ薬を用いた臨床試験が組みにくいという問題点がある．タウイメージングの進歩により，より正確に病態を把握する時代が到来し，それとともに臨床研究にリクルート可能なCBD患者数も多くなると予想される．進行の速い難治性疾患であるCBDに対する疾患修飾療法が少しでも早く開発されることを期待する．

今後の課題

▶ 大脳皮質基底核変性症のような比較的まれな疾患に対して疾患修飾療法を開発するために，タウオパチーの病態生理をより明確にする基礎実験が必要である．

▶ 大脳皮質基底核変性症では多彩な臨床症状を呈するため臨床診断率が低いことから，将来的に始まる臨床研究でより正確に患者をリクルートするための診断バイオマーカーを見つけ出す必要がある．

▶ 将来的の新薬の治験・臨床研究のため，多施設共同で患者登録制度を確立しておく必要がある．

文　献

1) Ling H, O'Sullivan SS, Holton JL, et al. Does corticobasal degeneration exist? A clinicopathological re-evaluation. Brain 2010；**133**：2045-2057.

2) Marsili L, Suppa A, Berardelli A, et al. Therapeutic interventions in parkinsonism：Corticobasal degeneration. Parkinsonism Relat Disord 2016；**22 Suppl 1**：S96-S100.

3) Lamb R, Rohrer JD, Lees AJ, et al. Progressive supranuclear palsy and corticobasal degeneration：Pathophysiology and treatment options. Curr Treat Options Neurol 2016；**18**：42.

4) Okun MS, Tagliati M, Pourfar M, et al. Management of referred deep brain stimulation failures：a retrospective analysis from 2 movement disorders centers. Arch Neurol 2005；**62**：1250-1255.

5) Muller J, Wenning GK, Wissel J, et al. Botulinum toxin treatment in atypical parkinsonian disorders associated with disabling focal dystonia. J Neurol 2002；**249**：300-304.

6) Ali F, Josephs KA. Corticobasal degeneration：key emerging issues. J Neurol 2018；**265**：439-445.

7) Kovacs T, Farsang M, Vitaszil E, et al. Levetiracetam reduces myoclonus in corticobasal degeneration：report of two cases. J Neural Transm（Vienna）2009；**116**：1631-1634.

8) Shehata HS, Shalaby NM, Esmail EH, et al. Corticobasal degeneration：clinical characteristics and multidisciplinary therapeutic approach in 26 patients. Neurol Sci 2015；**36**：1651-1657.

9) Galpern WR. Lithium in progressive supranuclear palsy and corticobasal degeneration. Movement Disord 2010；**25**：S498-S498.

10) Boxer AL, Lang AE, Grossman M, et al. Davunetide in patients with progressive supranuclear palsy：a randomised, double-blind, placebo-controlled phase 2/3 trial. Lancet Neurol 2014；**13**：676-685.

Ⅱ 各 論

4. 神経変性タウオパチーの分子遺伝学と臨床病理

池内 健
新潟大学脳研究所生命科学リソース研究センター

ESSENCE

- ◆神経変性タウオパチーは孤発性FTLD-tauと*MAPT*変異を伴う遺伝型FTLD-tauに分類され，両者には病理学的な類似性を認める.
- ◆遺伝性FTLD-tauの原因として*MAPT*変異が同定されており，遺伝子変異と臨床・病理の対応が整理されている.
- ◆PSPとCBDにおいて*MAPT*が感受性遺伝子として報告されているが，その分子病態機序は不明である.
- ◆*MAPT*以外の遺伝子変異によりPSP/CBDに類似した臨床像を呈することがある.

はじめに

第17番染色体に連鎖する家族性前頭側頭型認知症はFTDP-17(frontotemporal dementia with parkinsonism-17)と総称され，認知機能低下，性格変化，行動異常，パーキンソニズム等の多彩な臨床症状を呈する[1]. その後FTDP-17は，近接する2つの遺伝子の変異に起因することが明らかにされた. 1つがタウをコードする*MAPT*であり，もう1つがプログラニュリンをコードする*GRN*である. *MATP*変異を伴うFTDP-17は脳内タウ病理を特徴とし，*GRN*変異を伴うFTDP-17は脳内TDP-43病理を特徴とする. 脳内タウの蓄積を特徴とするFTLD-tau(frontotemporal lobar degeneration-tau)は，分子神経病理学的な解析からPick病，進行性核上性麻痺(PSP)，大脳皮質基底核変性症(CBD)，glial globular tauopathy(GGT)，嗜銀顆粒性認知症(AGD)，tangle dementiaなどに分類される.

*MAPT*変異を伴う遺伝性症例と孤発性FTLD-tauの病理変化を検討し，両者に共通性が存在することが報告された[2]. この知見に基づきFTDP-17の病名を再考し，FTLD-tauを孤発型と*MAPT*変異を伴う遺伝型に分類することが提唱されている. このような動向をふまえ，本稿ではFTLD-tauに含まれる神経変性タウオパチーについて遺伝学的研究の進歩を概説する.

進行性核上性麻痺(PSP)の遺伝子変異

PSPの大部分は孤発性に発症する多因子性疾患と考えられているが，家族性に発症するPSPも報告されている. 剖検診断されたPSP 375名の家族歴を調査した結果によると，58名(15%)にPSP，パーキンソニズム，認知症のいずれかを有する類症者が家系内におり，11名(3%)にPSPと診断された家族内類症者を認めている[3].

孤発性PSPのリスク遺伝子として，PSP脳に蓄積するタウをコードする*MAPT*が知られている. 0.9Mbの逆位領域を含むH1/H2ハプロタイ

KEY WORDS 神経変性タウオパチー，PSP, CBD, Pick病, GGT, *MAPT*, *BSN*

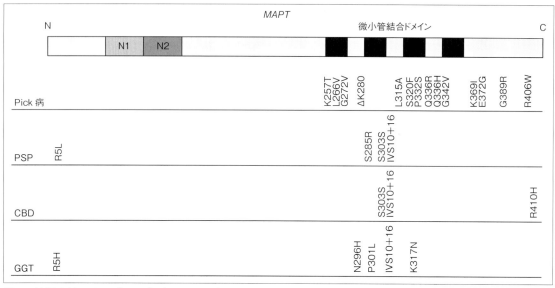

図1 神経変性タウオパチー病型と*MAPT*変異と対応

プ多型により*MAPT*は分類され，H1ハプロタイプがPSPのリスクとなる[4]．H1ハプロタイプを有するPSP患者では，*MAPT*の4リピートのmRNA発現が有意に上昇している．日本人ではH2ハプロタイプは存在せず，すべてH1ハプロタイプを示す．

孤発性PSP患者（n＝2,165）と対照者（n＝6,807）を対象としたゲノムワイド関連解析genome-wide association study（GWAS）が行われた[5]．*MAPT*に加えて*STX6*，*EIF2A3K*，*MOBP*が感受性遺伝子として同定された．一方，剖検例（n＝501）と対照者（n＝735）を用いたGWAS解析においても*MAPT*を含む第17染色体領域の一塩基置換single nucleotide polymorphisms（SNP）に有意な相関が示されている[6]．最も高い有意水準を示したSNPは第11番染色体のrs901746であり，このSNPは*DNA damage-binding protein 2（DDB2）*のイントロン9に存在する．日本人PSPを対象としたGWASはいまだ行われていない．

病理学的に診断された家族性PSPが報告されており，*MAPT* p.R5L, p.S285R, p.G303V, IVS10＋3, IVS10＋14変異が原因となる（**図1**）[2]．これらの*MAPT*変異を伴う家系の多くは，家系内の臨床表現型が多様である．一方，病理学的に家族性PSPと診断されている症例で*MAPT*変異が陰

表1 MDS・PSP診断基準における遺伝的所見の取り扱い

1. *MAPT*のまれなバリアント（変異）は除外基準に該当しない．しかし孤発性PSPに対して，変異の存在は遺伝性であることを示す．
2. *MAPT* H2ハプロタイプのホモ接合体は除外基準には該当しないが，PSPの可能性は低くなる．
3. PSP病理確定例で*LRRK2*と*Parkin*のレアバリアントが同定されているが因果関係は不明である．
4. 他の遺伝子の既知のバリアントは除外基準に該当する．これらはPSPに臨床的に類似するかもしれないが神経病理学的には異なっている．
   a. *MAPT*と関連しない前頭側頭型認知症（例：*C9orf72*, *GRN*, *FUS*, *TARDBP*, *CHMP2B*）
   b. PD（例：*SYNJ1*, *GBA*）
   c. AD（*APP*, *PSEN1*, *PSEN2*）
   d. Niemann-Pick病C型（*NPC1*, *NPC2*）
   e. Kufor-Rakeb症候群（*ATP13A2*）
   f. Perry症候群
   g. ミトコンドリア病（*POLG*，ミトコンドリアバリアント）
   h. 歯状核赤核・淡蒼球ルイ体萎縮症（*ATN1*）
   i. プリオン関連病（*PRNP*）
   j. ハンチントン病（*HTT*）
   k. 脊髄小脳変性症（*ATXN1, 2, 3, 7, 17*）

（文献7）より引用改変）

性の症例も存在する．

2017年に発表されたMDS（Movement Disorder Society）による診断基準によれば，遺伝的要因は**表1**のように扱われている[7]．孤発性PSPの診断

に対する遺伝子検査の有用性は乏しく，*MAPT*変異はまれな遺伝性PSPを示唆する．*MAPT* H2ハプロタイプのホモ接合体は除外基準ではないが，PSPの可能性は低くなる．PSPに類似する臨床病型を呈する遺伝子変異，例えば*C9orf72*，*GRN*，*ATP13A2*変異が同定されればPSPの除外基準に該当する．

大脳皮質基底核変性症（CBD）の遺伝子変異

CBDの大多数は孤発例である．臨床診断が容易でないため，CBD多数例を対象とした遺伝子解析に関する報告は少ない．臨床診断例と剖検例をあわせた少数例（18例）の欧米人CBDの解析において，*MAPT* H1ハプロタイプとの相関がPSPと同様に報告されている[8]．Houldenらは，CBD剖検57症例の*MAPT*解析を行い，H1ハプロタイプがCBD群で有意に高率に認めることを報告した[9]．最近，CBD剖検多数例を用いたGWASの結果が報告された[10]．PSPと共通する感受性遺伝子として*MAPT*（17q21）と*MOBP*（3p22），PSPと独立した感受性遺伝子として*Inc-KIF13B-1*（8p12），*SOS1*（2p22）が報告された．MOBPはオリゴデンドロサイトに発現しており，中枢神経系では髄鞘に豊富に存在する．日本人CBDを対象としたGWASの報告は，現在までのところない．

病理学的に確認された家族性CBDの報告はきわめて少ない．Kouriらは，*MAPT* p.N410H変異がCBDの原因となることを報告している[11]．Forrestらは病理学的にCBDを呈する*MAPT*変異としてp.S305S，p.R406W，IVS10＋16を報告した[2]．一方で，病理学的に診断された家族性CBDにおいて*MAPT*変異が陰性となる症例も報告されている[12]．臨床的に家族性CBSと診断された症例のなかに，*GRN*変異や*C9orf72*異常伸長が報告されている[13]．これらの症例は，臨床表現型がCBSであって，病理学的にはCBDではない点に留意すべきである．

globular glial tauopathy（GGT）の遺伝子変異

GGTは4リピート型のタウオパチーであり，大脳白質病変とグリア細胞内の小球状（globular）のタウ封入体の出現を特徴とする．GGTは比較的新しい疾患概念であり，報告されている症例数が限られているため，PSPやCBDのようなリスク遺伝子は明らかにされていない．GGTの大多数は孤発性であるが，*MAPT* p.K317Nとp.K317MがGGT症例で報告されている[14]．また，Tacikらは8例の*MAPT* p.P301Lの剖検例を報告し，そのなかの1例がGGT病理を示すことを報告した[15]．p.P301Lは*MAPT*変異のなかでは最も頻度が高い変異である．Forrestらは，p.P301L変異に加えIVS10＋16イントロン変異もGGT病理を呈することを報告している[2]．IVS10＋16変異はCBD病理を呈する症例も報告されており[2]，同じ変異が複数の病理像を呈することが示唆される．

Pick病の遺伝子変異

3リピートタウが陽性となる神経細胞封入体（Pick球）を特徴とするPick病は，神経変性タウオパチーのなかに占める頻度は低い．しかしながら，*MAPT*変異のなかでPick病の特徴を示す頻度は比較的高い（**図1**）．*MAPT*エクソン9（p.L257T，p.L226V，p.G272V）とエクソン10（ΔK280），イントロン10（IVS10＋4）は3リピートタウ陽性のPick球が観察されている[2]．一方で3リピート・4リピートタウに特異的な抗体を用いた染色が行われていない*MAPT*変異例もPick病理として報告されており，さらに詳細な解析が必要と思われる．

その他のタウオパチーの遺伝子変異

矢部らは，病理学的に新たなタウオパチーと考えられる家族例3名の発症者に対して全エクソーム解析を行い，*BSN*を原因遺伝子として報告した[16]．*BSN*がコードするbassonは前シナプスに存在する蛋白質である．この家系の臨床症状は姿勢

表2　タウオパチーで認められたBSN変異/バリアント

BSNバリアント	p.P3866A	p.R3146C	p.R2855L	p.G3627V
家族内発症	あり	なし	なし	なし
発症年齢	43〜83	70〜78	65	75
頸部強剛	＋〜＋＋＋	−〜＋	−	＋
姿勢保持障害	＋＋〜＋＋＋	＋＋	−	＋
核上性麻痺	±〜＋	±〜＋	±	±

（文献16）より引用改変）

保持障害と認知機能低下であり，PSPと臨床診断されている．神経病理学的にはPSPに特徴的な房状アストロサイトは認めず，3＋4リピート型のタウ蓄積を特徴とする新たなタウオパチーである．家系内の発症者に共通してBSN p.P3866A変異が認められた．野生型BSNを培養細胞に発現させると不溶性タウ蓄積が減少するが，p.P3866A変異はその作用を欠いていた．矢部らはさらに，臨床的にPSPと診断された41例についてBSN解析を行い，4例に3種類のBSNバリアント（p.R3146C, p.R2855L, p.G3627V）を同定した（表2）[16]．このことからBSNは，4リピート型タウを含む神経変性タウオパチーに共通したリスク遺伝子となる可能性があると思われる．

おわりに

1998年にMAPT変異がFTLD-tau症例に初めて同定されて以来，さまざまな臨床・病理的表現型を呈するMAPT変異を伴う神経変性タウオパチーの報告例が蓄積している．遺伝性，孤発性の神経変性タウオパチーとMAPTの強い遺伝学的相関に関するエビデンスが蓄積されているが，MAPTのバリアントや特定のハプロタイプがどのように臨床・病理を規定するかについては不明な点が多い．日本人はMAPT H1ハプロタイプを有するリスク集団であることを考えると，日本人PSPやCBDを対象とした遺伝子解析により，神経変性タウオパチーの新たな遺伝要因が明らかになることが期待される．

今後の課題

▶ 神経変性タウオパチーの臨床・病理所見と遺伝型の対応を明らかにする必要がある．
▶ 日本人PSP/CBDを対象とした遺伝子解析が必要である．
▶ 病理学的に診断が確定したPSP/CBD症例を蓄積し，大規模な遺伝子解析を展開することが必要である．

文　献

1) Foster NL, Wilhelmsen K, Sima AA, et al. Frontotemporal dementia and parkinsonism linked to chromosome 17 : a consensus conference. Ann Neurol 1997 ; 41 : 706-715.

2) Forrest SL, Kril JJ, Stevens CH, et al. Retiring the term FTDP-17 as MAPT mutations are genetic forms of sporadic frontotemporal tauopathies. Brain 2018 ; 141 : 521-534.

3) Fujioka S, Van Gerpen JA, Uitti RJ, et al. Familial progressive supranuclear palsy : a literature review. Neurodener Dis 2014 ; 13 : 180-182.

4) Baker M, Litvan I, Houlden H, et al. Association of an extended haplotype in the tau gene with progressive supranuclear palsy. Hum Mol Genet 1999 ; 8 : 711-715.

5) Hoglinger GU, Melhem NM, Dickson DW, et al. Identification of common variants influencing risk of the tauopathy progressive supranuclear palsy. Nature Genet 2011 ; 43 : 699-705.

6) Melquist S, Craig DW, Huentelman MJ, et al. Identification of a novel risk locus for progressive supranuclear palsy by a pooled genome wide scan of 500,288 single-nucleotide polymorphisms. Am J Hum Genet 2007 ; 80 : 769-778.

7) Hoglinger GU, Respondek G, Stamelou M, et al. Clinical diagnosis of progressive supranuclear palsy : The movement disorder society criteria. Mov Disord 2017 ; **32** : 853-864.

8) Di Maria E, Tabaton M, Vigo T, et al. Corticobasal degeneration shares a common genetic background with progressive supranuclear palsy. Ann Neurol 2000 ; **47** : 374-377.

9) Houlden H, Baker M, Morris HR, et al. Corticobasal degeneration and progressive supranuclear palsy share a common tau haplotype. Neurology 2001 ; **56** : 1702-1706.

10) Kouri N, Ross OA, Dombroski B, et al. Genome-wide association study of corticobasal degeneration identifies risk variants shared with progressive supranuclear palsy. Nat Commun 2015 ; **6** : 7247.

11) Kouri N, Carlomagno Y, Baker M, et al. Novel mutation in MAPT exon 13 (p.N410H) causes corticobasal degeneration. Acta Neuropathol 2014 ; **127** : 271-282.

12) Fekete R, Bainbridge M, Baizabal-Carvallo JF, et al. Parkinsonism Related Disord Exome sequencing in familial corticobasal degeneration. Parkinsonism Relat Disord 2013 ; **19** : 1049-1052.

13) Spina S, Murrell JR, Huey ED, et al. Corticobasal syndrome associated with the A9D Progranulin mutation. J Neuropathol Exp Neurol 2007 ; **66** : 892-900

14) Tacik P, DeTure M, Lin WL, et al. A novel tau mutation, p.K317N, causes globular glial tauopathy. Acta Neuropathol 2015 ; **130** : 199-214.

15) Tacik P, Sanchez-Contreras M, DeTure M, et al. Clinicopathologic heterogeneity in frontotemporal dementia and parkinsonism linked to chromosome 17 (FTDP-17) due to microtubule-associated protein tau (MAPT) p.P301L mutation, including a patient with globular glial tauopathy. Neuropathol Appl Neurobiol 2017 ; **43** : 200-214.

16) Yabe I, Yaguchi H, Kato Y, et al. Mutations in bassoon in individuals with familial and sporadic progressive supranuclear palsy-like syndrome. Sci Rep 2018 ; **8** : 819.

II 各 論

5. Globular glial tauopathy

岩崎　靖
愛知医科大学加齢医科学研究所

ESSENCE

◆globular glial tauopathyは，4リピートタウオパチーの一亜型である.
◆臨床症状は多彩であるが，基本的に前頭側頭型認知症と運動ニューロン病を両端とするスペクトラムを呈し，症例によってはパーキンソニズムを伴う.
◆確定診断には病理学的検索が必要であり，球状のグリア細胞内封入体 (globular glial inclusion) の出現に加えて，前頭側頭葉変性，錐体路変性を認める.

はじめに

リン酸化した異常なタウ蛋白が中枢神経系に凝集，蓄積して，神経細胞やグリア細胞に封入体を形成する神経変性疾患群は，タウオパチー(tauopathy) と総称される. globular glial tauopathy (GGT) は，グリア細胞の胞体内にリン酸化タウ陽性の特徴的な形態のglobular glial inclusion (GGI) を伴う，タウオパチーの亜型である. globularとは小球状を意味し，GGTの日本語での一般的な呼称はまだないが，「グリア細胞球状封入体タウオパチー」，または「グリア内球状封入体を伴うタウオパチー」と訳すのが適当かと思われる. 進行性核上性麻痺 (PSP) や皮質基底核変性症 (CBD) と同様に，4リピートタウが蓄積する疾患であり，4リピートタウオパチーに分類される (図1)[1].

GGTの歴史

Kovacsらは2008年に，GGIを有する症例群を臨床病理学的に検討し，特徴的な神経病理所見か

ら新たな疾患の可能性を示唆した[2]. その後，症例の蓄積と既報告例の再検討から，2013年にタウオパチーの新しい疾患単位としてAhmedらにより示されたのが，GGTのconsensus recommendationである[1]. それ以前に，atypical tauopathy, multiple system tauopathyなどと呼ばれていた分類不能のタウオパチー症例の一部がGGTに対応する.

GGTの臨床像

GGTの臨床症状は多様であり，特異的な検査所見や画像所見は知られていない. 基本的な臨床像は，前頭側頭型認知症 (FTD) と運動ニューロン病 (MND) を両端とするスペクトラムを呈し，その混在程度は症例によってさまざまである[1]. パーキンソニズムを伴う例が比較的多く，PSP様の臨床症状を呈する例，症状の左右差や大脳皮質基底核症候群 (CBS) (corticobasal syndrome) を呈する例，不随意運動を伴う例もある[1~4]. 病理学的にGGTと確定診断された症例の臨床診断は，

KEY WORDS 前頭側頭葉変性症，タウオパチー，globular glial tauopathy，前頭側頭型認知症，運動ニューロン病

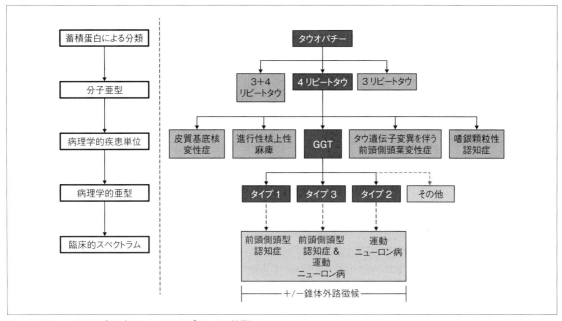

図1 GGT, および関連するタウオパチーの分類　　　　　　　　　　　　　　　　　　　　　　　　　　　　（文献1）より改変）

FTD, Pick病, 進行性非流暢性失語症, PSP, CBDやCBS, 原発性側索硬化症（PLS）, MNDまたは筋萎縮性側索硬化症など多彩である[1〜4]．

通常は孤発性であり，家族歴を伴う症例ではタウ遺伝子変異（*MAPT*変異）を伴う前頭側頭葉変性症（FTLD-MAPT）の鑑別が問題となる．また，TDP-43（transactive response DNA binding protein of 43kD）が蓄積するFTLD-TDP例と臨床的に鑑別することも，現時点では困難である．

GGTの病理所見

GGTの確定診断には病理学的検索が必要であり，GGIの出現が診断に必須である．剖検脳のマクロ所見は，前頭側頭葉萎縮を呈する例，中心前回（運動野）の萎縮が目立つ例，大脳萎縮に左右差を伴う例，淡蒼球や視床下核の変性が目立つ例（図2A），脳幹被蓋の萎縮が目立つ例（図2B），錐体路（皮質脊髄路）変性を伴う例（図2C）などさまざまである[1〜4]．変性の強い部位では神経細胞脱落やグリオーシス，顕著な白質変性像が認められる．

グリア細胞内の特徴的な封入体には，アストロサイト内に出現するglobular astrocytic inclusion（GAI）と，オリゴデンドロサイト内に出現するglobular oligodendroglial inclusion（GOI）がある（図3A, B）．GAIとGOIは，抗リン酸化タウ抗体を用いた免疫染色で陽性であり，3リピートタウを認識するRD3抗体による免疫染色では陰性であるが，4リピートタウを認識するRD4抗体では陽性である．PSPとCBDではアストロサイト内に，それぞれ特徴的，疾患特異的な封入体であるtuft-shaped astrocyteとastrocytic-plaqueが出現するが（図3C, D），GGTでみられるGAIとは形態学的に異なる．また，tuft-shaped astrocyteとastrocytic-plaqueはGallyas-Braak（G-B）鍍銀染色で明瞭に染色されるが，GAIはG-B染色では不明瞭である．しかしながら，症例によっては，GAIがGallyas-Braak鍍銀染色でも比較的明瞭に染色される．また，PSPやCBDではオリゴデンドロサイト内に，細いコイル状の封入体coiled body（CB）が出現し，これはGGTでも認められる．しかしながら，CBとGOIは形態学的に異なっており，G-B染色で明瞭に染色されるCBに対して，GOIはG-B染色で不明瞭であるという点でも異なっている．神経細胞内にもタウ陽性所見を認めるが，globularな形態ではなく，疾

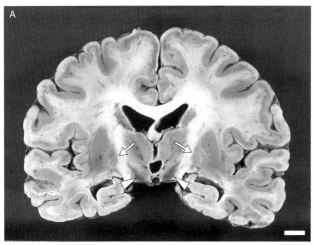
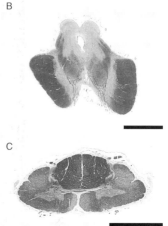

図2　GGT症例の神経病理所見（口絵参照）
A. ホルマリン固定後の大脳冠状断：淡蒼球（⇨）と視床下核（▷）に萎縮を認めた症例.
B. 中脳被蓋に高度の萎縮を認めた症例.
C. 脊髄（頸髄）に錐体路変性を認めた症例.
（スケールバー：A, B；10mm. C；5mm. B, C：Klüver-Barrera染色）

患特異的な所見は明らかになっていない．

　病変分布とGGIの出現，白質におけるタウ病変の程度の違いから，GGTは病理学的に3つの亜型（タイプⅠ～Ⅲ）に分けられる[1]（図1，表1）．各タイプにおけるGAIの形態差も指摘されているが[1]，GAIの形態だけで，各亜型に区別することは難しい．前頭葉徴候や認知症を主症状とするFTD群はタイプⅠに対応し，病理学的に前頭側頭葉の変性が強く，同部位にGGIの出現量も多い．錐体路徴候を主症状とするMND群はタイプⅡに対応し，運動野に変性とGGIの出現が目立ち，錐体路変性も高度である．臨床的にFTDとMNDが混在する例はタイプⅢに対応し，臨床症状に対応した前頭側頭葉や錐体路の変性，広範なGGIの出現が認められる．臨床的に左右差が目立つ例では，前頭側頭葉や錐体路，基底核に変性の左右差を認める．パーキンソニズムを伴う例やPSP様の症候を呈する例では，淡蒼球や視床下核，黒質の高度の変性が認められ，症例によっては脳幹被蓋の萎縮が目立つ．下位運動ニューロン系の障害が認められる例も報告されているが，その程度は軽度である．

タウの生化学的所見

　サルコシル不溶画分を用いたタウのイムノブロットでは，4リピートタウの特徴を示す．PSP類似のバンドパターンを呈するが，GGTに特徴的なパターンは明らかになっていない．

おわりに

　GGTはまれな疾患であるが，疾患単位が確立され，その認識が広がりつつある．臨床症状や病変分布の多様性が明らかとなりつつあり，今後のさらなる剖検例の蓄積，多数例での臨床病理学的検討が期待される．

今後の課題

▶ 前頭側頭型認知症や上位運動ニューロン徴候を認める症例では，本症を疑う必要があるが，現時点では臨床診断が困難である．GGTの臨床診断のために，特徴的な検査所見や画像所見，バイオマーカーの発見が期待される．

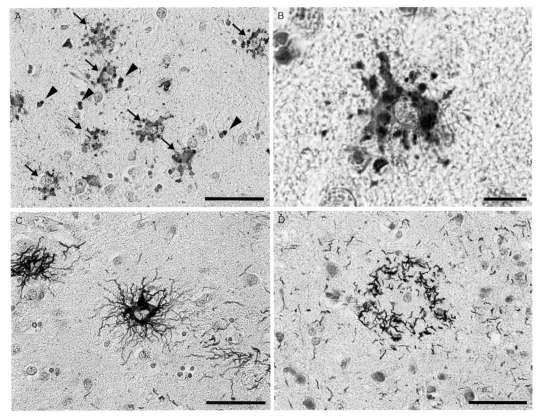

図3　GGTや他のタウオパチーでみられるグリアの特徴的な病理所見(口絵参照)
A. GGTの基底核(被殻)にみられた，多数のGAI(→)と，GOI(▶)．
B. GAIの拡大像：アストロサイトの胞体内から突起内にタウ陽性所見を認め，小球状の陽性封入体(GGI)を伴っている．
C, D. PSPに特徴的なtuft-shaped astrocyte(C)と，CBDに特徴的なastrocytic-plaque(D)．GAIとは形態が明らかに異なっている．
(スケールバー：A, C, D；50μm．B；10μm．A, B：抗リン酸化タウ抗体(AT-8)を用いた免疫染色．C, D：Gallyas-Braak鍍銀染色．)

表1　GGT各亜型の臨床的，病理学的特徴

病理学的亜型	病変分布	GOIの出現量	CBの出現量	GAIの出現量	脊髄前角障害	臨床症状	主な臨床診断
タイプⅠ	前頭側頭葉	＋＋＋	＋	＋	－	前頭葉徴候，認知症	FTD, Pick病
タイプⅡ	運動野，錐体路	＋＋	＋＋	＋	±	前頭葉徴候，錐体路徴候，錐体外路徴候	PSP, CBS, MND, PLS
タイプⅢ	前頭側頭葉，運動野，錐体路	＋＋	＋＋	＋＋＋	＋＋	前頭葉徴候，認知症，運動ニューロン病徴候，錐体外路徴候	PSP, CBS, MND

(文献1)より改変)

文献

1) Ahmed Z, Bigio EH, Budka H, et al. Globular glial tauopathies(GGT)：consensus recommendations. Acta Neuropathol 2013；**126**：537-544.
2) Kovacs GG, Majtenyi K, Spina S, et al. White matter tauopathy with globular glial inclusions：a distinct sporadic frontotemporal lobar degeneration. J Neuropathol Exp Neurol 2008；**67**：963-975.
3) Fu YJ, Nishihira Y, Kuroda S, et al. Sporadic four-repeat tauopathy with frontotemporal lobar degeneration, Parkinsonism, and motor neuron disease：a distinct clinicopathological and biochemical disease entity. Acta Neuropathol 2010；**120**：21-32.
4) Josephs KA, Katsuse O, Beccano-Kelly DA, et al. Atypical progressive supranuclear palsy with corticospinal tract degeneration. J Neuropathol Exp Neurol 2006；**65**：396-405.

II 各　論

6. レヴィ小体型認知症

a．歴史，臨床像，診断基準，mimics

足立　正・和田健二
鳥取大学医学部医学科脳神経医科学講座脳神経内科学分野

ESSENCE

◆レヴィ小体型認知症 (DLB) は，認知機能の変動，幻視，パーキンソニズムを中核症状とした認知症である．

◆中核症状の出現時期が診断に重要である．

◆レム睡眠行動異常症 (RBD) はDLBを疑う重要な臨床徴候である．

◆パーキンソニズムが臨床的にはっきりしない場合は，ドパミントランスポーターSPECTが有用である．

歴　史

1976年に小阪は，56歳時に物忘れを発症し，その後認知症が進行し，強剛が目立ち65歳で死亡した症例を報告した．この症例は黒質，青斑核や迷走神経背側核などの脳幹諸核にレヴィ小体を多数認め，さらに大脳皮質深層の小型神経細胞に多数のレヴィ小体を有していた[1]．その後も，小阪自身やYoshimuraらによっても類似した症例の報告がなされた．1990年代には同様の報告が諸外国からなされ，senile dementia of Lewy body type や Lewy body variant of Alzheimer's type などの用語が提唱され，疾患概念は混沌としていた．これらの用語および疾患概念の統一のため，1995年にイギリスのニューキャッスル・アポン・タインで第1回国際ワークショップが開催された．この国際ワークショップにおいて疾患概念としてレヴィ小体型認知症（DLB）と呼ぶことが提案され，論文化された[2]．1998年にはアムステルダムで第2回国際ワークショップが開催され，DLBではレム睡眠行動異常症（RBD）がしば

しばみられ，DLBの症状が始まる前から認められることが少なくないこと，初期にうつ状態がみられることが指摘された．また，認知症が主体で最後までパーキンソニズムが認められない大脳型があることも加えられた[3]．その後2005年に改訂が加わり，示唆的特徴が作成され，RBD，抗精神病薬に対する高い感受性，SPECT/PETイメージングによって示される大脳基底核におけるドパミントランスポーター取り込み低下の3項目が加えられ，病理学的にはbrainstem，limbic，diffuse neocortical formに分類された[4]．これらのDLBの歴史については，小阪の総説に詳しい[5,6]．表1に概略を年表にしてまとめた．

臨床像

DLBの臨床像については，最新の診断基準[7,8]を参考に記載する．詳細は原著を参照されたい．特に，中核的特徴はその出現時期が重要である点が指摘されている[9]．

KEY WORDS
レヴィ小体型認知症，診断基準，RBD，mimics

6. レヴィ小体型認知症／a. 歴史, 臨床像, 診断基準, mimics

表1 レヴィ小体型認知症に関連した歴史

年	病理学的事項	臨床的事項
1912	Lewyによるエオジン小体（レヴィ小体）の報告	
1961	Okazakiによる大脳皮質レヴィ小体の報告	1960～61：L-ドパによるパーキンソン病治療開始
1976	Kosakaによる大脳皮質レヴィ小体の報告	
1980	Kosakaらによるレヴィ小体病Lewy body diseaseの提唱	
1983	Yoshimuraによるdiffuse Lewy body diseaseの提唱	
1984	Kosakaらによるびまん性レヴィ小体病（DLBD）の提唱	
1990	Kosakaら common formとpure form Perryら senile dementia of Lewy body type Hansenら Lewy body variant of Alzheimer's disease	
1995		1stガイドライン
1997	レヴィ小体の主要構成成分 alpha-synuclein	
1999	cerebral type	2ndガイドライン
2005	brainstem, limbic, diffuse neocortical	3rdガイドライン
2012		MIBG心筋シンチグラフィ保険収載
2013		DAT保険収載
2014		アリセプトR保険収載
2017	amygdala-predominant, olfactory bulb only	4thガイドライン
2018		ゾニサミド（トレリーフ）DLB運動症状に保険収載

（文献5,6）を参考に筆者作成）

1. 中核的特徴

a. 認知機能の変動

　認知機能の変動があるかどうか直接質問するのでは，アルツハイマー型認知症（AD）との鑑別は難しいが，日中の眠気，倦怠感，系統立っていない会話などが診断のきっかけとなるとされる．進行期においては他の認知症でも変動を示すことがあるので，早期に認められた場合にはよりDLBらしさを疑うと報告されている．

b. 幻視

　明瞭な幻視を特徴とし，小動物や子ども，実体意識性（そこにいるような感覚）などが特徴とされる．進行期の一部のADでは，幻視や誤認をしばしば生じ，全経過を通じて出現頻度に有意差がないことが報告されており，その出現時期の重要性が指摘されている．

c. パーキンソニズム

　最終的には85%の患者に認められるとされる．

寡動，安静時振戦，強剛のうち1つを認めるとパーキンソニズムありと判断される．臨床的にはっきりしない場合は，ドパミントランスポーターSPECTが有用である．ただし，特に高齢者の場合，関節炎などの併存症によるものと間違えて解釈しないように注意すべきである，と慎重な判断が必要なことが診断基準に述べられている．

d. レム睡眠行動異常症（RBD）

　REM期睡眠における筋弛緩を伴わない（RWA）睡眠パラソムニアであり，行動化を伴う睡眠異常症である．病理確定DLBの多くの症例で認められることから中核的特徴となった．さらにDLB発症前からRBDが起こることが報告されており，RBDの存在は診断率の向上に寄与するのみならず，DLB発症前診断の普及につながると考えられている．RBDと鑑別すべきものとして，混乱した覚醒，重度の睡眠時無呼吸症候群，周期性四肢運動異常などがある．

表2 レヴィ小体型認知症の支持的特徴

抗精神病薬に対する重篤な過敏性
姿勢の不安定性；繰り返す転倒
失神または一過性の無反応状態のエピソード
高度の自律機能障害（便秘，起立性低血圧，尿失禁など）
過眠
嗅覚鈍麻
幻視以外の幻覚
体系化された妄想
アパシー，不安，うつ，

2. 支持的特徴

表2のような特徴が挙げられている．これらがそろう典型例は診断に迷うことは少ないが，現実的には，早期診断の難しさや，高齢者においては，アルツハイマー病理を始めとした複合病理の高率な合併とともに，臨床症状が大きく修飾される可能性があるため，臨床診断においては慎重を要する．

診断基準

最新の診断基準は表3に示す通りである．これまでの診断基準との変更点は，示唆的症状にとどまっていたRBDが4番目の中核的特徴として位置づけられたこと，支持的バイオマーカーであったMIBG心筋シンチグラフィがDATシンチグラフィと同じ指標的バイオマーカーに昇格したこと，睡眠ポリグラフ検査による筋緊張を伴わないレム睡眠REM without atonia（RWA）が指標的バイオマーカーに追加されたことである．probable DLBの臨床診断のためには，2つ以上の中核的特徴，あるいは，1つの中核的特徴かつ1つ以上の指標的バイオマーカーが必要となった．また，possible DLBは，1つの中核的特徴が存在するが，指標的バイオマーカーが存在しない場合か，1つ以上の指標的バイオマーカーが存在するが，中核的特徴が存在しない場合に診断される．一方，近年臨床診断基準には該当しないが，発症初期あるいは発症前の段階（いわゆるprodromal

DLB）でさまざまな臨床症状を呈することが報告されている．McKeithらは，軽度認知障害発症型DLB-MCI onset，せん妄発症型DLB-delirium onset，精神症状発症型DLB-psychiatric onsetに分類し，典型的DLBは氷山の一角であることを警告している[10]．

Mimics

DLBと類似した病態を呈する病態をmimicsとし，鑑別すべき病態と併せて記載する．

1. せん妄（delilium）

せん妄をみた場合，2つの視点が必要である．DLBはせん妄と共通した臨床徴候を呈するのでその鑑別を行う視点と，せん妄を起こした患者がDLBを発症する（あるいは発症している）可能性を疑う視点である．前者については，まず薬剤性せん妄を除外する必要がある．後者については，MCIの段階で幻覚/せん妄がDLB群の44％に認められたが，AD群には認められなかったという報告もあり[11]，注意が必要である．

2. 遅発性パラフレニア（late paraphrenia）

Rothらによって提唱された疾患概念で，記憶障害は目立たず，認知症や持続的な錯乱症状のない幻覚妄想を呈する症候群である．特徴として，女性に多く，難聴などの感覚障害との関連，体系化された被害妄想と幻聴が精神症状として知られている．

3. 抑うつ（老年期うつ病）

老年期うつ病の症候学的特徴として，青年～中年期のうつ病と比較して憂うつ感や悲哀感などの抑うつ気分，精神運動制止が目立ちにくい一方で，不眠や食欲低下といった生理的な症状や，頭重感，口腔内異常感などの身体愁訴が前景に立つことが多いとされる．また，不安や焦燥感が強いこともあるとされ，これらの特徴の多くはDLBの臨床症状とも共通しており，症候だけで両者を鑑別することは難しい場合も多い[12]．これまで内

表3　DLBの臨床診断基準（2017）

DLBの診断には，社会的あるいは職業的機能や，通常の日常活動に支障をきたす程度の進行性の認知機能低下を意味する認知症であることが必須である．初期には持続的で著明な記憶障害は認めなくてもよいが，通常進行とともに明らかになる．注意，遂行機能，視空間認知のテストによって著明な障害がしばしばみられる．

1．中核的特徴（最初の3つは典型的には初期から出現し，臨床経過を通して持続する）
・注意や明晰さの著明な変化を伴う認知の変動
・繰り返し出現する構築された具体的な幻視
・認知機能の低下に先行することもあるレム睡眠行動異常症
・特発性のパーキンソニズムの以下の症状のうち1つ以上：動作緩慢，寡動，静止時振戦，強剛
2．支持的特徴
抗精神病薬に対する重篤な過敏性；姿勢の不安定性；繰り返す転倒；失神または一過性の無反応状態のエピソード；高度の自律機能障害（便秘，起立性低血圧，尿失禁など）；過眠；嗅覚鈍麻；幻視以外の幻覚；体系化された妄想；アパシー，不安，うつ
3．指標的バイオマーカー
・SPECTまたはPETで示される基底核におけるドパミントランスポーターの取り込み低下
・MIBG心筋シンチグラフィでの取り込み低下
・睡眠ポリグラフ検査による筋緊張低下を伴わないレム睡眠の確認
4．支持的バイオマーカー
・CTやMRIで側頭葉内側部が比較的保たれる
・SPECT，PETによる後頭葉の活性低下を伴う全般的取り込み低下（FDG-PETによりcingulate island signを認めることあり）
・脳波上における後頭部の著明な徐波活動

Probable DLBは，以下により診断される
　a．2つ以上の中核的特徴が存在する
　または
　b．1つの中核的特徴が存在し，1つ以上の指標的バイオマーカーが存在する．
Probable DLBは指標的バイオマーカーの存在のみで診断すべきではない
Possible DLBは，以下により診断される
　a．1つの中核的特徴が存在するが，指標的バイオマーカーの証拠を伴わない
　または
　b．1つ以上の指標的バイオマーカーが存在するが，中核的特徴が存在しない
DLBの診断の可能性が低い
　a．臨床像の一部または全体を説明しうる，他の身体疾患や脳血管疾患を含む脳障害の存在（ただし，これらはDLBの診断を除外せず，臨床像を説明する複数の病理を示しているかもしれない）
　b．重篤な認知症の時期になって初めてパーキンソニズムが出現した場合

DLBは認知症がパーキンソニズムの前か同時に出現したときに診断されるべきである．PDDは，明かなパーキンソン病の経過中におこった認知症を記載するために用いられるべきである．実際の場では，その臨床的状況に最も適した用語に用いられるべきであり，レヴィ小体病（Lewy body disease）といった総称がしばしば役に立つ．DLBとPDDの区別が必要な研究では，認知症の発症がパーキンソニズム発症の1年以内の場合をDLBとする"1年ルール"を用いることが推奨される．

DLB：レヴィ小体型認知症，FDG：[18]F-デオキシグルコース，PDD：認知症を伴うパーキンソン病（文献7）より転載．翻訳は日本神経学会（監），「認知症疾患診療ガイドライン」作成委員会（編）：認知症疾患診療ガイドライン2017．医学書院，東京，2017，p239に従った）

因性疾患といわれてきた上記と器質性疾患を厳密に区別することは難しい．しかし，これらの一群のなかにDLBが存在することは確かであり，老年期においては常にDLBの可能性を念頭に診療することが大切である．合わせて，後に解説がある画像診断，心理検査を組み合わせることが診断精度を上げるうえで重要である．

4. てんかん

幻視や意識レベルの変動という観点から，てんかんとの鑑別が必要である．後頭葉を起源とする後頭葉てんかんの場合，視覚性の変容を伴うことが多い．てんかんでは，色の定まらない形状の線や光が，病巣と反対側の視野内に現れ，ある部位にとどまったり動いたりするのをみる要素性幻視が多いとされている．小視症，大視症，色盲，変形視覚，物が動いてみえるkinetopsiaなども起こりうる[13]．他の臨床所見や脳波検査を総合して鑑別する必要がある．

5. Creutzfeldt-Jakob病（CJD）

視覚異常，幻視という点ではCJDも鑑別に挙がる．臨床的にプリオン病が疑われた症例群の変性疾患の多くがDLBとの報告もある．ただし，急速進行性であることや，MRI拡散強調画像などを経時的に撮像することで，ある程度鑑別可能であると考える．

おわりに

DLBの疾患概念，診断基準の確立からコリンエステラーゼ阻害薬およびゾミサミドまで，本疾患における日本人の貢献は特筆すべきものがある．特に小阪の業績は，臨床的な疑問点から自らの手で病理解剖を行い，新しい疾患概念へとつなげていった歴史的偉業といえる．われわれは，この業績から多くのことを学ばなければならない．

今後の課題

▶DLBの究極の確定診断は，生体におけるαシヌクレイン（αSyn）の蓄積を証明することである．近年では，DLB患者における皮膚生検でのαSynの証明[14]や剖検脳からRT-QUICでαSynの証明がされている[15]．しかし，臨床例では病理の確認が取れていない点や，剖検例では検討数が乏しいなどの問題があり，さらに新臨床診断規準のどの特徴と関連しているかなどの証拠が不十分である．そのためには，まずは新診断基準の感度特異度を検証し，臨床診断規準を満たさないprodromal DLBとこれらのバイオマーカーとの関連の研究が進められるべきである．

文 献

1) Kosaka K, Oyanagi S, Matsushita M, et al. Presenile dementia with Alzheimer-, Pick- and Lewy-body changes. Acta Neuropathol 1976；**36**：221-233.

2) McKeith IG, Galasko D, Kosaka K, et al. Consensus guidelines for the clinical and pathologic diagnosis of dementia with Lewy bodies（DLB）：report of the consortium on DLB international workshop. Neurology 1996；**47**：1113-1124.

3) McKeith IG, Perry EK, Perry RH. Report of the second dementia with Lewy body international workshop：diagnosis and treatment. Consortium on Dementia with Lewy Bodies. Neurology 1999；**53**：902-905.

4) McKeith IG, Dickson DW, Lowe J, et al. Diagnosis and management of dementia with Lewy bodies：third report of the DLB Consortium. Neurology 2005；**65**：1863-1872.

5) 小阪憲司．レビー小体病の概念．精神科 2016；**29**：1-4.

6) 小阪憲司，神田 隆．1枚のスライド．Brain and Nerve 2013；**65**：1521-1527.

7) McKeith IG, Boeve BF, Dickson DW, et al. Diagnosis and management of dementia with Lewy bodies：Fourth consensus report of the DLB Consortium. Neurology 2017；**89**：88-100.

8) 日本神経学会（監），「認知症疾患診療ガイドライン」作成委員会（編）．認知症疾患診療ガイドライン2017．医学書院．2017.

9) Ferman TJ, Arvanitakis Z, Fujishiro H, et al. Pathology and temporal onset of visual hallucinations, misperceptions and family misidentification distinguishes dementia with Lewy bodies from Alzheimer's disease. Parkinsonism Relat Disord 2013；**19**：227-231.

10) McKeith I, Taylor JP, Thomas A, et al. Revisiting DLB diagnosis：A consideration of prodromal DLB and of the diagnostic overlap with Alzheimer disease. J Geriatr Psychiatry Neurol 2016；**29**：249-253.

11) Jicha GA, Schmitt FA, Abner E, et al. Prodromal clinical manifestations of neuropathologically confirmed Lewy body disease. Neurobiol Aging 2010；**31**：1805-1813.

12) 溝口義人, 門司　晃. レビー小体型認知症と他の精神疾患の鑑別. 精神科2016；**29**：28-31.
13) Nishio Y. Visual impairment and false perceptions in dementia with Lewy bodies. Brain and Nerve 2018；**70**：889-904.
14) Donadio V, Incensi A, Rizzo G, et al. A new potential biomarker for dementia with Lewy bodies：Skin nerve α-synuclein deposits. Neurology 2017；**89**：318-326.
15) Sano K, Atarashi R, Satoh K, et al. Prion-like seeding of misfolded α-synuclein in the brains of dementia with Lewy body patients in RT-QUIC. Mol Neurobiol 2018；**55**：3916-3930.

II 各 論

6. レヴィ小体型認知症

b. 画像診断・検査所見・治療

馬場 徹
国立病院機構 仙台西多賀病院脳神経内科

ESSENCE

◆レヴィ小体型認知症 (DLB) の国際臨床診断基準が改定された.

◆DLBの中核的特徴を1項目しか認めない場合でも，1つ以上の指標的バイオマーカーを認めた場合にはprobable DLBと診断できる.

◆DLBの指標的バイオマーカーには，大脳基底核でのドパミントランスポーター取り込み低下・MIBG心筋シンチグラフィーでの取り込み低下・終夜睡眠ポリグラフィーでのREM sleep without atoniaの3つがある.

◆DLBの治療においては，他の症状を悪化させないように注意しながら，個別の症状への対症療法を行う必要がある.

はじめに

1912年にFrederick Lewyはパーキンソン病 (PD) の中脳黒質に神経細胞内封入体が存在することを報告し，これは現在ではレヴィ小体と呼ばれている．レヴィ小体は当初PDに特有の病理変化と考えられていたが，1976年のKosakaらの報告によって大脳皮質に出現したレヴィ小体と認知症との関連が注目されるようになり，さらにユビキチンやαシヌクレイン免疫染色などによってレヴィ小体の検出が容易になるとレヴィ小体を伴う認知症が決してまれでないことが次第に明らかとなり，1995年の国際ワークショップでレヴィ小体型認知症 (DLB) と名付けられた[1,2]．今日ではDLBはアルツハイマー病 (AD) に次いで多い"第二の認知症"とも称されるまでになっており，正確な診断法および適切な治療戦略について熟知しておくことは非常に重要である[3]．前節で取り上げられたDLBの臨床像および診断基準に続いて，本稿では画像診断・検査所見および治療法について概説したい.

DLBの診断に有用な指標的バイオマーカー

2017年に出された最新のDLB臨床診断基準では，認知機能 (注意・集中) の変動・繰り返し出現する具体的な幻視・レム睡眠行動異常症 (RBD) および誘因のないパーキンソニズムの4つが中核的特徴とされており，このうち2つ以上を認めた場合にはprobable DLBと診断することができる (詳細は前節参照)[4]．ただし，パーキンソニズムは比較的進行した時期に認められやすい症状であるなど，病初期には2つ以上の中核的特徴がそろわない場合も少なくないため，指標的バイオマーカーと呼ばれるDLB特有の検査異常を組

KEY WORDS DLB，診断基準，DAT，RBD，[123]I-MIBG心筋シンチグラフィー

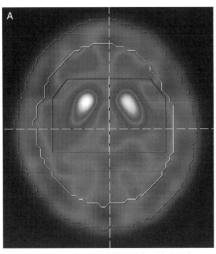 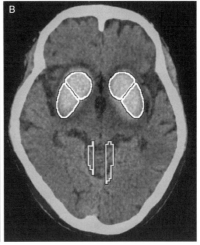

図1 DATスキャン解析例（口絵参照）
A. DAT viewでは台形ROIを用いてSBRを算出する．
B. SceniumではSPECT/CT合成画像を標準脳に合わせて変形することで，尾状核・被殻に設定したROI内の集積を評価できる．

み合わせることで診断精度を高めることが提案されている．この指標的バイオマーカーには，①大脳基底核でのドパミントランスポーター（DAT）取り込み低下，②MIBG心筋シンチグラフィーでの取り込み低下，③終夜睡眠ポリグラフィーでの筋活動低下を伴わないレム睡眠 REM sleep without atonia（RWA）の3つがあり，中核的特徴を1項目しか認めない場合であっても1つ以上の指標的バイオマーカーを確認できた場合には probable DLBと診断することが可能となっている．以下では指標的バイオマーカーについて個別に説明する．

1. DLBにおけるDAT検査異常

DLBではドパミン神経系の障害を生じるため，早期からDAT検査での異常を認め，DAT異常は前回のDLB国際診断基準第2版でもDLBの存在を示唆する検査異常とされていた．DAT異常は感度78％・特異度90％でDLBとADを鑑別できるとも報告されており非常に診断的価値が高いが，進行性核上性麻痺・多系統萎縮症・大脳皮質基底核変性症および前頭側頭型認知症などの神経変性疾患ではDAT異常を伴いやすいため注意が必要である．また病理学的にDLBと診断された

にもかかわらずDAT異常を伴わなかった症例の報告もあり，中脳黒質の障害が軽度な場合にはDAT正常となりうることも知っておく必要がある．一方でPDの場合には比較的強い中脳黒質の障害が存在するためDAT正常とはなりえず，最新の臨床診断基準でもDAT正常の場合にはPDと診断できないことになっている[5]．

DAT検査にはさまざまな核種が用いられるが，わが国では ^{123}I-ioflupane（^{123}I-FP-CIT）が使用可能である．DAT検査では視覚的判定が基本とされ，健常者では両側線条体に左右対称のカンマ状集積を認めるが，DAT異常がある場合には左右非対称・ドット状あるいはびまん性の集積低下を生じたりする．また画像解析ソフトウェアを用いてバックグラウンドの集積を基準にした線条体の集積比 specific binding ratio（SBR）を算出し，その数値をDAT検査の判定に役立てようとする取り組みもなされている（**図1A**）．ただし，SBRは集積時間の変化などによるバックグラウンドの集積のわずかな違いによって値が大きく変動しうることや，線条体に設定した関心領域（ROI）の中に脳脊髄液が多く含まれるとSBRが低下しやすいなどの問題もあり，SBRの値のみに頼った判断は避けるべきである．さらに最近ではドパミン

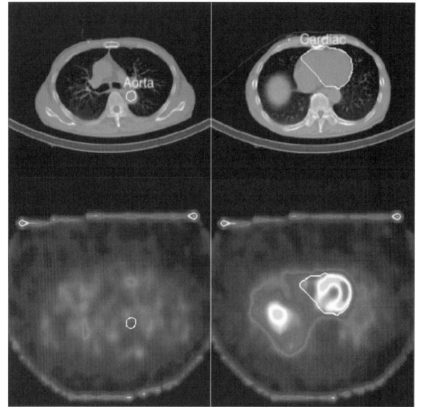

図2 SPECT/CT装置を用いたMIBG心筋シンチグラフィー解析の例(口絵参照)
CT画像を元に大動脈および心臓にROIを設定し(上段),そのROIをSPECT画像と重ね合わせることで心臓におけるMIBG集積をより高精度に評価できる.

トランスポーター画像とCT/MRIでの構造画像との重ね合わせによって高精度に線条体集積比を調べようとする研究も行われている(図1B).

[123]I-ioflupaneはドパミントランスポーターだけでなくセロトニントランスポーターにも結合することが知られており,薬剤によっては結果の解釈に大きな影響を及ぼすため注意が必要である.例えば選択的セロトニン再取り込み阻害薬(SSRI)はバックグラウンドの集積を低下させるため線条体集積を過大評価してしまう危険があり,可能であれば検査前の休薬が推奨されている.

2. DLBにおけるMIBG心筋シンチグラフィー異常

DAT検査に加えて今回の診断基準では[123]I-MIBG心筋シンチグラフィーでの異常および終夜睡眠ポリソムノグラフィーのグラフィーで確認したRWAの2つの検査異常がDLBの存在を示唆する所見として加わった.

DLBおよびPDではレヴィ小体病理による心臓交感神経の障害を生じやすく[123]I-MIBG心筋シンチグラフィーで脱神経の所見を認める[6].[123]I-MIBG心筋シンチグラフィーでの異常はDLBとADを高い精度で鑑別できるが,心疾患や糖尿病・末梢神経障害や薬剤(ラベタロール,レセルピン,三環系抗うつ薬など)の影響を受けることに注意が必要である.[123]I-MIBG心筋シンチグラフィーの評価には,縦隔での取り込みを基準に心臓での集積比を計算した心縦隔比heart-to-mediastinum ratio(H/M比)が用いられるが,やはりROIの位置や大きさなどの違いによってH/M比が変動してしまうため,画像処理の標準化[7]やSPECT/CT装置を用いた高精度ROI法開発など(図2)[8],さまざまな取り組みがなされている.

3. DLBにおける終夜睡眠ポリグラフィー異常

RBDはレム睡眠のときに見た夢の内容に合わせて激しい寝言を言ったり殴ったり蹴ったりといった行動を繰り返してしまう睡眠異常であり，DLBにおける診断的価値が高い．健常者ではレム睡眠の間は筋肉の緊張は抑えられているため"夢の行動化"は生じないが，RBDでは筋緊張の抑制が不十分となるため，終夜睡眠ポリグラフィーを行うとRWAが観察される．RBDの病歴をもつ認知症患者にこの電気生理学的所見を確認できた場合には，シヌクレイノパチーが存在する確率が90％を超えるとされており，DLB国際診断基準第3版では他の中核的症状を伴わない場合でも，認知症およびRBDの病歴・終夜睡眠ポリグラフィーでのREM sleep without atoniaの所見が揃えばprobable DLBと診断可能になっている．

レヴィ小体型認知症にみられるその他の検査異常

DLBにおいてよく認められるが，疾患特異性が証明されてはいない検査所見がいくつか知られており，DLB国際診断基準第3版では支持的バイオマーカーとして取り上げられている．これにはCTやMRIで内側側頭葉の萎縮が比較的目立たないといった所見や，SPECTやPETでの全般性脳血流・代謝低下，FDG-PET画像でのposterior cingulate island sign（中部～後部帯状回の糖代謝が比較的保たれる），脳波でのpre-α～θ帯域で周期的に変動する後頭葉に顕著な徐波活動が取り上げられている[4]．

その他，DLBの中核的特徴の1つである繰り返す幻想と同等の病的意義を持つと推測される錯視反応を誘発するパレイドリアテストがわが国で開発されており，DLBの診断に有用である[9]．

レヴィ小体型認知症の治療

DLBでは認知機能障害に加えて幻覚などの精神症状やレム睡眠行動障害に代表される睡眠異常，自律神経障害およびパーキンソニズムなど多彩な症状を認めるが，DLBの治療においてはそれぞれの症状に対して対症的治療を行うことが推奨されている[10]．

1. 認知機能障害に対する治療

DLBの認知機能障害に対する治療としてはコリンエステラーゼ阻害薬が用いられ，メタアナリシスの結果ではリバスチグミンやドネペジルの有効性が示唆されているが，わが国ではドネペジルのみが保険適応となっている．Moriらの研究ではプラセボ群に比較してドネペジル群ではMMSEで評価した認知機能の有意な改善を認め，その他Neuropsychiatric inventoryで評価した精神症状やCIBIC-plusで評価した全般的機能，Zarit Caregiver Burden Interviewで評価した介護負担度にも有意な改善を認めたことを報告している[11]．

2. 精神症状に対する治療

精神症状に対しては，先ほどのMoriらの報告ではドネペジルによって容量依存的に妄想・幻覚・認知の変動が改善したことが示されているが，抗精神病薬が必要になる場合もあり，少量のクエチアピンが比較的安全に使用できるとされている．PDの精神症状に対してはクロザピンやセロトニン系を治療標的とした新薬であるピマバンセリンなどが有効とされるが，DLBへの効果および忍容性に関しては今後の研究が待たれる．DLBの抑うつ症状に対しては一般的なうつ病の治療薬としてSSRIやSNRIなどが用いられることもある．

3. レム睡眠行動障害に対する治療

レム睡眠行動障害に対しては薬物治療としてはクロナゼパムがよく用いられるが，日中の活動などで昼夜のリズムを整えることも重要である．

DLBでよく認められる自律神経障害としては起立性低血圧や便秘などがあるが，起立性低血圧に対しては就寝中の頭部挙上・塩分摂取および弾

性ストッキング着用といった非薬物治療に加えてドロキシドパ・ミドドリンなどの薬物療法を組み合わせ，難治例においてはフルドロコルチゾンなども考慮される．便秘症についてはPDと同様に水分・食物繊維摂取に加えて緩下剤の併用がよく行われる．

4. パーキンソニズムに対する治療

DLBにおけるパーキンソニズムの一部はドパミン補充療法によって改善しうるが，PDに比較して反応性が乏しく，精神症状の悪化を招きやすいことから，精神症状に注意しながら少量から開始することになる．また易転倒性を認めることからは骨粗鬆症などにも注意することが必要である．その他，PD治療薬としても知られるゾニサミドが精神症状を悪化させることなくDLBの運動症状を改善させることが示され[12]，最近では補助的に用いられることも多くなっている．

このように複数の症状に対応していく場合，多剤併用となってしまう問題があり，個別の症状に対応しつつ他の症状に悪影響を及ぼさないよう注意することが重要である．

おわりに

DLBの適切な早期診断のためには，指標的バイオマーカーについて熟知しておく必要がある．またDLBでは中核的特徴以外にもさまざまな症状を呈するため，治療に際しては細かな病歴聴取および診察が求められ，個々の症状に応じた治療方針を考えていかなくてはならない．

今後の課題

DLBの早期診断精度向上のためには，
- ▶認知症の前段階である軽度認知機能障害（MCI）の時期のレヴィ小体病の臨床的特徴および画像・検査異常についての研究が必要である．
- ▶まだ指標的バイオマーカーについても検査精度をさらに高めていくことが求められている．
- ▶早期診断法の確立は，今後の病態抑止療法の礎となる．

文 献

1) Gomperts SN. Lewy body dementias：Dementia with Lewy bodies and Parkinson disease dementia. Continuum (Minneap Minn) 2016；**22**：435-463.
2) Arnaoutoglou NA, O'Brien JT, Underwood BR. Dementia with Lewy bodies - from scientific knowledge to clinical insights. Nat Rev Neurol 2018；**15**：103-112.
3) 馬場 徹．レビー小体型認知症の臨床．日本臨床 2018；**76**：124-130.
4) McKeith IG, Boeve BF, Dickson DW, et al. Diagnosis and management of dementia with Lewy bodies：Fourth consensus report of the DLB Consortium. Neurology 2017；**89**：88-100.
5) Postuma RB, Berg D, Stern M, et al. MDS clinical diagnostic criteria for Parkinson's disease. Mov Disord 2015；**30**：1591-1601.
6) Orimo S, Ozawa E, Nakade S, et al. (123) I-metaiodobenzylguanidine myocardial scintigraphy in Parkinson's disease. J Neurol Neurosurg Psychiatry 1999；**67**：189-194.
7) Yoshita M, Arai H, Arai H, et al. Diagnostic accuracy of ^{123}I-meta-iodobenzylguanidine myocardial scintigraphy in dementia with Lewy bodies：A multicenter study. PLoS One 2015；**10**：e0120540.
8) Odagiri H, Baba T, Nishio Y, et al. On the utility of MIBG SPECT/CT in evaluating cardiac sympathetic dysfunction in Lewy body diseases. PLoS One 2016；**11**：e0152746.
9) Yokoi K, Nishio Y, Uchiyama M, et al. Hallucinators tind meaning in noises：pareidolic illusions in dementia with Lewy bodies. Neuropsychologia 2014；**56**：245-254.
10) 日本神経学会．認知症疾患診療ガイドライン2017．医学書院，2017.
11) Mori E, Ikeda M, Kosaka K, on behalf of the Donepezil DLBSI. Donepezil for dementia with Lewy bodies：A randomized, placebo-controlled trial. Ann Neurol 2012；**72**：41-52.
12) Murata M, Odawara T, Hasegawa K, et al. Adjunct zonisamide to levodopa for DLB parkinsonism：A randomized double-blind phase 2 study. Neurology 2018；**90**：e664-e672.

II 各論

6. レヴィ小体型認知症

c. 病理

藤城弘樹
かわさき記念病院精神科

ESSENCE

◆ 他の非定型パーキンソニズムを呈する疾患との鑑別診断と異なり，レヴィ小体型認知症（DLB）とパーキンソン病（PD）では，黒質線条体の病理学的背景が共通する．

◆ 病理学的観点から，レヴィ病理の頻度は高く，PD/DLBの臨床診断の感度の低さが示唆される．

◆ 発症年齢と，大脳皮質のレヴィ病理とアミロイド斑の程度が，レヴィ小体病の臨床経過を考えるうえで重要である．

◆ 2017年のDLB病理診断基準では，多様な病理学的背景に対応可能であり，さらなる臨床病理学的検討により，レヴィ小体病の臨床経過の整理が期待される．

はじめに

レヴィ小体型認知症（DLB）は，剖検脳でレヴィ小体やレヴィ関連神経突起が観察され，その多くが非定型パーキンソニズムを呈する．他の非定型パーキンソニズムを呈する疾患との鑑別診断と異なり，DLBとパーキンソン病（PD）では，黒質神経細胞脱落を伴うレヴィ病理が病理学的背景として共通している．そのため，神経保護薬や疾患修飾薬による早期介入の観点から，レム睡眠行動障害（RBD）などの共通する前駆症状に注目し，両者の発症前診断に関心が高まっている．わが国の久山研究[1]によると，非認知症の連続剖検例のうち10.3%がレヴィ病理を認めたが，いずれも生前にパーキンソニズムを呈さず，PDの臨床診断に至っていなかった．また，認知症の連続205剖検例（死亡時平均86.2歳）のうち，パーキンソン病認知症（PDD）4症例（1.9%）を除外後，DLB病理診断基準に基づいて，28症例（13.6%）が後述

するintermediate-あるいはhigh-likelihood DLBに分類された．病理学的観点から，レヴィ病理の頻度は比較的高く，PD/DLBの臨床診断の感度の低さを示唆していると考えられる．本稿では，DLBを含むレヴィ小体病（LBD）の自然経過について臨床病理学的に考察した．

PD Braakステージと臨床症状の関連

レビー病理の脳内進展過程を示すPD Braakステージ[2]では，延髄の迷走神経背側核からレヴィ病理が出現し，脳幹部を上行性に橋被蓋・黒質を経由して大脳辺縁系，新皮質へ至る．また，迷走神経背側核と同時期から嗅球の前嗅核にレヴィ病理が出現する．この進展過程はPDを想定して作成されており，黒質のドパミン神経細胞脱落によるパーキンソニズムの出現がPDの発症に相当し，皮質への病変の進展に伴って，認知機能障害や幻

KEY WORDS レヴィ小体病，Braakステージ，前駆症状，発症年齢，アミロイド

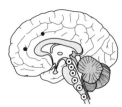
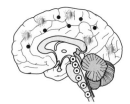
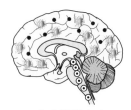

A. パーキンソン病　　B. パーキンソン病認知症　　C. レヴィ小体型認知症

◎ 脳幹型レヴィ小体　● 皮質型レヴィ小体　▨ アミロイド斑

図1　臨床亜型による病理学的特徴
パーキンソン病亜型は，50代後半で発症し，脳幹型に分類される．パーキンソン病認知症とレヴィ小体型認知症亜型は，皮質レヴィ小体とともに大脳にアミロイド斑を認めた．

覚などの精神症状が出現すると考えられている．この進展過程は，PDと臨床診断された41症例（死亡時平均75.7歳）と，精神・神経疾患の専門医療機関以外で剖検に至り，レヴィ病理を有した69症例（死亡時平均76.1歳）を基に作成されている．すなわち，非定型パーキンソニズムや精神疾患と臨床診断された症例は含まれていないと考えられ，死亡時年齢が比較的低いことに注意を要する．シドニーで実施されたPD 149症例の縦断的臨床病理研究では，非定型PD 13症例（DLB 3症例を含む）を除外し，136症例が対象とされた．PDの臨床診断で，認知症を発症せず剖検に至った29症例では，発症年齢が50代後半と若く，レヴィ病理が脳幹に限局し，大脳アミロイド斑が観察されなかった（図1）．PDD 52症例では，辺縁皮質から大脳皮質のレヴィ小体とともに，発症年齢が高くなるにつれて大脳アミロイド斑の合併率が上がっていた．一方，パーキンソニズムの出現と同時あるいは1年以内認知症を呈したDLB 6症例（平均発症年齢65歳）の剖検脳では，新皮質にレヴィ病理が広がり，83％に大脳アミロイド斑が観察された．臨床病理学的研究のみならず，PDの脳内アミロイドの沈着が認知機能低下の進行に関与していることを示す脳脊髄液所見やアミロイドイメージングの知見がすでに数多く蓄積されている[4]．

偶発的レヴィ病理とレヴィ小体病の連続性

LBDとは，その剖検脳内にレヴィ小体が観察され，PD/PDD，DLBを包括する汎用性のある呼称として，小阪らによって臨床病理学的観点から提案された．脳幹に病変が限局する脳幹型brainstem-predominant LBD（BLBD）がPDに相当し，脳幹から辺縁系に広がる辺縁/移行型limbic/transitional LBD（TLBD），大脳皮質を含む全脳に広がるびまん・新皮質型diffuse neocortical LBD（DLBD）とレヴィ病理の脳内分布で3つの亜型に分類されている．最近の縦断的臨床病理研究によると，生前にパーキンソニズムや認知症症状を認めず，剖検によって確認された偶発的レヴィ小体incidental Lewy body disease（iLBD）が，RBD，嗅覚低下，高頻度の便秘，抑うつと相関することが明らかになっている[4]．これらの前駆症状は，PD/DLBの発症に先行する臨床経過と整合性があり，iLBDとPD/DLBの連続性を支持している．

偶発的レヴィ病理の脳内分布

Mayo ClinicによるOlmsted Countyにおける疫学縦断研究では，生前にパーキンソニズム，認知症，神経変性疾患を認めず，61歳以上で死亡した235例の剖検脳（死亡時平均年齢78.6歳）のうち，14.5％の34例（死亡時年齢82歳）にαシヌ

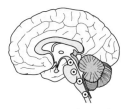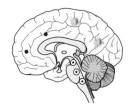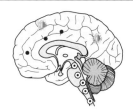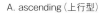

A. ascending（上行型）　　B. intermediate（中間型）　　C. diffuse（びまん型）

◉ 脳幹型レヴィ小体　●皮質型レヴィ小体　※老人斑

図2　偶発的レビー小体病理の脳内分布
ascending群は，パーキンソン病Braakステージに従い，intermediate群とdiffuse群では，皮質レヴィ小体を認めた．

クレイン陽性レヴィ病理を認めた[6]．Olmsted CountyにおけるPDの生涯発症リスクが1.6%であることから，ほぼ10倍の出現頻度であった．Meynert核にのみレヴィ関連神経突起を認めた症例を除き，レヴィ病理の分布様式は，3つの亜型に分類された（図2）．すなわち，11症例が脳幹に病変が限局するascending（死亡時年齢76歳）に，12症例が脳幹のみならず皮質に病変を認めるdiffuse（死亡時年齢84歳）に，残りの10症例が脳幹諸核に病変を一部認めず，両者の中間を示したintermediate（死亡時年齢83歳）の3群に分類された．diffuseの亜型は，パーキンソニズムが出現する前にすでに皮質にレヴィ病理が広がっており，PDの前駆状態というよりもむしろDLBの前駆状態であると考えられた．また，いずれの亜型もレヴィ病理の密度は低かったが，diffuseの亜型が，他の2亜型と比較して，皮質のみならず，脳幹の病変の密度が最も高かった．ascendingの亜型も黒質ドパミン神経細胞脱落がパーキンソニズムの出現の閾値に達する前に皮質に病変が広がる可能性がある．PDが50代後半で発症していたシドニーの報告結果を踏まえると，80歳以降にパーキンソニズムが出現するまで，脳幹に病変が限局する症例は少数なのかもしれない．

DLB病理診断基準

2017年のDLB病理診断基準では，従来のBLBD，TLBD，DLBDに加え，扁桃体優位型（amygdala-predominant），嗅球限局型（olfactory only）に分類されるレヴィ病理の脳内分布とAD病理の程度を考慮し，DLB臨床症候群を呈する病理所見を，high-likelihood, intermediate-likelihood, low-likelihoodに区分している（図3）．レヴィ病理の脳内分布が広範囲になるにつれてDLB臨床症候群（DLBらしさ）を呈する一方，AD病理の程度が強くなれば，DLBらしさが目立たなくなることを意味している．前方視的な臨床病理学的研究は数少ないが，high- あるいは intermediate-likelihoodのカテゴリーがDLB臨床症候群を呈する病理学的背景であることが確認され，DLBの80％以上がびまん性老人斑を伴ったDLBDであり，シドニーの報告と合致している[7]．また，中脳黒質の神経細胞脱落の程度について半定量方法を用いて，none, mild, moderate, severeと評価し，臨床病理学的観点から，パーキンソニズムの有無を記載することが明記された．今回の改訂によって，LBDの多様な臨床像に対する柔軟な臨床病理学的検討が可能になったと考えられる．

DLBDの臨床像

DLB臨床診断の感度が低い要因として，初発症状の多様性が指摘されている．1990年にKosakaによって報告されたわが国のDLBD 37症例（平均発症年齢59歳）の臨床病理学的検討では，35症例（94%）に認知症症状を認め，初発症状が

		アルツハイマー病理変化		
		NIA-AA none/low (Braak 0-II)	NIA-AA intermediate (Braak III-IV)	NIA-AA high (Braak V-VI)
レヴィ関連病理	diffuse neocortical	high	high	intermediate
	limbic (transitional)	high	intermediate	low
	brain stem-predominant	low	low	low
	amygdala-predominant	low	low	low
	olfactory bulb only	low	low	low

黒質神経細胞脱落の評価：
none, mild, moderate, severe

■ high likelihood
■ intermediate likelihood
□ low likelihood

図3　DLB病理学的診断基準

NIA-AA；National Institute on Aging-Alzheimer's Association診断基準，high；high-likelihood，intermediate；intermediate-likelihood，low；low-likelihood　　　　（文献8）より作成）

表1　初発症状別の臨床病理学的比較

初発症状 （症例数とその割合）	neurological signs （N=14, 37%）	psychotic state （N=7, 19%）	memory loss （N=16, 43%）	p-value
発症年齢	48.5 (24, 66)	68.0 (64.0, 75.0)	64.5 (57.75, 76.5)	0.065
罹病期間	8.0 (4.75, 9.5)	5.0 (5.0, 12.0)	5.0 (3.25, 6.75)	0.176
死亡時年齢	55.0 (37.5, 85.5)	80.0 (69.0, 85.0)	69.0 (65.5, 80.0)	0.16
皮質レヴィ病理	3.0 (3.0, 3.0)	3.0 (3.0, 3.0)	2.0 (2.0, 3.0)	0.006
脳幹レヴィ病理	3.0 (2.5, 3.0)	3.0 (1.0, 3.0)	3.0 (3.0, 3.0)	0.090
老人斑	1.0 (0.0, 3.0)	2.0 (0.0, 3.0)	3.0 (3.0, 3.0) *	<0.001
神経原線維変化	1.0 (0.0, 2.0)	1.0 (1.0, 1.0)	3.0 (1.25, 3.0) **	0.004

3群間で一元配置分散分析あるいはKruskal-Wallisを用いて比較し，有意差があった場合Mann-Whitney's testを施行した．
*$p < 0.05$（neurological signsとpsychotic state各グループと比較）
**$p < 0.05$（neurological signsグループと比較）　　　　　　　　（文献9）を基に比較検討を行った）

神経症状38%，記憶障害43%，精神病症状19%であり，各々の発症年齢は，48歳，64歳，68歳であった（**表1**）．また，全経過を通じて，21%にパーキンソニズムを認めなかった．初発症状別の臨床病理所見を比較した場合，記憶障害群が老人斑と神経原線維変化の程度が有意に高かった．現在のわが国の高齢化社会を考慮すると，記憶障害群の割合の増加が推測されるが，精神病症状群の知見は乏しいのが現状である．病初期の精神症状に対して，向精神薬が投与された場合，薬剤性パーキンソニズムとの鑑別が困難となる可能性がある．

おわりに

2015年のPD診断基準には，さまざまな非運動症状が組み込まれたが，病理診断基準は作成されていない．運動症状に焦点を当てた場合，多様な臨床症状に対応する黒質神経細胞脱落以外の病理学的背景を明記することは，困難と考えられる．一方，2017年のDLB診断基準では，PDと同様に非運動症状の重要性が再認識されるとともに，認知機能障害に相関する皮質型レヴィ小体の脳内分布にlikelihoodの概念を適用し，黒質神経細胞脱落を半定量評価することで，多様な病理学的背景に対応可能となっている．PD/DLBの診断感度

の低さとわが国の超高齢化の社会的変化を踏まえると，非運動症状への着眼によってLBD診断率の向上と臨床経過の整理が期待される．

今後の課題

- ▶ 中高年に発症した精神神経疾患を対象として，DLB病理診断基準を用いた臨床病理学的検討の継続が必要である．
- ▶ PD/DLBの臨床診断基準を満たさないレヴィ小体病の臨床的特徴を明らかにすることで，DLBの早期診断のみならず，診断感度の向上が期待される．
- ▶ 臨床評価において，睡眠医学をはじめとした複数の診療領域の連携が必要である．

文　献

1) Fujimi K, Sasaki K, Noda K, et al. Clinicopathological outline of dementia with Lewy bodies applying the revised criteria : The Hisayama study. Brain Pathol 2008 ; 18 : 317-325.

2) Braak H, Del Tredici T, Rüb U, et al. Staging of brain pathology related to sporadic Parkinson's disease. Neurobiol Aging 2003 ; 24 : 197-211.

3) Halliday G, Hely M, Reid W, et al. The progression of pathology in longitudinally followed patients with Parkinson's disease. Acta Neuropathol 2008 ; 115 : 409-415.

4) Fujishiro H, Nakamura S, Sato K, et al. Prodromal dementia with Lewy bodies. Geriatr Gerontol Int 2015 ; 15 : 817-826.

5) 小阪憲司，松下正明，小柳新策，Mehraein P. "Lewy 小体病" の臨床神経病理学的研究．精神神経誌 1980 ; 82 : 292-311.

6) Frigerio R, Fujishiro H, Ahn TB, et al. Incidental Lewy body disease : do some cases represent preclinical dementia with Lewy bodies? Neurobiol Aging 2011 ; 32 : 857-863.

7) Fujishiro H, Ferman TJ, Boeve BF, et al. Validation of the Neuropathologic Criteria of the Third Consortium for Dementia with Lewy Bodies for Prospectively Diagnosed Cases. J Neuropathol Exp Neurol 2008 ; 67 : 649-656.

8) McKeith IG, Bradley B, Dickson DW, et al. Diagnosis and management of dementia with Lewy bodies : fourth report of the DLB Consortium. Neurology 2017 ; 65 : 1863-1872.

9) Kosaka K. Diffuse Lewy body disease in Japan. J Neurol 1990 ; 237 : 197-204.

10) Postuma RB, Berg D, Stern M, et al. MDS clinical diagnostic criteria for Parkinson's disease. 2015 ; 30 : 1591-1599.

II 各 論

7. 正常圧水頭症

a. 歴史，臨床像，診断基準，画像所見，治療

大道卓摩[*]・徳田隆彦[**]

[*]京都府立医科大学神経内科，[**]京都府立医科大学分子脳病態解析学講座

ESSENCE

- ◆ 特発性正常圧水頭症 (iNPH) は高齢者において頻度の高い疾患であり，診療ガイドラインに基づいた診断と治療が求められる.
- ◆ iNPHは，歩行障害，認知障害，排尿障害といった高齢者では非特異的な症状を呈するが，画像ではDESHという特徴的な所見を認める.
- ◆ iNPHの治療については，脳室・腹腔短絡術 (VPシャント術) と腰椎くも膜下腔・腹腔短絡術 (LPシャント術) の有用性が日本国内の多施設共同前向き研究で示されている.
- ◆ 脳脊髄液の生理学的動態については，近年，脳脊髄液は循環せずに，毛細血管や脳リンパ排液経路を通じて産生および排出されるとする考えが注目されている.

歴 史

正常圧水頭症 (NPH) は，歩行障害・認知障害・尿失禁を主な症状として，脳室拡大はあるものの脳脊髄液の圧は正常範囲内で，シャント手術で症状が改善する病気として，1965年にHakimとAdamsらによって報告された[1]．NPHは，くも膜下出血や髄膜炎に引き続いて起こる原因の明らかな二次性NPH secondary NPH (sNPH) と，そのような明らかな原因がない特発性NPH idiopathic NPH (iNPH) に分けられる．高齢化に伴い近年iNPHが増加してきており，パーキンソニズムや認知機能障害の鑑別疾患として，また早期にシャント手術を行えば治療が可能であるという点で，脳神経内科・脳神経外科の日常臨床において重要である.

わが国では2004年にiNPH診療ガイドライン[2]が世界に先駆けて作成され，2011年にその改訂

版が出版された[3]．また，2つの国内多施設共同前向き研究が実施されたSINPHONI研究 (The Study of INPH On Neurological Improvement)[4]およびSINPHONI-2研究[5]）．2011年のガイドラインでは，SINPHONI研究の結果をうけて，iNPHの特徴として，disproportionately enlarged subarachnoid-space hydrocephalus (DESH) という頭部画像診断上の所見を重要視している．一方，国際iNPHガイドライン[6]ではNPH症状の発現年齢を40歳以上としていて，先天性水頭症の症状遅発例を含む可能性を持たせている．特に米国では，先天性の要因がある成人発症の正常圧水頭症こそが，「先行する疾患が明らかでない」NPHと考える専門医が多く，日本のガイドラインとiNPHの定義が異なっていて，そのためiNPHの診察件数は少なくなっている.

KEY WORDS
特発性正常圧水頭症，DESH，タップテスト，シャント手術，脳脊髄液

疫　学

　地域住民を対象にした疫学調査を再解析して，iNPH疑い例の頻度を検討した研究がわが国から相継いで報告されている[7~9]．それらはいずれもiNPH診療ガイドラインの診断基準に基づいて，脳MRIで「脳室拡大」と「高位円蓋部の脳溝・くも膜下腔の狭小化」を示すものの頻度を調査している．最新の疫学研究までを加重平均すると，高齢者の2.3%が上記の特徴を有しており，これを有病率に換算すると約600人/10万人という驚くべき数字になり，これはパーキンソン病（PD）の150~200人/10万人よりも高いということになる．国際iNPHガイドラインの診断基準に従いCT画像を用いたSwedenの疫学調査においても，高齢者の2.1%がiNPH疑いの診断であった[10]．

臨床像

　iNPHの臨床症状としては，歩行障害・認知障害・尿失禁がいわゆる3徴とされる主症状である．SINPHONI研究とSINPHONI-2研究におけるiNPH患者群の症状の頻度は，歩行障害が91%，認知機能障害が80~83%，排尿障害が60~64%であった．3徴の重症度分類ならびに髄液排除試験・シャント手術の効果判定として，iNPH Grading Scale（iNPHGS）が用いられている（表1）[11]．

1．歩行障害

　歩行障害の特徴は，小刻み歩行であり，特に方向転換時に小刻みとなって足踏みを繰り返す．この点では，PDの歩行と類似しているが，PDと異なる点は開脚性歩行であること，前傾姿勢ではないことが挙げられる．また，iNPHの歩行障害は"lower-half parkinsonism"と呼ばれていて，上肢には症状が出ない点もPDの症状との鑑別点となる．

2．認知障害

　認知障害がiNPHで頻度の高い症状であると同

表1　iNPH Grading Scale (iNPHGS)

重症度	定義
認知障害	
0	正常
1	注意・記憶障害の自覚のみ
2	注意・記憶障害を認めるが，時間・場所の見当識は良好
3	時間・場所の見当識障害あり
4	状況に対する見当識は全くない，または意味ある会話が成立しない
歩行障害	
0	正常
1	ふらつき，歩行障害の自覚のみ
2	歩行障害を認めるが，補助具（杖，手すり，歩行器）なしで自立歩行可能
3	補助具や介助がなければ歩行不能
4	歩行不能
排尿障害	
0	正常
1	頻尿，尿意切迫
2	時折の尿失禁（1~3回/週以上）
3	頻回の尿失禁（1回/日以上）
4	膀胱機能のコントロールがほとんどまたは全く不可能

時に，認知症の鑑別診断としてもiNPHは重要であり，認知症専門施設での検討では認知症患者の9.4%がiNPHであったとする報告もある．iNPHでは，アルツハイマー病（AD）と比較して，見当識障害と記憶障害（再生は悪いが再認は保たれる）は軽いが，注意障害・精神運動速度の低下・語想起能力の障害・遂行機能障害などの前頭葉機能関連障害が目立つ．iNPHは高齢者が多く，ADとの合併もしばしば認められる．

3．排尿障害

　60%程度の患者に認められるが，高齢者には頻度の多い非特異的な症状であり，男性の前立腺肥大，女性の骨盤底の筋力低下（多産などによる）との鑑別が必要である．

画像所見

　先述の通り，2011年のガイドラインでは，iNPH

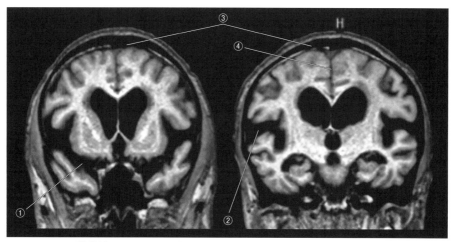

図1 iNPHに特徴的なDESH所見（MRI）
脳底槽（①）やシルビウス裂（②）は拡大しているが，高位円蓋部（③）や大脳縦裂（④）のくも膜下腔は狭小化していて，脳の上部と下部のくも膜下腔で髄液の分布が不均衡になっている．

の特徴として，DESHという画像診断上の所見を重要視している（図1）．DESHはsNPHには認められず，iNPHに特徴的な所見である．高位円蓋部のくも膜下腔の狭小化はMRI冠状断の2断面以上で脳溝の消失をもって判断するが，頭頂部で認められることが多い．側脳室の拡大は，Evans index（側脳室前角幅/頭蓋内腔幅）0.3以上が目安となる．SINPHONI研究によって，DESH所見がiNPHの診断に有用であることが明らかにされた．iNPHの特徴を表す"DESH"という術語は，現在では国際的にも広く使用されている．SINPHONI研究ではiNPHの96%にこのDESH所見を認めたが，DESH所見が明らかではないnon-DESH型のiNPH患者も少数ながら存在すると考えられる．

また，脳血流SPECT検査では，高位円蓋部において，DESHでみられる脳実質の密度上昇を反映して，相対的な血流上昇を認めるconvexity apparent hyperperfusion sign（CAPPAH sign）[12]．DESH所見の判別が困難な場合に補填する画像所見として有用である．

診断基準

iNPHの診断は，歩行障害・認知障害・尿失禁

表2 タップテストの判定基準

以下のいずれかを認めれば陽性
① iNPHGSのいずれかの項目で評価点1以上の改善
② TUGと往復歩行検査で10%以上の改善 （基本的には歩行時間で判定，ただし歩数も指標として有用である可能性があるので同時に記録しておく）
③ MMSEで3点以上の改善

参考項目（他の認知機能検査）
 i) WAIS-Ⅲの下位項目：評価点で3以上の改善
 ii) FAB：2点以上の改善
 iii) TMT-A：30%以上の改善

タップテストは髄液排除試験の一つで，腰椎穿刺により30 mLの髄液を排除して上記の3徴が改善するかどうかを評価する．

という臨床症状（3徴），CT・MRIで検出される脳室拡大とDESH所見，および髄液検査とタップテスト（表2）を組み合わせて行う．

2004年のガイドラインでは，タップテストはiNPH診断のキーステップに位置づけられていたが，2011年改訂ガイドラインのiNPH診断フローチャートではタップテストのiNPH診断に占める比重が減少した（図2）．これは，タップテストは感度が26〜61%と低く，タップテスト陰性例のなかにシャント術によって症状が改善する偽陰性例が存在することと，前述のDESH所見の有用

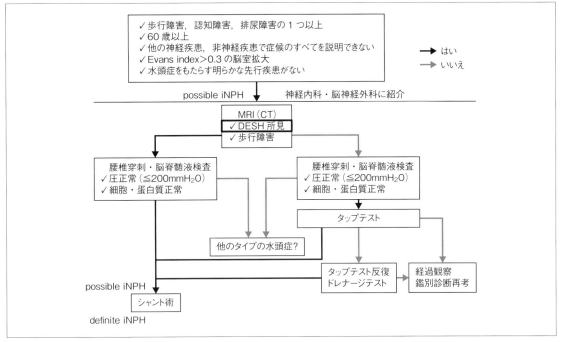

図2 iNPHの診断と治療に関するフローチャート
歩行障害とMRI上のDESH所見があり，脳脊髄液が正常所見であれば，probable iNPHと診断してシャント術の適応を考慮することができる．シャント後に症状が改善を示せばdefinite iNPHと診断される． (文献3)を一部改変して作成)

性が実証されたためである．ただし，改訂ガイドラインには，歩行障害とDESH所見を有するprobable iNPH患者であっても「タップテストは実施してもよく，陽性である場合には患者や家族に手術への理解が得やすい」とも明記されており，日常臨床におけるタップテストの有用性も留意されている．したがって，臨床症状とCT・MRIでのiNPH診断に少しでも疑問が残る場合には，ためらわずにタップテストを施行すべきである．

治療

治療は，脳神経外科の治療であり，①脳室・腹腔短絡術(VPシャント)，②脳室・心房短絡術(VAシャント)，③腰椎くも膜下腔・腹腔短絡術(LPシャント)などがあるが，国際的にはVPシャントが一般的である．わが国ではLPシャントのほうが多く行われている．シャントシステムとしては圧可変式バルブの使用が標準的治療である．

SINPHONI研究では，シャント手術1年後にmodified Rankin Scaleで1段階以上の改善を示したiNPH患者は69％，iNPHGSで3徴のいずれかが1段階以上改善したのは89％であった．SINPHONI-2研究では，LPシャント術によりmodified Rankin Scaleが1以上改善した割合は早期施行群(LPシャント実施)で65％，待機群(リハビリのみで手術未施行)では5％と有意差があり，LPシャント術の有効性が証明された[5]．

シャント手術の合併症としては感染，シャント機能不全，髄液過剰流出による頭痛，硬膜下水腫や血腫などがある．手術に直接関係した有害事象(硬膜下水腫など)は3％程度であったが，肺炎・脳梗塞などが経過観察期間中の有害事象として報告されている．これらは対象としたiNPH患者が高齢者であることに由来するものであるので，このような合併症の予防・治療も術後管理において重要である．

シャント術の医療経済効果については，シャント術による自立度改善によって1年後の介護費用はほぼ半減すると試算されている．

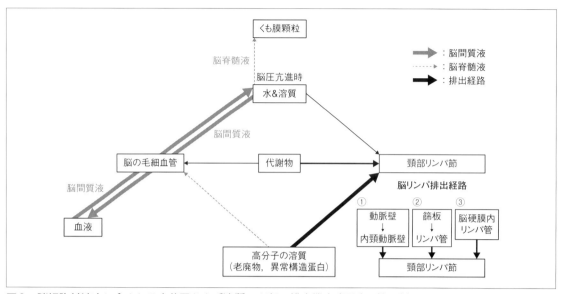

図3 脳細胞外液中に含まれる水分子および溶質の吸収・排出機序（最近の考え方）
水と低分子の溶質は主として脳間質液が毛細血管から血液中へ排出される経路によって排出される．高分子の溶質は毛細血管からは排出されないので，脳リンパ排出経路によって排出される．この「脳リンパ排出経路」には，脳間質液が動脈壁を通って頭蓋底から（①），脳脊髄液が篩板から鼻粘膜下のリンパ管を通って（②），および脳硬膜内のリンパ管から（③），それぞれ頸部リンパ節へ入る経路などが報告されている．

脳脊髄液の生理的動態と異常

正常圧水頭症は，脳脊髄液の循環に異常をきたして，脳室が拡大する病態と従来は考えられてきた．現在，広く信じられている脳脊髄液の動態（産生・吸収）に関する生理学は，およそ100年前にCushingが「第3の循環」として提唱した"bulk flow"説を根幹的な概念として展開されている[13]．bulk flow説は以下の3つの命題から構成される．①脳脊髄液の主たる産生部位は脈絡叢である，②脳脊髄液の主たる吸収部位は頭頂部の上矢状静脈洞に存在するくも膜顆粒である，③脳脊髄液は一定方向に向かって，川の流れのように循環しており（bulk flow），側脳室から第3脳室，中脳水道，第4脳室へと流れてからくも膜下腔に出て，脳表のくも膜下腔を頭頂部に向かって上行し，最終的には上矢状静脈洞のくも膜下流から吸収される．現在も使用されているほとんどすべての教科書でも，脳脊髄液の動態は，このbulk flow説をもとにして記載されており，この領域における教義（dogma）として受け入れられている．

しかし，近年このbulk flow説に対しては多くの疑問・批判が投げかけられていて，現在われわれは従来の脳脊髄液動態の概念の再考を迫られている[14〜17]．新しい脳脊髄液の動態に対する考え方は，以下の通りに要約される．①脳脊髄液と脳間質液とでは水の交換は自由に生じているので，水の動態に関しては，両者は一括して脳細胞外液として扱うべきである．②脳間質液は主として脳内の毛細血管で産生・吸収される．③脳脊髄液には篩板を通過して鼻粘膜下のリンパ管から頸部リンパ節に入る排出経路および脳動脈周囲の血管周囲腔を血流とは逆方向に流れ，頭蓋底から脳の外に出て頸部リンパ節に入る排出経路（脳脊髄液のリンパ経路）が存在する．④側脳室の脈絡叢が脳脊髄液の主たる産生部位ではなく，くも膜顆粒は正常の脳圧ではほとんど機能しておらず，脳脊髄液は一方向性に循環することはない（図3）．

つまり，「髄液循環」という考え方が否定されつつあり，新しい考え方では，正常圧水頭症の病態は，「髄液循環障害」と捉えるのではなく「脳脊髄液分布の異常＝脳脊髄液異常症」として捉えられるべきである．

今後の課題

長期間，当然の事実として考えられてきた「脳脊髄液は一方向性に循環する」というbulk flow説は，現在，再考が求められている．

▶ 脳脊髄液の動態の新しい仮説については，具体的な実験などでの実証はまだ不足しており，従来bulk flow説で説明されていた実験結果や臨床的病態を，新しい仮説で説明しうるかという検証も重要である．

▶ 従来あまり注目されていなかった脳細胞外液の生理学的機能，すなわち液性調節因子の局所での運搬あるいは脳脊髄液からの老廃物の排出といった脳のホメオスターシスの維持機能を，今後解明していく必要がある．

▶ 脳細胞外液の産生・吸収の病態解明は，直接的に水の動態が関与する水頭症だけではなく，脳からの異常構造蛋白の排出がその発症に重要なPDやADの発症機序の解明および新規根本治療法開発にも有用であると考えられる．

文 献

1) Adams RD, Fisher CM, Hakim S, et al. Symptomatic occult hydrocephalus with "normal" cerebrospinal-fluid pressure. A treatable syndrome. N Engl J Med 1965；**273**：117-126.

2) Ishikawa M. Clinical guidelines for idiopathic normal pressure hydrocephalus. Neurol Med Chir (Tokyo) 2004；**44**：222-223.

3) Mori E, Ishikawa M, Kato T, et al. Guidelines for management of idiopathic normal pressure hydrocephalus：Second edition. Neurol Med Chir (Tokyo) 2012；**52**：775-809.

4) Hashimoto M, Ishikawa M, Mori E, et al. Diagnosis of idiopathic normal pressure hydrocephalus is supported by mri-based scheme：A prospective cohort study. Cerebrospinal Fluid Res 2010；**7**：18.

5) Kazui H, Miyajima M, Mori E, et al. Lumboperitoneal shunt surgery for idiopathic normal pressure hydrocephalus (sinphoni-2)：An open-label randomised trial. The Lancet Neurology 2015；**14**：585-594.

6) Relkin N, Marmarou A, Klinge P, et al. Diagnosing idiopathic normal-pressure hydrocephalus. Neurosurgery 2005；**57**：S4-16；discussion ii-v.

7) Tanaka N, Yamaguchi S, Ishikawa H, et al. Prevalence of possible idiopathic normal-pressure hydrocephalus in Japan：The osaki-tajiri project. Neuroepidemiology 2009；**32**：171-175.

8) Iseki C, Takahashi Y, Wada M, et al. Incidence of idiopathic normal pressure hydrocephalus (inph)：A 10-year follow-up study of a rural community in Japan. J Neurol Sci 2014；**339**：108-112.

9) Nakashita S, Wada-Isoe K, Uemura Y, et al. Clinical assessment and prevalence of parkinsonism in Japanese elderly people. Acta Neurol Scand 2016；**133**：373-379.

10) Jaraj D, Rabiei K, Marlow T, et al. Prevalence of idiopathic normal-pressure hydrocephalus. Neurology 2014；**82**：1449-1454.

11) Kubo Y, Kazui H, Yoshida T, et al. Validation of grading scale for evaluating symptoms of idiopathic normal-pressure hydrocephalus. Dement Geriatr Cogn Disord 2008；**25**：37-45.

12) Ohmichi T, Kondo M, Itsukage M, et al. Usefulness of the convexity apparent hyperperfusion sign in ^{123}I-iodoamphetamine brain perfusion spect for the diagnosis of idiopathic normal pressure hydrocephalus. J Neurosurg 2018；**130**：398-405.

13) Cushing H. Studies on the cerebro-spinal fluid：I. Introduction. J Med Res 1914；**31**：1-19.

14) Weller RO, Djuanda E, Yow HY, et al. Lymphatic drainage of the brain and the pathophysiology of neurological disease. Acta Neuropathol 2009；**117**：1-14.

15) Oreskovic D, Klarica M. The formation of cerebrospinal fluid：Nearly a hundred years of interpretations and misinterpretations. Brain Res Rev 2010；**64**：241-262.

16) Iliff JJ, Wang M, Liao Y, et al. A paravascular pathway facilitates csf flow through the brain parenchyma and the clearance of interstitial solutes, including amyloid beta. Sci Transl Med 2012；**4**：147ra111.

17) Louveau A, Smirnov I, Keyes TJ, et al. Structural and functional features of central nervous system lymphatic vessels. Nature 2015；**523**：337-341.

II 各 論

7. 正常圧水頭症

b. 病　理

豊島靖子
新潟大学脳研究所病理学分野

ESSENCE

◆特発性正常圧水頭症 (iNPH) の発症には髄液-組織液循環の障害が関与している.

◆特異的な病理組織学的所見はなく，血管硬化像やそれに伴う白質障害が最も多くみられる所見である.

◆脳実質の不要物ドレナージ機能の障害が疑われ，アルツハイマー病などの変性疾患との関係が議論されている.

はじめに

　特発性正常圧水頭症 (iNPH) は高齢者に多くみられる疾患で，臨床的に，歩行障害，認知症，尿失禁が "Hakim's triad" と称される主症状である．すべての症例が3徴を呈するわけではないが，多くの症例はパーキンソニズムなどの運動機能障害を呈する．パーキンソニズムを呈する患者ではシャント術のほかに抗パーキンソン病薬の内服が必要になることがあるが，病態や臨床病理的な全体像の把握ができていないことが問題である．パーキンソニズムを呈する病態生理は現在のところ明らかになっていない．ここでは，これまでの報告例で述べられている病理組織学的所見と，自験例での知見について述べる.

動物モデルでの病理所見

　これまで水頭症のモデル動物は，脳室内へカオリン (含水ケイ酸アルミニウム) などを投与し炎症反応を起こすことで機械的に第四脳室への髄液流出を妨げ，脳室拡大を引き起こすものが用いられていた．このような動物では，脳室壁の上衣細胞の障害が強く，ヒト成人にみられるような水頭症の病態を表現しているとは考えにくい．Jusué-Torres らはカオリンをマウスの円蓋部のくも膜下に注入する方法を用いて，ヒト成人の水頭症のように時間をかけて徐々に脳室が拡大する状況を作り出すことに成功した[1]．このマウスはくも膜下腔に炎症反応と線維化を生じ，髄液の循環・吸収障害を惹起して水頭症を発症する．症状として歩行障害や不安がみられ，組織学的に側脳室の上衣細胞の平坦化が認められている．これらの動物モデルは，ヒトがiNPHを発症する機序についてはヒントを与えてくれるものと考えられる．しかし，ヒトとマウス脳では白質の容量など構造の違いが大きいため，病理組織学的な所見を得ることは困難と思われる.

ヒトの病態生理

　Akiguchi らは17例のiNPH患者のうち，12例

KEY WORDS
正常圧水頭症，黒質-線条体系，小動脈硬化，glymphatic system，アルツハイマー病

にパーキンソニズムを認めたとしている[2]．これは脳室拡大による圧迫で黒質-線条体系の連絡路が二次的に障害され，線条体のpostsynaptic D2レセプターの発現減少が起こるためと考えられている．さらに，経過の長い重症の患者では，中脳水道の狭小化に伴い，中脳-辺縁系ドーパミン経路と上行性網様体賦活系が障害されることが考えられている[3]．これらの症例では，第三脳室底の障害により強いパーキンソニズムや無動が引き起こされる．このように連絡経路を含めた白質の障害がパーキンソニズムの原因であることが考えられ，実際にシャント術によって白質病変が画像的に軽減し，同時に症状が改善したという報告がある．そしてこのような外科的処置で臨床症状の改善をみることが，パーキンソニズムを呈するほかの変性疾患とiNPHを鑑別する重要なポイントである[4]．

iNPHの病理組織学的所見の報告はきわめて少ないが，生前の生検標本と剖検時所見を比較して示した貴重な報告がある．Leinonenらは生検と剖検の両方が得られた10例のiNPH患者において，剖検時に最も多くみられた所見はラクナ梗塞などの血管性変化であったとしている．白質の変化としてはミエリンの減少が10例のうち2名に認められたとしている[5]．Leinonenらはさらにさかのぼって病理組織学的な報告例を加え29名について考察しており，やはり血管性の変化が最も多く（71％），iNPHに特異的な病理組織学的所見は得られなかったとしている[5]．

iNPHと脳の不要物質ドレナージ機構

Leinonenらは先の報告の中で，生検時の全例でアミロイドβの沈着が認められ，その所見は剖検時により強くなっていることを報告している[5]．近年脳実質内の不要物質の排出経路について新しい知見が報告され，iNPHとアルツハイマー病（AD）の関連について注目されている[6]．脳脊髄液の循環については，①脳室からくも膜下腔へ流出し，くも膜顆粒から静脈内に吸収されるという間質を通らない経路[7]，②動脈の軟膜-ア

ストロサイト足突起間基底膜を通って間質内に入り，動脈の中膜平滑筋の基底膜を通って脳神経周囲のリンパ管や頸部リンパ節に排出されるという経路intramural peri-arterial drainage pathway（IPAD pathway）[8]，③動脈周囲腔からアストロサイト足突起のaquaporin4（AQP4）を通って間質内へ入り，またAQP4を通って静脈周囲腔に出た後，脳神経周囲のリンパ管や頸部リンパ節に流入するという経路（glymphatic pathway）[9]が考えられている．②と③は脳脊髄液と間質液の循環に関連しており，間質の不要物質排出経路として重要視されている．iNPHでは脳室内に髄液の貯留が認められるため，①については明らかな異常が考えられる．②と③については，いずれも血管が重要な働きをしており，iNPHに伴うことが多い動脈硬化によって生理的な機能が障害され，脳実質内のアミロイドβなどの不要物質を排出できない状態になっていることが予想される．実際，脳脊髄液内にトレーサーを注入しその動態を追った画像の検討で，iNPH患者ではglymphatic systemの異常が指摘されている[10]．また，iNPH患者脳では，血管周囲のアストロサイト足突起のAQP4発現が減少しているという報告もある[11]．このように脳実質内に不要物質が貯留しやすいという状態は，組織の生理的な機能を損ない神経細胞の働きを悪くする結果になることが考えられる．

自験例の組織所見

本疾患は臨床的にしばしば経験されるが，病理組織学的診断は難しい．その理由として，①ADなど長期経過の変性疾患を伴うことが多く，そのような症例では脳萎縮が著明であり，水頭症による組織変化との分離が難しいこと，②剖検時に髄液が流出し，生前の状態を反映していない可能性があること，③脳室拡大と白質の変性に微小血管の硬化による病態（ビンスワンガー病）の関与が否定できない場合が多いこと，などがあげられる．

自験例を提示する．図1の症例は，MRIでは両側のシルビウス腔が開大しているにもかかわ

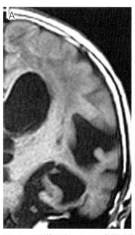
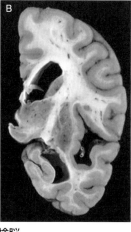

図1 画像所見と固定後剖検脳
脳MRI T1強調画像冠状断（A）では，側脳室の拡大，シルビウス裂開大，頭頂葉の脳溝狭小化（DESH）が認められ，白質は低信号となっている．ホルマリン固定後の脳（B）ではMRI像に比べて脳室拡大は軽度となり，白質の容量が増大してみえる．また，海馬や海馬傍回，視床の容量も大きくみえる．

ず，側脳室が拡大し頭頂部の脳溝は閉じているという所見 disproportionately enlarged subarachnoid space hydrocephalus（DESH）[12]が認められ，加えて白質の広範な障害が示唆された（図1A）．ホルマリン固定後の脳（図1B）ではMRI像に比べて脳室拡大は軽度となり，白質の容量が増大してみえた．また，海馬や海馬傍回，視床の容量も画像に比べて大きくみえた．このような生前の画像所見と肉眼解剖像との乖離はしばしば経験される．しかし，側脳室拡大（図2A）とシルビウス腔開大は剖検時にも観察され，頭頂葉の脳溝は閉じ

ていた．組織学的観察では，くも膜の線維性肥厚はなく炎症反応も認められなかった．組織学的な変化は前述の報告どおり主に血管性のものであり，最小動脈の硬化や多発性の微小梗塞が認められた．白質では血管の硬化とともに有髄線維の減少（図2B），血管周囲腔の拡大などが認められた．このような所見は非特異的で不可逆的なものと思われ，外科的な処置で改善する可逆的な病態を示すものではないと思われる．黒質や被殻の神経細胞は保たれており，明らかな異常を指摘できなかった．提示症例は，血管の硬化性変化が強くビンスワンガー病と区別が難しい組織所見であった．ビンスワンガー病は高齢者の高血圧症を背景に，脳血管性認知症，脳血管性パーキンソニズムなどを呈し臨床的にiNPHと類似点の多い疾患である[13]．宮田らは23例のビンスワンガー病の剖検例では肉眼的に高位円蓋部脳溝の狭小化や局所性脳溝開大，シルビウス裂拡大といったDESHに特徴的な所見は認めなかったとしている．また，iNPHの白質病変の分布は脳室周囲白質や脳回内の白質にも及ぶ点がビンスワンガー病と異なる所見であると述べている[14]．iNPHでは血管の硬化による血流不全と脳室に貯留した髄液の圧による組織の循環不全の両方が白質変性にかかわることが予想され，複合的な病態にあると考えられる[15]（図3）．前述のとおり，生前の動的な障害を剖検時には再現できないので，iNPHの病態生理の解明には神経放射線学的な手段を用いての検討が重要と思われる．

今後の課題

▶ 脊髄液や間質液の循環という動的な生理現象の異常が示唆される病態においては，組織学的な検討には限界がある．今後は神経放射線学的な手法での検討をふまえて，異常が想定された部位や程度を病理組織学的に観察する必要がある．

▶ 白質の変性には，脳の不要物質ドレナージ機構の異常が関与している可能性があり，今後iNPHの診断や治療にこの機構を利用することができるかもしれない．これらのドレナージ機構の病態を検討する必要がある．

文献

1) Jusué-Torres I, Jeon LH, Sankey EW, et al. A novel experimental animal model of adult chronic hydrocephalus. Neurosurg 2016；**79**：746-756.
2) Akiguchi I, Ishii M, Watanabe Y, et al. Shunt-re-

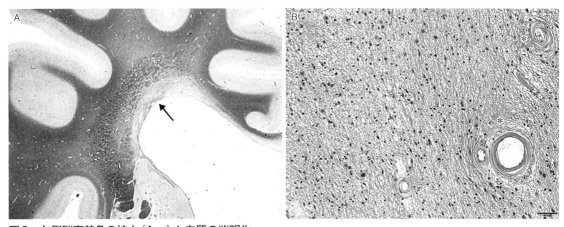

図2 左側脳室前角の拡大（A→）と白質の淡明化
白質の拡大図（B）では，ミエリン淡明化，オリゴデンドロサイト核の減少，血管硬化像（＊）が観察される．Klüver-Barrera染色，bar＝50μm

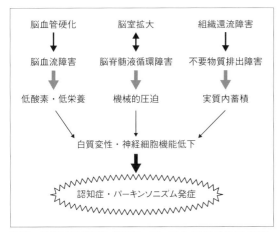

図3 iNPHの発症に関係していると考えられる病態

sponsive parkinsonism and reversible white matter lesions in patients with idiopathic NPH. J Neurol 2008；**255**：1392-1399.
3) Racette BA, Esper GJ, Antenor J, et al. Pathophysiology of parkinsonism due to hydrocephalus. J Neurol Neurosurg Psychiatry 2004；**75**：1617-1619.
4) Ishikawa M. Clinical guidelines for idiopathic normal pressure hydrocephalus. Neurol Med Chir（Tokyo）2004；**44**：222-223.
5) Leinonen V, Koivisto AM, Savolainen S, et al. Post-mortem findings in 10 patients with presumed normal-pressure hydrocephalus and review of the literature. Neuropathol Appl Neurobiol 2012；**38**：72-86.
6) Kang K, Yoon U, Hong J, et al. Amyloid deposits and idiopathic normal-pressure hydrocephalus：An ^{18}F-florbetaben study. Eur Neurol 2018；**79**：192-199.
7) Khasawneh AH, Garling RJ, Harris CA. Cerebrospinal fluid circulation：What do we know and how do we know it? Brain Circ 2018；**4**：14-18.
8) Carare RO, Bernardes-Silva M, Newman TA, et al. Solutes, but not cells, drain from the brain parenchyma along basement membranes of capillaries and arteries：significance for cerebral amyloid angiopathy and neuroimmunology. Neuropathol Appl Neurobiol 2008；**34**：131-144.
9) Iliff JJ, Wang M, Liao Y, et al. A paravascular pathway facilitates CSF flow through the brain parenchyma and the clearance of interstitial solutes, including amyloid β. Sci Transl Med 2012；**4**：147ra111.
10) Ringstad G, Vatnehol SAS, Eide PK, et al. Glymphatic MRI in idiopathic normal pressure hydrocephalus. Brain 2017；**140**：2691-2705.
11) Hasan-Olive MM, Enger R, Hansson HA, et al. Loss of perivascular aquaporin-4 in idiopathic normal pressure hydrocephalus. Glia 2018；**67**：91-100.
12) Ishikawa M, Oowaki H, Takezawa M, et al. Disproportionately enlarged subarachnoid space hydrocephalus in idiopathic normal-pressure hydrocephalus and its implication in pathogenesis. Acta Neurochir Suppl 2016；**122**：287-290.
13) Tullberg M1, Hultin L, Ekholm S, et al. White matter changes in normal pressure hydrocephalus and Binswanger disease：specificity, predictive value and correlations to axonal degeneration and demyelination. Acta Neurol Scand 2002；**105**：417-426.
14) 宮田 元，大浜栄作．特発性正常圧水頭症（iNPH）の神経病理．老年期認知症研究会誌 2013；**20**：6-9.
15) Bräutigam K, Vakis A, Tsitsipanis C. Pathogenesis of idiopathic normal pressure hydrocephalus：A review of knowledge. J Clin Neurosci 2019；**61**：10-13.

III 病態解明と治療法の確立に向けて

Ⅲ 病態解明と治療法の確立に向けて

1. 治療戦略

a. 治療戦略オーバービュー

馬場孝輔・望月秀樹

大阪大学大学院医学系研究科神経内科学

ESSENCE

◆多系統萎縮症に対してMAO-B阻害薬，リファンピシン，免疫グロブリン等が臨床試験で検討されてきたが治療効果は認められなかった.

◆進行性核上性麻痺に対してMAO-B阻害薬，微小管安定化薬，タウリン酸化阻害薬等が臨床試験で検討されてきたが治療効果は認められなかった.

◆多系統萎縮症，進行性核上性麻痺のそれぞれの原因蛋白質であるαシヌクレインとタウ蛋白を標的にした臨床試験が現在，多く進められている.

◆多系統萎縮症，進行性核上性麻痺のいずれに関してもバイオマーカーの確立等，より一層の基礎研究が必要である.

はじめに

　非定型パーキンソニズムはパーキンソン症状を示すもののパーキンソン病(PD)とは異なる病態，経過を示す疾患群で，PDとは異なり抗パーキンソン病薬に対して反応性が乏しく，またそのほかに有効な治療法も存在していないのが現実である．本稿では非定型パーキンソニズムを示すαシヌクレイノパチーとして多系統萎縮症(MSA)とタウオパチーとして進行性核上性麻痺(PSP)に焦点をあて現状での主に海外での新規治療薬の開発状況を概説する.

MSAに対する最近の臨床試験

1. MAO-B阻害薬

　ラサギリン1mg/日での174人のMSA患者登録による無作為化多施設臨床試験が2009年から2011年にかけて欧州と米国で行われた．主要評価項目である48週後のUMSARSで有効性は確認できなかった(ClinicalTrails. Gov Identifier：NCT00977665)[1].

2. リファンピシン

　100人のMSA患者に対するリファンピシン600mg/日投与による二重盲検無作為化試験で2011年から2013年にかけて米国において52週の観察期間で実施された．主要評価項目であるUMSARS等で改善を認めなかった(ClinicalTrails. Gov Identifier：NCT01287221)[2].

3. 自家間葉系幹細胞autologous mes-enchymal stem cell (MSCs)

　自家間葉系幹細胞(MSCs)を用いた細胞療法．33人のMSA患者に対してMSCs投与群(動脈注

KEY WORDS　αシヌクレイノパチー，タウオパチー，臨床試験，抗体

射/静脈注射）11人，プラセボ群18人の単施設二重盲検無作為化試験が2009年から2011年にかけて韓国で12ヵ月の観察期間で実施された．MSCs群でUMSARSのtotalとpartⅡで軽度の改善を認めたと報告されている（ClinicalTrails. Gov Identifier：NCT00911365）[3]．

4. 免疫グロブリン静注療法

米国で7人のMSA患者に対して免疫グロブリン0.4mg/kgで月1回投与を行い6ヵ月間フローされた．UMSARS part 1, 2でわずかに改善が認められたとのことであるがオープン試験であり評価は難しい[4]．

5. 選択的セロトニン再取り込み阻害薬（SSRI）

2006年にSSRIのパロキセチン30mgに関する二重盲検無作為化試験の結果，2ヵ月後の評価で運動機能と構音障害の改善が報告されている[5]．その後，2010年からフルオキセチン40mgの二重盲検無作為化試験がMSA患者87人の登録で行われている（ClinicalTrails. Gov Identifier：NCT01146548）．フルオキセチンは基礎研究で成長因子の作用を増強させneurogenesisと神経炎症の抑制作用が期待されている．

6. ミエロペルオキシダーゼ阻害薬

ミエロペルオキシダーゼ阻害薬AZD3241の効果を確認する多施設二重盲検無作為化試験がMSA患者59人の登録で2015年から2016年にかけて行われた．プラセボ群とAZD3241 300mgないし600mgの3群で安全性・忍容性およびPETによるミクログリアの抑制が評価されたが，有効性は認められなかった（ClinicalTrails. Gov Identifier：NCT02388295）．

MSAに対する進行中の臨床試験

1. Epigallocatechin gallate（EGCG）

EGCGは緑茶に含まれるポリフェノールである

が，これまでにαシヌクレインのオリゴマー形成やその毒性の阻害効果が確認されており，2014年から92人のMSA患者に対しての二重盲検プラセボ対照試験が行われている（ClinicalTrails. Gov Identifier：NCT02008721）[6]．

2. αシヌクレイン能動免疫療法

PDで先行して行われているAFFiRiS社によって開発されたPDワクチン PD01Aの免疫療法が2014年から30人のMSA患者を対象に二重盲検プラセボ対照試験が行われている（ClinicalTrails. Gov Identifier：NCT02270489）．

PSPに対する最近の臨床試験

1. コエンザイムQ10（CoQ10）

PSPではミトコンドリア呼吸鎖の複合体Ⅰの障害が以前より示唆されており，これまでにも臨床試験が行われてきた．最近では61人のPSP患者に対するCoQ10 2,400mgの効果を検証する多施設二重盲検プラセボ対照試験の結果が米国から報告されている．主要評価項目は12ヵ月後のPSP rating scale（PSPRS）では有効性を認めず，脱落率41％と厳しい結果となっている[7]．

2. MAO-B阻害薬

MSAと同様にPSPに対してもMAO-B阻害薬のラサギリン1mgの効果を確認するための二重盲検プラセボ対照試験がドイツを中心に行われた（PROSPERA試験）．PSP患者44人が登録され，ラサギリン群22人，コントロール群22人で試験が行われた．投与後12ヵ月のPSPRSを主要評価項目としたが改善効果が確認できず，またドロップアウト率が前述のCoQ10と同様に41％と高率であった[8]．この結果に対してStamelouらがPSPRS等を主要評価項目にするのであれば1群51人以上の登録が必要であると指摘している[9]．

3. 微小管安定化薬

Davunetideは神経細胞内の微小管の安定化作

用が報告されている．このDavunetid 60 mg/日投与に関して52ヵ月にわたる多施設二重盲検プラセボ対照試験が2010年から2012年にかけて北米および欧州で実施されている（ClinicalTrails. Gov Identifier：NCT01110720）．313人のPSP患者が登録され，Davunetide群157人，プラセボ群156人で行われたが，PSPRSおよびSchwab and England Activities of Daily Living（SEADL）での有効性は認められなかった[10]．

4．タウリン酸化阻害薬

タウ蛋白のリン酸化を標的とした治療法開発もこれまで試みられてきた．2010年にタウ蛋白のリン酸化酵素であるglycogen synthase kinase-Ⅲ（GSK-Ⅲ）の阻害薬であるリチウムで非盲検試験が報告されている．有効性は見いだされず，多くの症例が脱落する結果に終わっている．

新たなGSK-Ⅲ阻害薬としてTideglusibを用いた多施設二重盲検プラセボ対照試験が2009年から2011年にかけて142人のPSP患者登録で12ヵ月の試験期間でスペインで実施された（ClinicalTrails. Gov Identifier：NCT01049399）．主要評価であるPSPRSでの改善は認められなかった[11]．同じくGSK-Ⅲ阻害薬としてバルプロ酸1,500 mgの効果を確認するための二重盲検プラセボ対照試験が2016年に報告されている．主要評価項目であるPSPRSで12ヵ月後では軽度改善を認めたが，24ヵ月後では有意差は認めなかった[12]．

5．Autologous bone marrow stromal mesenchymal cells（MSC）

2016年にMSCの持つ抗アポトーシス作用，再生効果に着目した細胞療法がPSPに対してオープンラベル試験として2012年から2014年にかけて実施され報告されている（ClinicalTrails. Gov Identifier：NCT01824121）．5人のPSP患者に脳動脈からMSC投与の単回投与を行い，UPDRS，PSPRS等で評価を行う．投与後6ヵ月の段階では運動機能は維持されているとのことである[13]．

PSPに対する進行中の臨床試験

PSPに対して現在も海外（一部わが国も含む）で複数の臨床試験が進行している．そのなかで原因蛋白質として考えられているタウ蛋白を標的としたものが複数存在している点が注目される．

1．微小管安定化薬

TPI287はチューブリンに結合し微小管を安定化させる微小管安定化薬として開発された．2014年からCBS，PSPを対象に第1相の二重盲検プラセボ対照試験が行われている（ClinicalTrails. Gov Identifier：NCT02133846）．

2．抗タウ抗体

a．BMS-986168

BMS-986168は細胞外のタウ蛋白に対するヒト化IgG4モノクローナル抗体で，PSP 48症例を対象に多施設二重盲検プラセボ対照試験が2016年から行われている（ClinicalTrails. Gov Identifier：NCT02658916）．わが国でも臨床試験が進められている．

b．C2N-8E12

C2N-8E12は神経原線維変化におけるタウ蛋白を標的とした抗体で，PSP患者32人を対象に2015年から二重盲検プラセボ対照試験が行われている（ClinicalTrails. Gov Identifier：NCT02494024）．

c．ABBV 8E12

ヒト化抗タウ抗体ABBV 8E12（Abbie社）はすでに第Ⅰ相試験が終了しており，安全性等に問題がないことが確認された[14]．この結果をふまえて2018年1月よりPSPを対象に二重盲検無作為化の第Ⅱ相試験が開始されている．主要評価項目はPSPRSで目標登録症例数は330例となっている（ClinicalTrails. Gov Identifier：NCT03391765）．このABBV SE12についてもわが国で臨床試験が開始されている．

d. BIIB092

ヒト化抗タウ抗体BIIB092（Biogen社）を用いた第Ⅱ相の多施設二重盲検無作為化試験でPSP患者396症例が予定されている．主要評価項目は開始52週後のPSPRSと安全性となっている（ClinicalTrails. Gov Identifier：NCT03068468）．

3. NSAIDs

Salsalateはアセチル化されていないサリチル酸の二量体で，タウ蛋白のアセチル化を阻害する効果を有する．PSP患者10人に対して多施設オープンラベル試験が2015年から開始されている（ClinicalTrails. Gov Identifier：NCT02422485）．

まとめ

MSA，PSPに対して多様なアプローチで臨床試験が試みられているが，これまでのところ良好な結果が得られているとはいえない状況である．現在進行中の臨床試験の多くは，αシヌクレイノパチー，タウオパチーの概念の根本ともいえるそれぞれの原因蛋白であるαシヌクレインとタウ蛋白を標的とする治療戦略である．この方法論はアルツハイマー病，PDで先行しているが，これらも含めその結果は非常に興味深い．結果次第では異常蛋白質の蓄積によって起こるプロテイノパチーという概念だけでは限界があるということを意味し，同時に新たなアプローチを検討する必要が出てくると考える．つまり，プロテイノパチー＋αの考え方が必要になるかもしれない．また，異常蛋白質が凝集，蓄積することに関しては異論がないと考えるが，そもそもなぜ凝集，蓄積が始まるのかという問題は解決していない．また，本稿で取り上げたMSAやPSPに限らず神経変性疾患全般にあてはまるが，どの段階で治療介入を行い，どれだけの観察期間を設定するかが問題となる．また，早期診断や臨床評価としてのバイオマーカーも重要なポイントと考える．これら問題点を解決し新たな治療戦略を開発するためには，より一層の基礎研究が必要であると考える．

今後の課題

- ▶MSA，PSP等の非定型パーキンソニズムでも早期診断，病態を反映したバイオマーカーの確立が急務である．
- ▶非定型パーキンソニズムを含む多くの神経変性疾患では，他の領域と異なる臨床試験のデザインを検討する必要がある．
- ▶非定型パーキンソニズムを含む多くの神経変性疾患におけるプロテイノパチーという概念だけでは，根源的な治療法につながらない可能性があり，より一層の基礎研究が必要である．

文献

1) Poewe W, Seppi K, Fitzer-Attas CJ, et al. Rasagiline-for-MSA investigators. Efficacy of rasagiline in patients with the parkinsonian variant of multiple system atrophy：a randomised, placebo-controlled trial. Lancet Neurol 2015；14：145-152.

2) Low PA, Robertson D, Gilman S, et al. Efficacy and safety of rifampicin for multiple system atrophy：a randomised, double-blind, placebo-controlled trial. Lancet Neurol 2014；13：268-275.

3) Lee PH, Lee JE, Kim HS, et al. A randomized trial of mesenchymal stem cells in multiple system atrophy. Ann Neurol 2012；72：32-40.

4) Novak P, Williams A, Ravin P, et al. Treatment of multiple system atrophy using intravenous immuno-globulin. BMC Neurol 2012；12：131.

5) Friess E, Kuempfel T, Modell S, et al. Paroxetine treatment improves motor symptoms in patients with multiple system atrophy. Parkinsonism Relat Disord 2006；12：432-437.

6) Levin J, Maaß S, Schuberth M, et al. PROMESA study group, Giese A, Bötzel K, Höglinger G. The PROMESA-protocol：progression rate of multiple system atrophy under EGCG supplementation as anti-aggregation-approach. J Neural Transm（Vienna）2016；123：439-445.

7) Apetauerova D, Scala SA, Hamill RW, et al. CoQ10 in progressive supranuclear palsy：A randomized, placebo-controlled, double-blind trial. Neurol Neuroim-

munol Neuroinflamm 2016；**3**：e266.

8) Nuebling G, Hensler M, Paul S, et al. PROSPERA：a randomized, controlled trial evaluating rasagiline in progressive supranuclear palsy. J Neurol 2016；**263**：1565-1574.

9) Stamelou M, Schöpe J, Wagenpfeil S, et al. AL-108-231 Investigators, Tauros Investigators, and MDS-Endorsed PSP Study Group. Power calculations and placebo effect for future clinical trials in progressive supranuclear palsy. Mov Disord. 2016；**31**：742-747.

10) Boxer AL, Lang AE, Grossman M, et al. AL-108-231 Investigators. Davunetide in patients with progressive supranuclear palsy：a randomised, double-blind, placebo-controlled phase 2/3 trial. Lancet Neurol 2014；**13**：676-685.

11) Tolosa E, Litvan I, Höglinger GU, et al. TAUROS In-vestigators. A phase 2 trial of the GSK-3 inhibitor tideglusib in progressive supranuclear palsy. Mov Disord 2014；**29**：470-478.

12) Leclair-Visonneau L, Rouaud T, Debilly B, et al. Randomized placebo-controlled trial of sodium valproate in progressive supranuclear palsy. Clin Neurol Neurosurg 2016；**146**：35-39.

13) Canesi M, Giordano R, Lazzari L, et al. Finding a new therapeutic approach for no-option Parkinsonisms：mesenchymal stromal cells for progressive supranuclear palsy. J Transl Med 2016；**14**：127.

14) West T, Hu Y, Verghese PB, et al. Preclinical and clinical development of ABBV-8E12, a humanized anti-tau antibody, for treatment of Alzheimer's disease and other tauopathies. J Prev Alzheimers Dis 2017；**4**：236-241.

III 病態解明と治療法の確立に向けて

1. 治療戦略

b. αシヌクレイン

長谷川隆文

東北大学大学院医学系研究科神経・感覚器病態学講座神経内科学分野

ESSENCE

- ◆多系統萎縮症 (MSA) は，オリゴデンドログリア (OG) におけるαシヌクレイン (αSyn) 陽性グリア細胞内封入体 (GCI) 出現を病理学的特徴とする.
- ◆OGに凝集αSynが蓄積する結果，栄養因子低下やミクログリア活性化が生じ，神経細胞死を誘発する.
- ◆αSynの病的代謝，神経炎症や細胞間伝播を抑制することで病態進行を遅らせる取り組みが続いている.

はじめに

　パーキンソン病 (PD) および多系統萎縮症 (MSA) は，凝集αシヌクレイン (αSyn) 蛋白を主要構成成分とするレヴィ小体およびグリア細胞内封入体 (GCI) を病理学的特徴とする疾患 (シヌクレイノパチー) である. αSyn発現・代謝異常がもたらす細胞生物学的変化は，同蛋白の凝集・線維化に始まる病的カスケードを誘導する. さらに近年，凝集αSynが細胞間を伝播し病変を拡大させるという新たな病態も提唱されている. 本項では非定型パーキンソニズムのうちMSAに焦点を絞り，同病態におけるαSynの役割とαSynを標的とした疾患修飾療法開発の現状について解説し，今後の課題について共有したい.

MSA病態におけるαSynの役割

　MSA病態においてGCIが重要視される根拠として，①GCI出現数は神経細胞内αSyn陽性封入体数に勝る，②GCI出現は神経細胞死とグリオーシスに先行する，③GCI出現率はMSA早期の重症度と罹病期間に一致する，④αSyn遺伝子変異・重複例において，MSA類似の臨床・病理像を認めることなどが挙げられる[1].

　MSA病理形成機序については，①ミエリン鞘に存在するTPPP蛋白 (tubulin polymerization promoting protein) がMSA脳内でオリゴデンドログリア (OG) 細胞質へ異常分布する結果αSyn凝集が生じ，栄養因子低下やミクログリア活性化から神経細胞死を招くという"primary oligodendrogliopathy"説と，②MSA脳内にGCIを誘導しやすい特有の構造をもつαSyn株が存在するという説がある[2].

　一方，わが国のMSA多発家系に着目した連鎖解析や，欧州コホートでのGWASにおいて*COQ2*, *FBXO47*, *ELOVL7*, *MAPT*等が疾患感受性遺伝子として報告されており，αSyn以外のmodifier geneの関与も指摘されている[3].

KEY WORDS αシヌクレイン，シヌクレイノパチー，多系統萎縮症，パーキンソン病，疾患修飾療法

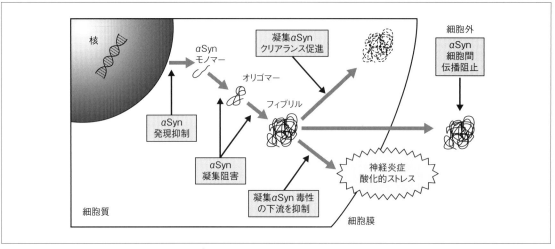

図1 αSynを標的としたシヌクレイノパチー/MSAの疾患修飾療法
作用機序別に，①αSyn発現抑制，②αSyn凝集阻害，③凝集αSynのクリアランス促進，④凝集αSyn細胞毒性の下流を抑制，⑤αSyn細胞間伝播阻止の5つがある．

αSynを標的としたMSAの疾患修飾療法

一方，OG・神経変性の引き金となるαSynの発現，病的代謝や細胞間伝播を抑制することで，病態進行を阻止する試みが続いている[2]（図1）．以下αSynを標的としたMSA疾患修飾療法開発の現状について，作用機序別に紹介する（表1）．

1. αSyn発現抑制

a. サルブタモール

β_2アドレナリン受容体作動薬のサルブタモールが，ヒストンアセチル化を介してαSyn発現を抑制する．ヒトにおいてもサルブタモール内服はPD発症を3～4割低下させることが確認されている[4]．今後MSAにも応用できる可能性がある．

2. αSyn凝集阻害

a. リファンピシン

抗結核薬のリファンピシンはαSyn凝集・蓄積を抑制することが示されている．MSAを対象にリファンピシン投与（300mg/日）のRCTが実施されたが，12ヵ月後のMSA評価尺度（UMSARS）の比較において，有効性はみられなかった[2]．

b. エピガロカテキン・ガレート（EGCG）

エピガロカテキン・ガレート（EGCG）は緑茶ポリフェノールの一種で，αSynやアミロイドβの凝集阻害活性を有する．MSA 86例を対象としEGCG投与（800～1,200mg/日）によるRCT（PROMESA trial）が施行された．実薬群は線条体萎縮の進行がやや軽度であったが，UMSARSスコアに有意差は認めなかった[5]．

c. Anle138b

Anle138bはαSynやプリオンの凝集阻害作用を有し，MSAマウスモデルへの発症2ヵ月前投与によりGCI形成減少・運動機能改善が確認されている[2]．現在第1相試験の準備中である．

3. 凝集αSynのクリアランス促進

a. 炭酸リチウム

炭酸リチウムはオートファジー誘導作用を有し，αSyn分解を促進する可能性が期待されている．MSA 9例を対象にリチウム投与（150～1,500mg/日）によるRCTが実施されたが，脱落率・有害事象率が高く試験は中止された[6]．副次評価項目での有効性も，予定の24週まで到達した症例がなく評価不能であった．

表1　αSynを標的としたMSA疾患修飾療法開発の現状

治療薬	作用機序	前臨床試験での効果	臨床試験の段階	臨床試験の結果
サルブタモール	αSyn発現抑制	ヒストンアセチル化を介してαSyn発現を抑制 マウスドパミン神経におけるαSyn発現を低下	—	現時点ではPDが対象疾患だが今後MSAにも応用の可能性あり？
リファンピシン	αSyn凝集阻害	αSyn凝集・蓄積を抑制 神経保護効果あり	第2相終了	有効性を実証できず
EGCG	αSyn凝集阻害	緑茶ポリフェノールの一種 αSyn・アミロイドβに対する凝集阻害効果あり	第3相終了 （PROMESA trial）	実薬群は線条体萎縮が軽度だったが運動症状改善はみられず
Anle138b	αSyn凝集阻害	αSynやプリオンの凝集阻害効果あり MSAマウスモデルへの発症前投与によりGCI減少，神経保護効果および運動機能改善	第1相準備中	—
炭酸リチウム	αSynクリアランス促進	オートファジー誘導作用あり	第2相終了	脱落率・有害事象率多く試験は中止 効果判定不能
ミノサイクリン	αSyn毒性の下流を抑制	ミクログリア活性化抑制・抗酸化作用あり	第2相終了 （MEMSA-trial）	一部で脳内ミクログリア活性化抑制を認めたが運動症状改善はみられず
ラサジリン	αSyn毒性の下流を抑制	PD治療薬，早期PDにて進行抑制効果あり MSAマウスモデルで神経保護効果あり		MSAでは有効性を実証できず
リルゾール	αSyn毒性の下流を抑制	ALS治療薬 フリーラジカル消去・抗アポトーシス作用あり	第3相終了 （NNIPPS study）	MSAでは有効性を実証できず
AZD3241	αSyn毒性の下流を抑制	脳透過型ミエロペルオキシダーゼ阻害薬 MSAマウスモデルでミクログリア活性化と神経細胞死を抑制	第2相終了 （PETMSA trial）	患者脳内ミクログリア活性化は抑制できず運動症状の改善も実証できなかった
フルオキセチン	αSyn毒性の下流を抑制	選択的セロトニン再取り込み阻害薬 MSAマウスモデルで栄養因子増加とERKシグナル活性化，神経保護効果あり	第2相終了 （MSA-Fluox）	MSA-QoLの感情面サブスコアに改善あったが運動症状改善はみられず
PD01A・PD03A	αSyn細胞間伝播阻止	ヒトαSynを模倣したペプチドワクチン（AFFITOPE®） マウスモデルにおいて脳内αSyn蓄積低下 神経変性・運動症状を改善	第1相終了 （AFF009 trial）	早期PD・MSAを対象とした投与試験ではαSynに対する免疫反応が確認され，一部では髄液中にもαSyn抗体が検出された
PRX002	αSyn細胞間伝播阻止	αSynオリゴマー抗体（Prothena/Roche） マウスモデルにおいて脳内αSyn蓄積低下	PDで第2相継続中 （PASADENA trial）	早期PD対象の第1相試験では，30mg/kg投与で数時間以内に血中αSyn量が4％まで低下
BIIB054	αSyn細胞間伝播阻止	αSynオリゴマー抗体（Biogen） マウスモデルにおいて脳内αSyn蓄積低下	PDで第2相継続中 （SPARK trial）	第1相試験では目立った有害事象なし

4. 凝集αSyn細胞毒性の下流を抑制

a. ミノサイクリン

ミノサイクリンはミクログリア活性化抑制，抗酸化作用が確認されており，MSA-P 62例を対象にミノサイクリン投与（100mg/日）のRCT（MEMSA-trial）が実施された[2]．実薬投与群の一部で脳内ミクログリア活性化抑制がみられたが，48週後のUMSARSスコアに有意差はみられなかった．

b. ラサジリン

MAO-B阻害薬ラサジリンは早期PD患者にて進行抑制効果が示され，MSAマウスモデルで神経保護効果が報告されている．MSA-P 174例を対象に，ラサジリン投与（1mg/日）のRCTが実施されたが，48週後のUMSARSスコアに有意差は認めなかった[2]．

c. リルゾール

ALS治療薬リルゾールは，抗酸化・抗アポトーシス作用を有し，MSA齧歯類モデルで神経保護効果が観察されている．MSA，PSP 760名を対象としたリルゾール投与（50～200mg/日）によるRCTが実施された（NNIPPS study）[7]．36週間の観察の結果，いずれの疾患群においても有効性を示せなかった．

d. AZD3241

ミエロペルオキシダーゼ（MPO）は酸化的ストレス増加や炎症促進因子作用をもつ．MPO阻害薬AZD3241はMSAマウスモデルでミクログリア活性化・神経細胞死抑制効果を示す．59例のMSAを対象にAZD3241の12週間投与によるRCT（PETMSA trial）が実施されたが，脳内ミクログリア活性化は抑制できず，UMSARSスコアにも変化はみられなかった[2]．

e. フルオキセチン

選択的セロトニン再取り込み阻害薬のフルオキセチンは，MSAマウスモデルにおいて栄養因子増加，病理所見および運動機能改善効果が示されている．これを受け，MSA 81例を対象にフルオキセチン投与（40mg/日）の第2相RCT（MSA-Fluox）が実施された．MSA-QoLの感情面スコアに改善があったのみで，3ヵ月後のUMSARSスコアに有意差は認めなかった[2]．

5. αSyn細胞間伝播阻止

a. αSynワクチン

PD，MSAにおいて，αSynが細胞間を伝播し病変が拡大するという病態仮説（プリオン仮説）が提唱され，細胞外αSynを標的としたワクチン・抗体治療の開発が進んでいる．早期PD・MSAを対象としたヒトαSyn模倣ペプチドワクチン（PD01A・PD03A）投与試験では，αSynに対する免疫反応・再投与によるブースター効果が観察されている[2]．

b. αSynオリゴマー抗体

αSynオリゴマー抗体は動物モデルにおいて，脳内αSyn蓄積抑制，神経保護効果を認めている．Prothena社のPRX002（PASADENA）第1相試験では，30mg/kg投与にて数時間以内に血中αSyn量が4%まで低下することが示された[8]．今後MSAへの適応拡大が期待される．

おわりに

MSAを対象とした疾患修飾薬の臨床試験が複数実施されてきたが，いまだ有効性が確認されたものはない．その要因として，標的分子の設定が不適切，診断精度の低さによる他疾患の混在，治療介入時期が遅すぎること，副作用が多く脱落率が高いこと，などが挙げられる．

今後の課題

▶ 臨床試験の成功率を高めるため，正確な病態理解，バイオマーカーを活用した診断精度向上・早期診断，副作用の少ない薬剤開発が望まれる.

▶ αSynを標的としたMSA治療法開発は，αSyn発現抑制やワクチン・抗体治療の結果により，その妥当性が評価されるであろう.

▶ αSyn以外のmodifier geneに着目した治療開発にも期待したい.

文 献

1) Hasegawa T. Pathogenesis of multiple system atrophy. Neurol Clin Neurosci 2013；**1**：189-194.

2) Stefanova N. Translational therapies for multiple system atrophy：Bottlenecks and future directions. Auton Neurosci 2018；**211**：7-14.

3) Whittaker HT, Qui Y, Bettencourt C, et al. Multiple system atrophy：genetic risks and alpha-synuclein mutations. F1000Research 2017；**6**：2072.

4) Mittal S, Bjornevik K, Im DS, et al. Beta2-Adrenoreceptor is a regulator of the alpha-synuclein gene driving risk of Parkinson's disease. Science 2017；**357**：891-898.

5) Levin J, Maass S, Schuberth M, et al. The PROMESA-protocol：progression rate of multiple system atrophy under EGCG supplementation as an-

ti-aggregation-approach. Journal of Neural Transmission (Vienna, Austria：1996) 2016；**123**：439-445.

6) Sacca F, Marsili A, Quarantelli M, et al. A randomized clinical trial of lithium in multiple system atrophy. J Neurol 2013；**260**：458-461.

7) Bensimon G, Ludolph A, Agid Y, et al. Riluzole treatment, survival and diagnostic criteria in Parkinson plus disorders：The NNIPPS Study. Brain 2009；**132**：156-171.

8) Jankovic J, Goodman I, Safirstein B, et al. Safety and tolerability of multiple ascending doses of PRX002/RG7935, an anti-alpha-synuclein monoclonal antibody, in patients with Parkinson disease：A randomized clinical trial. JAMA Neurol 2018；**75**：1206-1214.

III 病態解明と治療法の確立に向けて

1. 治療戦略

c. タウ蛋白

下沢明希・長谷川成人
東京都医学総合研究所 認知症・高次脳機能研究分野 認知症プロジェクト

ESSENCE

- ◆ タウ蛋白は神経細胞の軸索に多く存在する微小管結合蛋白質である.
- ◆ アルツハイマー病をはじめとする多くの神経変性疾患に異常化したタウ蛋白が蓄積する.
- ◆ 根本治療薬の開発は容易ではないが, さまざまな観点からのタウ蛋白を標的とした創薬がなされている.

タウ蛋白の特徴

1. タウ蛋白

　タウ蛋白は分子量約5万の可溶性蛋白質で, 微小管の安定化に働く微小管結合蛋白の一つとして同定された. 主に神経細胞の軸索に存在するが, グリア細胞にも発現がみられる. また微小管以外にもシグナル分子や細胞骨格系の蛋白質や脂質などと相互作用し, 脳神経系内でのさまざまな現象にかかわっている[1]. タウ蛋白は第17番染色体に存在する一つの遺伝子 (MAPT遺伝子) から選択的スプライシングにより6つのアイソフォームが生成される. C末端側に特徴的なリピート配列が存在し, この部分が微小管との結合にかかわる中心部位である. エクソン10が挿入されない場合は繰り返しが3つとなり3リピートタウ, 挿入されると繰り返しが4つとなって4リピートタウになる. 動物種によって異なるが, ヒトでは胎児期から幼若期に最も短い3リピートタウのみが発現し成長するにつれて挿入配列が加わった4リピートが増え, 成人では6つのアイソフォームが認められる (図1).

2. 神経変性疾患に蓄積するタウ蛋白

　1985年頃, 高リン酸化を受けたタウ蛋白がアルツハイマー病 (AD) の神経原線維変化の構成成分であることがわかり, 神経変性疾患におけるタウの研究が進むようになった. 1998年には, パーキンソニズムを伴う家族性前頭側頭型認知症 (FTDP-17) の家系にMAPT遺伝子の変異が相次いで報告され, タウ蛋白が神経変性疾患の原因となりうることが示された[2~4]. 患者脳内ではタウが自己重合してβシート構造に富むアミロイド様線維となり, 神経細胞内やグリア細胞内に蓄積している. こうしたタウ蛋白の蓄積を伴う疾患群はタウオパチーと総称される. このなかには, 最も患者数が多いADをはじめ, 若年性認知症のピック病 (PiD), 運動障害があらわれる皮質基底核変性症 (CBD) や進行性核上性麻痺 (PSP), 前述のFTDP-17など, さまざまな認知症疾患が含まれる. 重要なことに, タウ蛋白の異常病変の分布や広がりは臨床症状の進行と密接な関係があることがわかっており, 異常になったタウ蛋白が直接的にあるいは間接的に神経細胞の変性や脱落を誘導することが示唆されている. 興味深いことに,

KEY WORDS タウ蛋白, 凝集, 蓄積, タウオパチー, 治療戦略

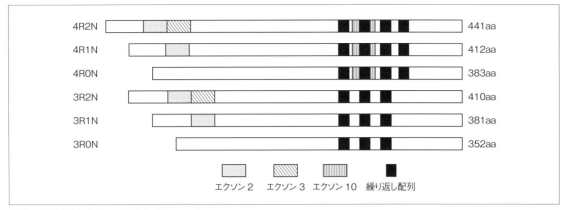

図1 タウ蛋白の6つのアイソフォーム
エクソン2, 3, 10が選択的スプライシングによって挿入されることで6つの異なるアイソフォームが発現する．繰り返し配列が3つの場合3リピート（3R），4つの場合4リピート（4R）となり，N末端側の挿入（エクソン2, 3）が挿入されないもの，1つのもの，2つのものが，それぞれ0N, 1N, 2Nとなる．

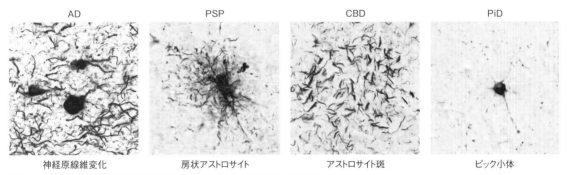

図2 主要なタウ蛋白蓄積疾患（タウオパチー）の特徴的病理像（口絵参照）
抗リン酸化タウ抗体（AT8）による免疫組織化学染色．特徴的な病理像としてADで神経原線維変化，PSPでは房状アストロサイト，CBDではアストロサイト斑，PiDではピック小体が認められる．これらの疾患は蓄積するタウ蛋白のアイソフォームが異なり，ADには3リピートタウ，4リピートタウがともに蓄積し，PSPとCBDは4リピートタウ，PiDでは3リピートタウが蓄積してくる．

ADでは脳に発現する6種類すべてのタウ蛋白が蓄積するが，PiDでは3リピートタウが，CBDやPSPでは4リピートタウが主に蓄積し，それぞれの蓄積部位や特徴的病変も異なる（図2）．蓄積する異常型タウ蛋白の構造の違いが疾患，病型ごとに特徴的な形態，病理を呈する理由であることが示されている[5]．

3. 異常型タウ蛋白の伝播と構造

近年，タウ蛋白などの神経変性疾患に蓄積する蛋白質が細胞内に蓄積する新たなメカニズムとして，異常型蛋白質が細胞間を移動し正常型蛋白質を異常型に変換して伝播するという仮説が注目されており，この仮説を支持する実験結果が細胞系や動物モデルで多数報告されている[6,7]．例えば，野生型マウスの脳内にリコンビナント蛋白で作製したタウ線維や患者脳から抽出した異常型タウを接種すると，数ヵ月後には接種部位から離れた部位において伝播した蓄積病変がみられる．このマウスモデルでは，AD, CBD, PSPの患者脳から抽出した異常タウ蛋白を接種すると，再現される病態の進行が疾患によって異なり，疾患特徴的なタウ病理が観察された[8]．このような実際の患者に近い病態を再現できるモデルはPETプローブなどのスクリーニングや薬剤の評価等に有用であると考えられる．また最近，ADやPiDの患者脳

から採取したタウ線維のクライオ電子顕微鏡（Cryo-EM）を用いた構造解析が行われ，それぞれの疾患で蓄積するタウ蛋白の異常構造が異なることが示されている[9,10]．線維の中心領域が特定されたことから，線維形成を阻害する薬剤の合成や，線維に特異的に結合するツールの開発が格段に進むことが期待される．

タウ蛋白を標的にした治療戦略

超高齢社会にある日本では，認知症患者数が2025年に700万人に達すると推定されており，社会的，経済的負担はますます増えることが予想される．認知症疾患は長い年月をかけて異常蛋白質が蓄積し症状が進行するが，神経細胞死が起きて脱落してからでは回復は望めないことから，適したタイミングで，できるだけ早期に治療を始める必要がある．症状を緩和する薬はいくつか承認されているが，根本治療となる疾患修飾薬は開発途上である．

1. タウ蛋白を標的とした薬剤の臨床試験

タウ蛋白を標的とした治療戦略として，異常型タウ蛋白の特徴である高リン酸化や蓄積の始まりであると考えられる凝集の阻害，凝集した蛋白質の細胞間伝播の阻害，原因蛋白質であると考えられるタウの発現を減少させることなどに焦点が当たっている．すなわちリン酸化や凝集の阻害薬，免疫療法，核酸医薬等の薬剤開発が精力的に進められている．一概にタウオパチーといっても，疾患には多様性があり，蓄積するタウ蛋白のアイソフォームや立体構造が異なることが明らかになっているため治療薬の効果も疾患により異なる可能性がある．タウ蛋白の構造の違いを考慮した治療戦略が必要であると考えられる．

現在，タウ蛋白を標的とした薬剤を用いた治験は10種類程度進んでいる（**表1**）．例えば，タウ蛋白に結合して凝集を阻害するメチレンブルーの関連薬剤（LMTM）の臨床試験が行われており，PhaseⅢの試験は2019年2月を目処に認知症疾患患者180人を対象として検討が進められている．

タウ蛋白を分子標的とした抗体療法もいくつか臨床試験が進んでいる．また，2017年に脊髄性筋萎縮症に対する初の治療薬として核酸医薬品ヌシネルセンが承認され，神経変性疾患分野でもアンチセンスオリゴ（ASO）やsiRNAなどの核酸医薬品が注目を浴びている．タウ蛋白を標的とした初めてのASO薬が開発され（BIIB080），軽度AD患者44人を対象としたPhase Iの臨床試験が2020年まで行われる．

2. その他の創薬開発

近年は炎症反応と神経変性疾患の関係にも注目が集まっており，脳の免疫細胞であるミクログリアがタウ蛋白の蓄積に関与するという報告[11]や，老化したアストロサイトを積極的に除去することでタウ蛋白蓄積を抑えられるといった報告[12]がある．患者脳ではアストロサイト，オリゴデンドロサイトへのタウ蛋白の蓄積もみられることから，神経細胞を取り巻き，脳を構成しているグリア細胞たちがどのように関与しているかという点からの創薬開発も進められている．

克服すべき課題

1. モデルの開発

従来，前臨床試験として*in vitro*系や培養細胞系，マウスなどの動物モデルが使用されてきた．タウ蛋白について，現状では，*in vitro*において正常型を異常型に変換させる再現実験が難しいという状況にある．またマウスモデルについては，現在用いられている神経細胞死を引き起こすモデル動物はほとんどが過剰発現系であり，過剰発現自体によるさまざまな影響を考慮する必要がある．過剰発現のない野生型動物やノックインマウスでの検討が必要であろう．またヒトと同じ6種類のアイソフォームを成熟した脳で発現するマウスの開発も重要と思われる．ヒトで数十年かけて進展していく病態を寿命の短い動物モデルでどのように再現していくかが鍵であるが，異常型蛋白質を脳に接種する伝播モデルはシードが形成され

表1 タウを標的とした治療薬

名称	開発段階	開発企業	薬剤分類
AADvac-1	AD（Phase Ⅱ），PNFA（Phase Ⅰ）	Axon Neuroscience SE	ワクチン（tau294-305）
ACI-35	AD（Phase Ⅰ）	AC Immune SA, Janssen	ワクチン（pSer396/pSer404-tau393-408 liposome）
BIIB076	AD（Phase Ⅰ）	Biogen, Neurimmune	抗体（fibrillar forms of tau）
BIIB080	AD（Phase Ⅰ）	Biogen, IONIS Pharmaceuticals	アンチセンスオリゴ（ASO）
BIIB092	PSP（Phase Ⅱ），AD（Phase Ⅱ）	Biogen, Bristol-Myers Squibb	抗体（Tau N-terminal region）
C2N 8E12	PSP（Phase Ⅱ），AD（Phase Ⅱ）	AbbVie, C2N Diagnostics, LLC	抗体（tau aggregates）
LMTM	AD（Phase Ⅲ），FTD（Phase Ⅲ）	TauRx Therapeutics Ltd	タウ凝集阻害薬
LY3303560	AD（Phase Ⅱ）	Eli Lilly & Co.	抗体（soluble tau aggregates）
RO 7105705	AD（Phase Ⅱ）	AC Immune SA, Genentech, Hoffmann-La Roche	抗体（N-terminus of all six isoforms of human tau）
TPI 287	AD（Phase Ⅰ），CBD（Phase Ⅰ），PSP（Phase Ⅰ）	Cortice Biosciences	微小管安定化薬

ワクチン，抗体の免疫療法，核酸医薬，タウ蛋白の凝集阻害薬等の臨床試験が行われている（参考：Alzforum database）.
PNFA：進行性非流暢性失語，FTD：前頭側頭型認知症

るまでの長い期間を短縮する意味があり，よいモデルと思われる．モデルは薬剤スクリーニングや評価に必須であるためより良いモデルの開発が重要であるが，ヒトの病態を本当に再現しているモデルか十分に検討したうえで，活用していくことが望まれる．

2. バイオマーカーの確立

治療をどの時点で開始すべきか，あるいは適正な患者を見分けるために，PETなどの画像解析や初期変化を捉えられる生化学的バイオマーカーの探索が必要である．タウPETの開発はアミロイドPETと合わせたADの診断の特異性をあげ，その他のタウ疾患における応用が期待される．そのためにはADタウ蛋白（3リピート＋4リピート）だけでなく3リピート，4リピートのみのタウ蛋白にも反応するトレーサーが求められる．より特異的でノイズの少ない非特異的結合の問題などを克服したタウ蛋白のPETトレーサーが開発さ

れ始めている．今後も縦断的研究により異常蛋白質の蓄積と臨床症状の進行が対応づけられていくと考えられる．また，髄液あるいはより負担の少ない血液からのバイオマーカーの測定も試みられており研究が進められている[13]．これらが安定していくことでより経過の観察がわかりやすくなっていくだろう．それによって，治療効果をどのように観察し解析するかということがはっきりし，タウPETやバイオマーカーを用いることでタウオパチーの個別の疾患診断が可能になれば，疾患ごとに適した治療方法をとることが可能になるかもしれない．

おわりに

タウ蛋白の研究は，生理的にタウ蛋白がどのような働きをしているのか，神経細胞毒性に関与するものは何か，最初の蓄積がどこからどうやって始まるのか，いくつもの議論がなされている．基

礎研究と臨床研究とがうまく組み合わされ，実験手法の発展とともにこれらの疑問を解決する研究が進展し，疾患修飾薬の開発が進んでいくことが期待される．

今後の課題

▶ タウ蛋白を標的とした薬剤開発に有用なモデルの確立が必要である．
▶ タウ蛋白が蓄積する疾患を鑑別できるバイオマーカーを見いだす必要がある．
▶ 疾患に合わせた治療薬の開発を目指す必要がある．

文 献

1) Morris, M, Maeda, S, Vossel, K, et al. The many faces of Tau. Neuron 2011；**70**：410-426.
2) Spillantini MG, Murrell JR, Goedert M, et al. Mutation in the tau gene in familial multiple system tauopathy with presenile dementia. Proc Natl Acad Sci USA 1998；**95**：7737-7741.
3) Poorkaj P, Bird TD, Wijsman E, et al. Tau is a candidate gene for chromosome 17 frontotemporal dementa. Ann Neurol 1998；**43**：815-825.
4) Hutton M, Lendon CL, Rizzu P, et al. Association of mis-sense and 5'-splice-site mutations in tau with the inher-ited dementia FTDP-17. Nature 1998；**393**：702-705.
5) Biochemical classification of tauopathies by immunoblot, protein sequence and mass spectrometric analyses of sarkosyl-insoluble and trypsin-resistant tau. Acta Neuropathologica 2016；**131**：267-280.
6) Clavaguera F, Bolmont T, Crowther RA, et al. Transmission and spreading of tauopathy in transgenic mouse brain. Nat Cell Biol 2009；**11**：909-913.
7) Nonaka T, Watanabe ST, Iwatsubo T, et al. Seeded aggregation and toxicity of α-synuclein and tau：cellular models of neurodegenerative diseases. J Biol Chem 2010；**285**：34885-34898.

8) Narasimhan S, Guo JL, Changolkar L, et al. Pathological tau strains from human brains recapitulate the diversity of tauopathies in nontransgenic mouse brain. J Neurosci 2017；**37**：11406-11423.
9) Fitzpatrick AWP, Falcon B, He S, et al. Cryo-EM structures of tau filaments from Alzheimer's disease. Nature 2017；**547**：185-190.
10) Falcon B, Zhang W, Murzin AG, et al. Structures of filaments from Pick's disease reveal a novel tau protein fold. Nature 2018；**561**：137-140.
11) Asai H, Ikezu S, Tsunoda S, et al. Depletion of microglia and inhibition of exosome synthesis halt tau propagation. Nat Neurosci 2015；**18**：1584-1593.
12) Bussian TJ, Aziz A, Meyer CF, et al. Clearance of senescent glial cells prevents tau-dependent pathology and cognitive decline. Nature 2018；**562**：578-582.
13) Tatebe H, Kasai T, Ohmichi T, et al. Quantification of plasma phosphorylated tau to use as a biomarker for brain Alzheimer pathology：pilot case-control studies including patients with Alzheimer's disease and down syndrome. Mol Neurodegener 2017；**12**：63.

III 病態解明と治療法の確立に向けて

1. 治療戦略

d. プログラニュリン

細川雅人

東京都医学総合研究所 認知症・高次脳機能研究分野 認知症プロジェクト

ESSENCE

◆プログラニュリン (PGRN) は創傷治癒，神経細胞の増殖等に関わる栄養因子である．

◆グラニュリン (*GRN*) 遺伝子変異は前頭側頭型認知症だけでなく，アルツハイマー病，大脳皮質基底核症候群，パーキンソン病患者などからも同定された．

◆脳内のPGRN量を増加させる薬剤が*GRN*遺伝子変異によって引き起こされる疾患の治療薬候補となる可能性がある．

はじめに

プログラニュリン (PGRN) は acrogranin, granulin-epithelin precursor, PC cell-derived growth factor, glycoprotein 88 kD (GP88) などと呼ばれる栄養因子であり，染色体17q21のグラニュリン (*GRN*) 遺伝子上に single gene としてコードされている (**図1**)．PGRN は593アミノ酸からなる蛋白質で，17アミノ酸のシグナルペプチドと，高度に保存されたシステイン12個を含んだ"グラニュリン"ドメイン ($CX_{5-6}CX_5CCX_8$ $CCX_6CCXDX_2HCCPX_4CX_{5-6}C$) が7.5個 (GRN P-G-F-B-A-C-D-E) 連結している (**図1**)．PGRN は分泌蛋白質であり，細胞外へ放出されたのち，エラスターゼやマトリクスメタロプロテアーゼなどの酵素により切断され，6 kDaのGRNペプチドになる (**図1**)．多くの研究により，全長のPGRNが抗炎症作用，GRNペプチドが炎症促進作用を示すことが明らかとなっている．PGRN は脳内では大脳皮質の神経細胞，海馬錐体細胞，海馬顆粒細胞，小脳プルキンエ細胞，ミクログリアにおけ

る発現が確認されている．PGRN は細胞の生存を維持する上で非常に重要な蛋白質であり，創傷治癒，炎症の抑制，神経細胞の増殖，腫瘍形成，性行動への関与など，多くの機能を制御していると考えられている．

2006年にタウ陰性・ユビキチン陽性封入体を持つ染色体17q21に連鎖した前頭側頭型認知症 (FTD) 患者から*GRN*のヌル変異が同定された[1,2]．同年にこのユビキチン陽性封入体の主要構成蛋白質が TAR-DNA binding protein of 43 kDa (TDP-43) であることが判明した．これまでに190以上の*GRN*変異が報告されているが，多くの場合，未成熟終止コドン premature termination codon (PTC) を生じさせる．PTCが本来の終止コドンよりも上流に現れた場合，翻訳が途中で終了し，ナンセンス変異依存RNA分解機構 (NMD) によって変異型mRNAは分解され，PGRNの発現量が半減する．このような機序をハプロ不全と呼ぶ．ハプロ不全による機能的なPGRNの減少がFTDの病態形成に強く関与していることが示唆されている．また，シグナルペプ

KEY WORDS プログラニュリン，パーキンソン病，大脳皮質基底核症候群，前頭側頭型認知症，rs5848遺伝子多型

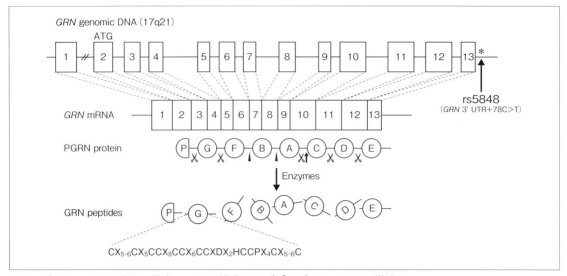

図1 グラニュリンの遺伝子構造，mRNA構造およびプログラニュリンの模式図
*GRN*遺伝子は13個のエクソンからなり，開始コドン（ATG）はエクソン2に存在する．*GRN*の遺伝子多型であるrs5848（*GRN* 3' UTR+78C>T）はエクソン13に続く3'非翻訳領域に位置する．ハサミはエラスターゼ，矢印（➡）はメタロプロテアーゼ-14，それぞれの切断部位を示す．GRN Bの前後にある矢頭は酵素未同定の切断部位を示す．

チド中に生じた変異はPGRNを誤った場所に局在化させ，PGRN分泌経路の障害を引き起こす[3,4]．

近年，*GRN*変異あるいは*GRN*遺伝子多型（rs5848；*GRN* 3' UTR+78C>T）はアルツハイマー病（AD），パーキンソン病（PD），大脳皮質基底核症候群（CBS），筋萎縮性側索硬化症など，FTD以外の神経変性疾患との関連が多数報告されてきた．本稿では*GRN*遺伝子変異とPD，CBSの関係を中心に概説する．

*GRN*変異とパーキンソン病

Brouwersらは1名のPD患者から*GRN*のヌル変異（IVS1+5G>C）を同定した[5]．この変異は他にAD患者からも見いだされた．歯車様強剛，表情減少，運動緩慢，引きずり足歩行，姿勢保持障害，静止時振戦などが観察され，L-ドパ治療に良く反応した．その後，アパシーなどを伴う進行性の記憶障害が現れた．病理学的解析により，びまん性レヴィ小体とTDP-43の蓄積が確認された．PD患者の黒質・ドパミン神経細胞ではαシヌクレイン（αSyn）の蓄積が観察されるが，*GRN*変異とαSyn蓄積の直接的な関係については現時点では明らかになっていない．

Leverenzらは*GRN* g.1871 A>G（p.Ala237TrpfsX4）変異を持つ2家系を解析し，この変異がAD，FTD，PDなど，さまざまな疾患の発症に関与していることを見いだした[6]．全例でTDP-43病理が陽性であることに加え，ほとんどの症例でタウ病理が，2例でαSyn病理が観察されたことは非常に興味深い．Rovelet-Lecruxらは1名の典型的なTDP-43蓄積を伴うFTD患者において*GRN*変異を同定した．この患者は*GRN*遺伝子のほとんどを欠損していた（g.-95_3490del）．この遺伝子欠損はFTD患者の姉妹にも存在しており，PDを発症した[7]．

Kelleyらはg.2273_2274insTG（p.Trp304LeufsX58）変異を持つ1家系がPDの症状を呈することを発見した[8]．神経病理学的解析によりこの家系ではユビキチン陽性の神経細胞核内凝集体（NII）とびまん性レヴィ小体が共局在していることが明らかとなった．これらの結果から，PGRNのハプロ不全は異なる神経変性疾患（FTD，AD，PD）を誘発する可能性が示唆された．筆者らが米国のブレインバンクより供与された家族性*GRN*遺伝子変異4例を調べたところ，いずれも病理診断が

FTLD-TDPであったが，患者本人もしくは家系内に，PD発症者やパーキンソニズムを呈した患者が存在した（未発表データ）．この4症例の脳内ではTDP-43，タウ，αSynの蓄積が観察された[9]．

Carecchioらは新規のGRN変異（p.Gly387fsX25）をもつPD患者について報告した．この患者の血漿中PGRN濃度をELISAで測定したところ，正常値（＞70pg/mL）に比べて著明に減少（13pg/mL）していた[10]．

最近，台湾人の典型的なPD患者の中から新規GRN g.3223C＞T（p.Thr487Ile）変異が発見された[11]．この変異はPGRNが構造的に不安定になり，細胞内PGRNの減少，あるいはPGRN分泌の減少を引き起こすことが培養細胞を用いた実験により示された[11]．PD患者において同定されたGRN遺伝子変異を表1にまとめた．

GRN変異と大脳皮質基底核症候群

従来タウオパチーと考えられていた大脳皮質基底核症候群（CBS）からもGRN遺伝子変異が発見された．GRN変異と家族性CBSとの関係を最初に報告したのはMasellisらである[12]．これはFTD患者においてTDP-43蓄積が発見される直前のことであった．この研究では中国系カナダ人家系からスプライスドナーサイトの変異，GRN IVS7＋1G＞A（p.Val200GlyfsX18）が同定された[12]．RT-PCR解析により本変異では異常なGRN転写産物は確認されなかった．NMDにより異常なmRNAが分解されたと考えられた．

SpinaらはGRN g.26C＞A（p.Ala9Asp）変異を持つCBS患者を詳細に調べた[13]．発端者は不随意に左上肢が挙上する異常運動，観念性失行，左右差のあるパーキンソニズムおよびジストニアを呈した．この症例では前頭葉皮質に多数のTDP-43陽性神経細胞内凝集体neuronal cytoplasmic inclusions（NCI），神経変性突起dystrophic neuritis（DN），NIIが認められた．興味深いことに，前頭葉皮質，嗅内野，青斑核にわずかなリン酸化タウ陽性の神経細胞とDNを認めた．この症例ではαSynとアミロイドβ（Aβ）の蓄積は観察され

なかった[13]．

Guerreiroらはポルトガル人家系のCBS患者においてGRN g.2264_2265insGT（p.Ser301CysfsX61）変異を同定した[14]．発端者，発端者の兄弟姉妹は全員一側性のパーキンソニズム，記憶障害，進行性の認知症を含んだCBSの明確な特徴を示した．発端者の脳内に多数のTDP-43陽性NCIとDNがみられたが，Aβ，タウ蛋白，αSynの陽性所見は観察されなかった．

BenussiらはイタリアのCBS 2家系からGRN g.1975_1978delCTCA（p.Leu271LeufsX10）変異を同定した[15]．2家系とも言語障害，行動異常，パーキンソニズムを呈した．またGRN g.552dup（p.Cys105TrpfsX13）変異を持つ左右差を認めない非定型的CBS患者では，GRN mRNA発現量が50％に減少していると同時に，TDP-43病理が陽性であることがわかった[16]．CBS患者において同定されたGRN遺伝子変異を表1にまとめた．

GRN rs5848遺伝子多型とPD

GRNのrs5848遺伝子多型はGRN遺伝子の3'非翻訳領域（3' untranslated region）中に認められる遺伝子多型（GRN 3' UTR＋78C＞T）であり（図1），GRN遺伝子の発現を制御するマイクロRNA（miR-659）の結合部位に相当する．miR-659はGRN mRNAへの転写を抑制することが明らかとなっており，rs5848がTアレル（TT）の場合，Cアレル（CC）に比べPGRNレベルが30％低いことが示された[17]．これまでにこの遺伝子多型が，FTDとADの発症リスクに関与するとの報告が多くなされているが，最近ではそれを否定する報告も増えている．rs5848遺伝子多型は欧米人においてPDの発症リスクではないとの報告が2009年になされた[18]．しかし，台湾人のPD患者573人と490人の健常者を調べた研究では，rs5848のCCジェノタイプと比較し，TTジェノタイプは1.58倍PDの発症リスクを増加させることが明らかとなった[19]．興味深いことに，この感受性は特に女性で顕著に観察され，TTジェノタイプは2.16倍発症リスクが上昇することがわかった．こ

表1　PD，CBS患者から同定された*GRN*変異

番号	変異（タンパク）	変異（genomic DNA）	変異（cDNA）	Exon/intron	Domain	臨床症状	平均発症年齢	平均死亡時年齢	頻度（家系）	引用文献
1	IVS1+5G>C	g.-3826G>C		IVS1	Complete protein	FTD/PD	61.4	68.7	11	Cruts M, 2006 Brouwers N, 2007
2	delGRN [French]	g.-95_3490del		IVS1-IVS12	Complete protein	FTD/PD	72	71.8	1	Rovelet-Lecrux A, 2008
3	Ala9Asp	g.26C>A	c.26C>A	EX2	Signal peptide	FTD/CBS	56.2	63.4	6	Spina S, 2007
4	Cys105TrpfsX13	g.552dup	c.314dup	EX4	GrnG	CBD	n/a	n/a	1	Dopper E, 2011
5	Cys157LysfsX97	g.1283_1289delCTGCTGT	c.468_474delCTGCTGT	EX6	GrnF	FTD/CBS	52	61	1	Le Ber I, 2007 Le Ber I, 2008 Coppola C, 2012
6	Val200GlyfsX18 IVS7+1G>A	g.1637G>A	c.0 (c.599_708del)	IVS7	InterFB	FTD/CBS	60	64.3	3	Masellis M, 2006
7	Ala237TrpfsX6	g.1871A>G	c.0 (c.709_835del)	IVS7	GrnB	FTD/PPA	58.4	67	9	Leverenz JB, 2007
8	Ala237TrpfsX4	g.1872G>A	c.0 (c.709_835del)	IVS7	GrnB	FTD/CBS/MND	59	63	13	López de Munain A, 2008 Moreno F, 2009
9	Leu271LeufsX10	g.1975_1978delCTCA	c.811_814delCTCA	EX8	InterBA	FTD/CBS	63.8	69.4	2	Benussi L, 2008
10	Val279GlyfsX5; IVS8-1G>C	g.2198G>C	c.0 (c.836_933del)	IVS8	InterBA	FTD/CBS	56	n/a	2	Gass J, 2006 Coppola G, 2008
11	Ser301CysfsX61	g.2264_2265insGT	c.901_902insGT	EX9	GrnA	FTD/CBS	52.7	58	3	Guerreiro RJ, 2008 Almeida MR, 2014
12	Trp304GlyfsX57	g.2272delC	c.909delC	EX9	GrnA	FTD/PD	59.5	74	2	Lladó A, 2007 Almeida MR, 2014
13	Trp304LeufsX58	g.2273_2274insTG	c.910_911insTG	EX9	GrnA	FTD/PD	58	65	2	Kelley BJ, 2009
14	Thr382SerfsX30	g.2597delC	c.1145delC	EX10	GrnC	FTD/CBS	54	n/a	1	Baker M, 2006 Gass J, 2006 Kelley BJ, 2009
15	Gly387fsX25	n/a	n/a	EX10	GrnC	PD	51	n/a	1	Carecchio M, 2014
16	Asp441HisfsX4	g.2988_2989delCA	c.1317_1318delCA	EX11	InterCD	CBS	55	n/a	1	Yu CE, 2010
17	Thr487Ile	g.3223C>T	c.1460C>T	EX12	GrnD	PD	n/a	n/a	n/a	Chang KH, 2018
18	Ala199Val	g.1411C>T	c.596C>T	EX6	interFB	CBS	62	n/a	2	Beck J, 2008 Rohrer JD, 2010 Karch CM, 2016
19	Val514Met	g.3303G>A	c.1540G>A	EX12	InterDE	AD/PD	71.5	82	n/a	Brouwers N, 2008 Nuytemans K, 2008
20	Arg547Cys	g.3402C>T	c.1639C>T	EX12	GrnE	PD	54	n/a	1	Wong SH, 2009

PD，CBS患者から同定された*GRN*遺伝子の病原性変異をまとめた．番号1-17；病原性変異，18-20；変異効果不明の*GRN*変異．遺伝子のナンバリングはGenBankのaccession number AC003043.1の逆相補的配列における*GRN*のスタートコドンのアデニン（A）を1とした．
n/a：not applicable，EX：exon，IVS：intervening sequence，Grn：Granulin，MND：motor neuron disease，PPA：primary progressive aphasia.

れらの結果より，rs5848のTTジェノタイプとTアレルは台湾人女性においてPDの発症リスクとなることが示唆された[19]．

Mateoらは PD 患者血漿中の PGRN 濃度がコントロール群より低値であることを報告した．しかし，rs5848 ジェノタイプと血漿中 PGRN 濃度との間に相関関係はみられなかった[20]．

GRN rs5848遺伝子多型とCBS

米国の孤発性 CBS 患者から *GRN* rs5848 の遺伝子多型（TT ジェノタイプ）が発見された[21]．しかし，この患者の血中 *GRN* mRNA 量，血清中 PGRN 量はコントロール群の範囲内であった．この症例では TDP-43 病理に加え，Braak stage 2 に相当するタウ病理も観察された．αSyn は陰性

であった．これまでは臨床的に CBS 症状があり，病理診断で FTLD-TDP と判定された症例に関しては，*GRN* 遺伝子変異が認められていたが，本症例は *GRN* 変異を伴わない初めての例であった．また別のグループも認知機能低下と錐体外路症状を示す CBS 患者から *GRN* rs5848 TT ジェノタイプを同定した[22]．この患者に *MAPT*，TDP-43 遺伝子変異は認められなかった．*GRN* rs5848 遺伝子多型と CBS の関係については報告が少なく，詳細な疾患発症機序は不明である．

脳内における異常蛋白の蓄積とPGRN

これまでの病理学的解析や動物実験の結果から，*GRN* 変異の脳内では Aβ 蓄積はほとんどない，または軽度であると考えられる[9,23]．*GRN*

ノックアウトマウスではミクログリアの過剰な活性化が報告されており[24]，活性化ミクログリアが細胞外に蓄積したAβを除去する可能性が示唆されている[25]．また，*GRN*変異によって細胞内リソソームの機能が低下することが示された[26]．*GRN*変異によって産生されるPGRN量が減少し，それに伴い細胞内に取り込まれるPGRN量が減少すると，リソソーム内のpHが上昇し，蛋白質分解酵素などが適切に働かなくなると考えらえることから，細胞内不要蛋白質の分解能が低下すると推察されている[26]．不要蛋白質の分解能が低下した神経細胞では，蓄積傾向にある蛋白質（TDP-43，タウ蛋白，αSynなど）がより蓄積しやすい環境にあるのではないかと推測される．

*GRN*変異はタウ蛋白陰性・ユビキチン陽性封入体をもつFTD患者から同定されたこともあり，発見から10年ほど，「FTD患者脳ではタウ蛋白は蓄積しない」とされていたが，近年，*GRN*変異を持つFTD患者脳にも異常リン酸化タウ蛋白の蓄積が認められるとの報告が増えてきた[6,9,23]．病理解析で報告された一部の症例においてαSynの蓄積も報告されている[6,9,23]．これらの結果から，筆者らは「*GRN*変異は脳内にTDP-43，タウ蛋白，αSynが重複蓄積する "multiple proteinopathy" である」と提唱した[9]．

PGRNを標的とした治療戦略

PGRNを標的とした治療法としては，PGRN補充療法，あるいは脳内のPGRN発現量を増加させることの2点が考えられる．PGRN補充療法は動物実験レベルではすでに行われており，PGRN欠損マウスにアデノ随伴ウイルスを用いてPGRNを発現させると，PGRN欠損によって生じていたリソソームの異常とmicrogliosisが改善した[27]．しかしこの方法はヒトへの治療法として用いられるレベルには達していない．脳内でPGRN発現量を増加させる方法として，現在次の3つが検討されている．

1. ニモジピン投与による脳内PGRN量の増加

PGRN発現量増加を検討した最初の臨床試験，「*GRN*変異患者へのニモジピン投与」が米国で実施された[28]．細胞内カルシウム濃度が低下するとPGRNの発現が上昇することが，細胞・マウス実験レベルで確かめられていた．そこで血液脳関門を通過することがすでに判明しているカルシウムチャネルブロッカーであるニモジピンを投与し，PGRNの発現量を増加させようとの試みであった．第I相試験として*GRN*変異患者8名にニモジピンを8週間投与したが，脳脊髄液中・血漿中PGRN濃度に変化は観察されなかった[28]．

2. 抗sortilin抗体投与による脳内PGRN量の増加

Sortilin1（SORT1）は1型膜糖蛋白であり，PGRNの受容体として知られている．SORT1と結合したPGRNはエンドサイトーシスによって細胞内に取り込まれ，最終的にはリソソームまで運ばれる．培養細胞やiPS細胞を用いた研究により，SORT1の発現抑制がPGRNのエンドサイトーシス減少を引き起こし，最終的にPGRNの分泌量を増加させることが明らとなった[29]．この結果を受け，2018年9月から抗SORT1モノクローナル抗体を*GRN*変異FTD患者と健常者へ投与する第I相試験が開始された．試験終了予定は2020年3月である．

3. Readthrough薬を用いたPGRN量の増加

*GRN*変異によって起こるPGRNのハプロ不全はPTCが発生することにより生じる．変異によって生じた異常な位置の終止コドンを "読み飛ばす（readthrough）" 薬剤を使用することにより，半減したPGRN産生量を元に戻すことができると考えられている．まだ培養細胞・iPS細胞レベルの実験ではあるが，アミノグリコシド系抗菌薬であるG418（ジェネティシン）をreadthrough薬として用いた研究では，PGRN量の回復が認めら

れた．今後の研究の進展が期待される．

おわりに

*GRN*変異とPD，CBSの関係については，FTD やADに比べて報告数が少ないことから，不明な点が多く残されている．脳内PGRN量の減少が共通の分子基盤として存在するが，なぜ*GRN*変異によって多様な臨床病型（heterogeneity）が現れるか，今後の解明が待たれるところである．

今後の課題

▶ *GRN*変異と疾患発症の詳細なメカニズムを明らかにする必要がある．

▶ 同じ*GRN*変異を持つ同一家系内で，さまざまな臨床病型（FTD，AD，PD，CBSなど）が現れる理由を解明する必要がある．

▶ 脳内のPGRN量を増加させる薬剤の開発が急務である．

文献

1) Baker M, Mackenzie IR, Pickering-Brown SM, et al. Mutations in progranulin cause tau-negative frontotemporal dementia linked to chromosome 17. Nature 2006；**442**：916-919.

2) Cruts M, Gijselinck I, van der Zee J, et al. Null mutations in progranulin cause ubiquitin-positive frontotemporal dementia linked to chromosome 17q21. Nature 2006；**442**：920-924.

3) Gass J, Cannon A, Mackenzie IR, et al. Mutations in progranulin are a major cause of ubiquitin-positive frontotemporal lobar degeneration. Hum Mol Genet 2006；**15**：2988-3001.

4) Mukherjee O, Pastor P, Cairns NJ, et al. HDDD2 is a familial frontotemporal lobar degeneration with ubiquitin-positive, tau-negative inclusions caused by a missense mutation in the signal peptide of progranulin. Ann Neurol 2006；**60**：314-322.

5) Brouwers N, Nuytemans K, van der Zee J, et al. Alzheimer and Parkinson diagnoses in progranulin null mutation carriers in an extended founder family. Arch Neurol 2007；**64**：1436-1446.

6) Leverenz J. B, Yu CE, Montine TJ, et al. A novel progranulin mutation associated with variable clinical presentation and tau, TDP43 and alpha-synuclein pathology. Brain 2007；**130**：1360-1374.

7) Rovelet-Lecrux A, Deramecourt V, Legallic S, et al. Deletion of the progranulin gene in patients with frontotemporal lobar degeneration or Parkinson disease. Neurobiol Dis 2008；**31**：41-45.

8) Kelley BJ, Haidar W, Boeve BF, et al. Prominent phenotypic variability associated with mutations in Progranulin. Neurobiol Aging 2009；**30**：739-751.

9) Hosokawa M, Kondo H, Serrano GE, et al. Accumulation of multiple neurodegenerative disease-related proteins in familial frontotemporal lobar degeneration associated with granulin mutation. Sci Rep 2017；**7**：1513.

10) Carecchio M, Galimberti D, Fenoglio C, et al. Evidence of pre-synaptic dopaminergic deficit in a patient with a novel progranulin mutation presenting with atypical parkinsonism. J Alzheimers Dis 2014；**38**：747-752.

11) Chang KH, Lee GC, Huang CC, et al. Genetic and functional characters of GRN p.T487I mutation in Taiwanese patients with atypical parkinsonian disorders. Parkinsonism Relat Disord 2018；**51**：61-66.

12) Masellis M, Momeni P, Meschino W, et al. Novel splicing mutation in the progranulin gene causing familial corticobasal syndrome. Brain 2006；**129**：3115-3123.

13) Spina S, Murrell JR, Huey ED, et al. Corticobasal syndrome associated with the A9D Progranulin mutation. J Neuropathol Exp Neurol 2007；**66**：892-900.

14) Guerreiro RJ, Santana I, Bras JM, et al. Novel progranulin mutation：screening for PGRN mutations in a Portuguese series of FTD/CBS cases. Mov Disord 2008；**23**：1269-1273.

15) Benussi L, Binetti G, Sina E, et al. A novel deletion in progranulin gene is associated with FTDP-17 and CBS. Neurobiol Aging 2008；**29**：427-435.

16) Dopper EG, Seelaar H, Chiu WZ, et al. Symmetrical corticobasal syndrome caused by a novel C.314dup progranulin mutation. J Mol Neurosci 2011；**45**：354-358.

17) Rademakers R, Eriksen JL, Baker M, et al. Common variation in the miR-659 binding-site of GRN is a major risk factor for TDP43-positive frontotemporal dementia. Hum Mol Genet 2008；**17**：3631-3642.

18) Jasinska-Myga B, Wider C, Opala G, et al. GRN 3'UTR＋78 C>T is not associated with risk for Parkinson's disease. Eur J Neurol 2009；**16**：909-911.

19) Chang KH, Chen CM, Chen YC, et al. Association between GRN rs5848 polymorphism and Parkinson's disease in Taiwanese population. PLoS One 2013；**8**：e54448.

20) Mateo I, Gonzalez-Aramburu I, Pozueta A, et al. Re-

duced serum progranulin level might be associated with Parkinson's disease risk. Eur J Neurol 2013； **20**：1571-1573.

21) Tartaglia MC, Sidhu M, Laluz V, et al. Sporadic corticobasal syndrome due to FTLD-TDP. Acta Neuropathol 2010； **119**：365-374.

22) Peng G, Liu P, He F, et al. Posterior cortical atrophy as a primary clinical phenotype of corticobasal syndrome with a progranulin gene rs5848 TT genotype. Orphanet J Rare Dis 2016； **11**：13.

23) Sieben A, Van Mossevelde S, Wauters E, et al. Extended FTLD pedigree segregating a Belgian GRN-null mutation：neuropathological heterogeneity in one family. Alzheimers Res Ther 2018； **10**：7.

24) Tanaka Y, Matsuwaki T, Yamanouchi K, et al. Exacerbated inflammatory responses related to activated microglia after traumatic brain injury in progranulin-deficient mice. Neuroscience 2013； **231**：49-60.

25) Hosokawa M, Tanaka Y, Arai T, et al. Progranulin haploinsufficiency reduces amyloid beta deposition in Alzheimer's disease model mice. Exp Anim 2018； **67**：63-70.

26) Tanaka Y, Suzuki G, Matsuwaki T, et al. Progranulin regulates lysosomal function and biogenesis through acidification of lysosomes. Hum Mol Genet 2017； **26**：969-988.

27) Arrant AE, Onyilo VC, Unger DE, et al. Progranulin gene therapy improves lysosomal dysfunction and microglial pathology associated with frontotemporal dementia and neuronal ceroid lipofuscinosis. J Neurosci 2018； **38**：2341-2358.

28) Sha SJ, Miller ZA, Min SW, et al. An 8-week, open-label, dose-finding study of nimodipine for the treatment of progranulin insufficiency from GRN gene mutations. Alzheimers Dement (NY) 2017； **3**：507-512.

29) Lee WC, Almeida S, Prudencio M, et al. Targeted manipulation of the sortilin-progranulin axis rescues progranulin haploinsufficiency. Hum Mol Genet 2014； **23**：1467-1478.

III 病態解明と治療法の確立に向けて

1. 治療戦略

e. 自己免疫

木村暁夫
岐阜大学大学院医学系研究科脳神経内科学分野

ESSENCE

◆ パーキンソン病の病態において，自然免疫系および獲得免疫系の関与が指摘されている．

◆ パーキンソン病および非定型パーキンソニズムに関連する自己抗体の報告がある．

◆ 抗神経抗体を有する自己免疫性脳炎の一部の患者で，さまざまな種類の不随意運動を合併し，自己抗体介在性運動障害として注目されている．

◆ 抗IgLON5抗体関連疾患の臨床像は，進行性核上性麻痺や多系統萎縮症に類似するが，その病理像は非定型的なタウオパチーである．

◆ パーキンソン病および非定型パーキンソニズムにおける自己免疫病態の解明が，新たな疾患概念の確立や治療法の開発につながる可能性がある．

パーキンソン病の病態機序と自己免疫

パーキンソン病（PD）の病態機序に関しては，いまだ十分に解明されていないが，主要病理所見は，中脳黒質のドーパミン作動性神経細胞死と，レヴィ小体として知られるαシヌクレイン蛋白で構成される神経細胞内封入体の出現が特徴とされていることから，ミトコンドリア機能障害や酸化ストレスによりαシヌクレイン（αSyn）の凝集が生じて神経細胞のアポトーシスが引き起こされると考えられている．一方，以前より病態機序の背景に自己免疫の関与を指摘した論文が多数報告されている[1]．PD患者の黒質においてミクログリアの活性化がおきていることや，PD患者の黒質や髄液において，自然免疫系の活性化を示唆するサイトカイン（IL-1，IL-2，IL-6，TNFαなど）の上昇がみられることが報告されている[2,3]．またPD患者の末梢血や髄液中において，$\gamma\delta$T細胞

の増加も報告されている[4]．さらに，PD患者の黒質においてT細胞の浸潤がみられるとする報告や，αSynもしくは神経メラニンにより活性化したミクログリアから産生されたサイトカインにより，MHCクラスI抗原の発現が，黒質ドーパミン神経において亢進し，細胞障害性T細胞を活性化することにより神経細胞死がもたらされる可能性も報告されている[5,6]．また最近の報告では，PD患者において，MHC分子により抗原提示されたαSyn由来の特定のペプチドが，ヘルパーT細胞や細胞障害性T細胞を活性化することが明らかにされた[7]．これらの報告はPDが，自然免疫系のみならず獲得免疫系も関与する病気であることを意味し，免疫学的アプローチによる治療介入の可能性を示唆するものと考える．

KEY WORDS パーキンソン病，多系統萎縮症，進行性核上性麻痺，細胞障害性T細胞，抗神経抗体

パーキンソン病と自己抗体

PDの病態において液性免疫の関与を指摘する報告も多数認める．これまでにPD患者において，メラニン，aSyn，GM1ガングリオシドなどを抗原とする自己抗体と病態との関連性を指摘した報告がある[1]．PDの剖検脳を用いた検討では，ドーパミン作動性神経においてIgGの沈着がみられることが報告されている[8]．このドーパミン作動性神経における抗体の標的抗原として，カテコラミン代謝産物の一つであり，ドーパミン作動性神経に蓄積する神経メラニンである可能性が報告されている[9]．神経メラニンを貪食した未成熟な樹状細胞が頸部リンパ節へと移動し，成熟した樹状細胞となり，T細胞およびB細胞を活性化した後に，この神経メラニン反応性のT細胞および活性化したB細胞から分化した形質細胞より産生された自己抗体が再び脳内に移入し，同じく神経メラニンにより活性化されたミクログリアとともに神経メラニンを豊富に含むドーパミン作動性神経細胞を障害するという病態仮説である[1,10]．一方，標的抗原は不明であるが，黒質のドーパミン作動性神経に対する自己抗体が，PD患者の78％の髄液中で確認されたが，コントロールの髄液では3％にしか検出されなかったという報告もある[11]．このようなPD患者の髄液で検出される脳由来抗原を認識する自己抗体は，神経細胞死の結果として二次的に産生された抗体である可能性が考えられる．しかし，その一方で，PD患者の髄液を，ドーパミン作動性神経の培養細胞に添加すると，時間および容量依存性に細胞障害性を示したとする報告や[12]，PD患者の血漿から抽出した抗体をラットの黒質に移入したところ，ドーパミン作動性神経の著明な脱落を認めたが，健常者から抽出した抗体を移入しても，神経障害はほとんどみられなかったとする報告など[13]，抗体がPDの病態機序に直接的にかかわっている可能性を指摘する報告もある．これらの報告は，PD患者で検出される自己抗体が，病気の進行に関与している可能性を示唆するものであるが，その一方でPDや多系統萎縮症（MSA）といったaシヌクレイノパチー患者の血漿中では，高親和性の抗aSyn抗体の濃度が，健常者と比較し低下していることが報告されている[14]．この自然抗体はaSynと結合し，クリアランスを促進することにより，病気の進行を抑制している可能性が示唆されており，今後PDやMSAの新たな治療法の1つとして，aSynを標的とした抗体療法の可能性も期待される．

非定型パーキンソニズムと抗神経抗体

近年，神経抗原に対する自己抗体（抗神経抗体）を有する自己免疫性脳炎の一部の患者で，パーキンソニズムをはじめとするさまざまな種類の運動障害を呈することが報告され[15]，自己抗体介在性運動障害として注目されている（**表1**）．これらの患者で検出される抗神経抗体に関しては，主にその標的抗原が細胞内抗原と細胞膜表面抗原の2種類に大別される．細胞膜表面抗原を認識する抗神経抗体陽性の自己免疫性脳炎では，ステロイドパルス療法，免疫グロブリン静注療法intravenous immunoglobulin therapy（IVIg），血液浄化療法などの免疫療法が奏効する．一方，細胞内抗原を認識する抗神経抗体，もしくは一部の細胞膜表面抗原を認識する抗神経抗体陽性の自己免疫性脳炎では，腫瘍を合併することが知られており，その場合には，抗体・神経症候・合併腫瘍の種類との間には一定の関連性があり，いわゆる傍腫瘍性神経症候群の一病型として自己免疫性脳炎を発症すると考えられている．細胞内抗原を認識する抗神経抗体陽性の自己免疫性脳炎では，免疫療法に対する反応性は乏しいが，これらの抗神経抗体の検索は腫瘍の早期発見につながり，腫瘍に対する治療により運動障害を含む神経症状の改善も期待できる．

非定型パーキンソニズムと抗IgLON5抗体

IgLON5は，免疫グロブリンスーパーファミリーの一つでニューロンに豊富に存在する細胞接

表1　自己抗体介在性運動障害と腫瘍

抗原	運動障害	その他症状	関連腫瘍
細胞外抗原			
NMDAR	口舌ジスキネジア，カタトニア，四肢ジストニア，常同症，舞踏運動	健忘，精神症状，痙攣，自律神経障害，昏睡	卵巣奇形腫（特に18歳以上の女性）
LGI1	顔面上腕ジストニア発作，ミオクローヌス，舞踏運動，パーキンソニズム	LE，低ナトリウム血症	胸腺腫，小細胞肺癌
CASPR2	舞踏運動，失調	LE，モルバン症候群，ニューロミオトニア，神経因性疼痛	胸腺腫
GABA$_B$R	失調，OMS，舞踏運動	LE	小細胞肺癌
GABA$_A$R	OMS，SPS，舞踏運動	痙攣重積，LE	胸腺腫，小細胞肺癌
mGluR1	失調	痙攣，認知機能障害	ホジキン病，前立腺癌
VGCC	失調	LEMS	小細胞肺癌
DPPX	PERM，OMS，振戦，失調	行動変化，認知機能低下，痙攣，自律神経障害，下痢，体重減少	B細胞腫瘍
IgLON5	舞踏運動，パーキンソニズム，失調，ジストニア	ノンレム・レム睡眠障害，喘鳴，球症状，認知機能障害，眼球運動障害	報告なし
Glycine receptor	SPSD	痙攣，脳症	胸腺腫，リンパ腫，小細胞肺癌，乳癌
Dopamine2 receptor	舞踏運動，ジストニア，パーキンソニズム，チック	精神障害	報告なし
Neurexin-3α	口顔面ジスキネジア	意識障害，痙攣	報告なし
細胞内抗原			
Amphiphysin	SPSD		小細胞肺癌，乳癌
GAD65	SPSD，失調	LE，てんかん	まれに胸腺腫，リンパ腫，乳癌など
CRMP5	舞踏運動，失調，OMS	LE，脳脊髄炎，ニューロパチー	小細胞肺癌，胸腺腫
Ma2	OMS，パーキンソニズム	LE，脳幹脳炎	精巣腫瘍
Ri	下顎ジストニア，失調，OMS，パーキンソニズム	脳幹脳炎	小細胞肺癌，乳癌
Yo	失調		卵巣癌，乳癌
Hu	失調	LE，多発ニューロパチー，脳幹脳炎，偽性アテトーゼ	小細胞肺癌
Tr/DNER	失調		ホジキン病
GFAP	振戦，失調	脳症，髄膜炎，ミエロパチー，痙攣，自律神経障害，精神症状	卵巣奇形腫，前立腺癌

NMDAR, N-methyl-D-aspartate receptor；LGI1, leucine-rich glioma-inactivated 1；CASPR2, contactin-associated protein-like 2；GABA$_{A/B}$R, gamma-aminobutyric acid A/B receptor；mGluR1, metabotropic glutamate receptor type 1；VGCC, voltage gated calcium channel；DPPX, dipeptidyl-peptidase-like protein-6；GAD, glutamic acid decarboxylase；CRMP5, collapsin-response mediated protein 5；GFAP, glial fibrillary acidic protein；LE, limbic encephalitis；LEMS, Lambert-Eaton syndrome, SPS, stiff person syndrome；SPSD, stiff-person syndrome spectrum disorder；PERM, progressive encephalomyelitis with rigidity and myoclonus；OMS, opsoclonus myoclonus syndrome.

（文献15）より一部改訂）

着因子である．高度に糖化され，3つの免疫グロブリン様ドメインを有し，糖リン酸化イノシトールアンカーを介して細胞膜に結合している．2014年にSabaterらにより，特異的な睡眠時行動異常と呼吸障害を呈した8例の患者において，IgLON5に対する自己抗体（抗IgLON5抗体）が報告された[16]．その後も海外から，同様の睡眠関連呼吸障害と運動症状を呈した抗IgLON5抗体陽性患者が報告されている．Gaigらによる抗IgLON5抗体陽性患者22名の臨床所見のレビューでは[17]，

年齢の中央値は64歳（46〜83歳），診断までの期間の中央値は30ヵ月（3〜216ヵ月），初発症状として，睡眠障害（36％），歩行障害（36％），球症状（14％），舞踏運動（9％），認知機能障害（5％）を認め，経過中にみられた臨床所見として，100％に睡眠障害（睡眠時無呼吸，パラソムニア，不眠，日中の過眠，睡眠時喘鳴），91％に球症状（嚥下障害，球性構音障害，流涎，呼吸障害，声帯麻痺，覚醒時喘鳴），73％に歩行時不安定性，64％に自律神経障害（排尿障害，発汗障害，心障害，起立性低血圧），64％に不随意運動（舞踏運動，パーキンソニズム，顔面痙攣，その他の不随意運動），59％に眼球運動障害，41％に認知機能障害を認めたと報告している。また死亡原因の約半数が，呼吸障害や不整脈による突然死であることも報告されている。これらの臨床症状は，非定型パーキンソニズムである，進行性核上性麻痺（PSP）やMSAに類似しており，事実，上記の報告では，抗IgLON5抗体が検出された患者のなかに，臨床的にPSPと診断されていた患者も含まれていた。また，87％の患者でHLA DRB1*10：01およびHLA DQB1*05：01が陽性であり，HLA DRB1*10：01は，一般人口における頻度の36倍であることを考慮すると，抗IgLON5抗体関連疾患は，HLA DRB1*10：01と強く関連する疾患であることが推測されている。さらに興味深いこととして，抗IgLON5抗体陽性患者の病理学的検討において，神経細胞脱落，グリオーシス，過剰リン酸化タウ蛋白の神経細胞内における蓄積を主に，視床下部と脳幹被蓋部で確認されており，抗IgLON5抗体とタウオパチーの病態機序との関連性が注目されている。治療に関しては，当初の報告では，免疫療法に対する効果は乏しいとされていたが，その後の報告では，発症早期に治療を開始すれば，免疫療法に反応する症例があること

表2　抗IgLON5抗体関連疾患の臨床的特徴

> 臨床症状
> ①睡眠障害（パラソムニア，閉塞性無呼吸，声帯麻痺など）
> ②脳幹障害（嚥下・構音障害，呼吸障害など）
> ③歩行時不安定性
> ④パーキンソニズム・舞踏運動などの不随意運動
> ⑤自律神経症状
> 検査所見
> ①Cell based assay法により血清もしくは髄液において抗IgLON5抗体が検出される
> ②頭部MRIでは，軽度の脳幹萎縮をきたすこともあるが，多くは異常を認めない
> ③髄液検査では，一部の症例で軽度の細胞増多もしくは蛋白増加をみとめることがある
> ④高率にHLA DRB1*10：01およびHLA DQB1*05：01が陽性となる
> 病理所見
> 神経細胞脱落，グリオーシス，過剰リン酸化タウ蛋白の神経細胞内における蓄積を主に，視床下部と脳幹被蓋部に認める

（文献16，17）より作成）

も報告されており，**表2**に示した抗IgLON5抗体関連疾患でみられる臨床的特徴を有する患者では，同疾患の可能性を疑い，積極的に抗体の検索を行う必要があると考える。

おわりに

PDおよび非定型パーキンソニズムの患者では，病態機序に細胞性免疫や液性免疫の関与が予想され，今後それらの解明が，新たな治療法の開発につながる可能性が期待できる。また非定型パーキンソニズムの患者の一部では，抗IgLON5抗体（現在，岐阜大学にて測定可能）のような，病態に直接的に関与する可能性がある，神経細胞膜表面抗原を標的とする特異的な自己抗体を合併している可能性もあり，今後未知の抗体を含む抗体検索や機能解析が必要と考える。

今後の課題

PD および非定型パーキンソニズムの新たな治療法実現のためには

▶PD および非定型パーキンソニズムにおける，自己免疫病態を解明する必要がある．

▶非定型パーキンソニズムのなかには，免疫療法に反応する症例があり，今後診断バイオマーカーの確立と，臨床像を明らかにする必要がある．

▶抗神経抗体は，一部の免疫療法反応性の非定型パーキンソニズムの診断マーカーとなり，今後新規抗体を含む抗体検索と機能解析が必要である．

文 献

1) Virgilio AD, Greco A, Fabbrini G, et al. Parkinson's disease : Autoimmunity and neuroinflammation. Autoimmunity Reviews 2016 ; **15** : 1005-1011.

2) He Y, Le WD, Appel SH. Role of FCγ receptors in nigral cell injury induced by Parkinson's disease immunoglobulin injection into mouse substantia nigra. Exp Neurol 2002 ; **176** : 322-327.

3) Liu B, Gao HM, Hong JS. Parkinson's disease and exposure to infectious agents and pesticides and the occurrence of brain injury : role of neuroinflammation. Environ Health Perspect 2003 ; **111** : 1065-1073.

4) Fiszer U, Mix E, Fredrikson S, et al. Gamma delta + T cells are increased in patients with Parkinson's disease. J Neurol Sci 1994 ; **121** : 39-45.

5) Brochard V, Combadière B, Prigent A, et al. Infiltration of CD4 + lymphocytes into the brain contributes to neurodegeneration in a mouse model of Parkinson disease. J Clin Invest 2009 ; **119** : 182-192.

6) Cebrián C, Zucca FA, Mauri P, et al. MHC-I expression renders catecholaminergic neurons susceptible to T-cell-mediated degeneration. Nat Commun 2014 ; **5** : 3633.

7) Sulzer D, Alcalay RN, Garretti F, et al. T cells from patients with Parkinson's disease recognize α-synuclein peptides. Nature 2017 ; **546** : 656-661.

8) Orr CF, Rowe DB, Mizuno Y, et al. A possible role for humoral immunity in the pathogenesis of Parkinson's disease. Brain 2005 ; **128** : 2665-2674.

9) Graham DG. On the origin and significance of neuromelanin. Arch Pathol Lab Med 1979 ; **103** : 359-362.

10) Oberlander U, Pletinckx K, Dohler A, et al. Neuro-
melanin is an immune stimulator for dendritic cells in vitro. BMC Neurosci 2011 ; **12** : 116.

11) Carvey PM, McRae A, Lint TF, et al. The potential use of dopamine neuron antibody and a striatal-derived neurotropic factor as diagnostic markers in Parkinson's disease. Neurology 1991 ; **41** : 53-58.

12) LeWD, Rowe DB, Jankovic J, et al. Effects of cerebrospinal fluid from patients with Parkinson disease on dopaminergic cells. Arch Neurol 1999 ; **56** : 194-200.

13) Chen S, Le WD, Xie WJ, et al. Experimental destruction of substantia nigra initiated by Parkinson disease immunoglobulins. Arch Neurol 1998 ; **55** : 1075-1080.

14) Brudek T, Winge K, Folke J, et al. Autoimmune antibody decline in Parkinson's disease and Multiple System Atrophy ; a step towards immunotherapeutic strategies. Mol Neurodegener 2017 ; **12** : 44.

15) Damato V, Balint B, Kienzler AK, et al. The clinical features, underlying immunology, and treatment of autoantibody-mediated movement disorders. Mov Disord 2018 ; **33** : 1376-1389.

16) Sabater L, Gaig C, Gelpi E, et al. A novel non-rapid-eye movement and rapid-eye-movement parasomnia with sleep breathing disorder associated with antibodies to IgLON5 : a case series, characterisation of the antigen, and post-mortem study. Lancet Neurol 2014 ; **13** : 575-586.

17) Gaig C, Graus F, Compta Y, et al. Clinical manifestations of the anti-IgLON5 disease. Neurology 2017 ; **88** : 1736-1743.

III 病態解明と治療法の確立に向けて

2. 動物モデル

a. αシヌクレイン

矢澤　生[*]・佐々木 飛翔・金　成花
国立長寿医療研究センター研究所バイオリソース室

ESSENCE

◆MSA動物モデルとして，オリゴデンドロサイト選択的にαシヌクレインを蓄積させて，グリア細胞封入体 (GCI) をつくるモデルマウスがある.
◆MSAモデルマウスではオリゴデンドロサイトの変性だけでなく，神経細胞にも内因性αシヌクレインが蓄積して変性が起こる.
◆生きた動物モデルや培養細胞モデルはMSAの治療法開発に重要であるが，病理解剖による解析を加えることにより治療法開発に大きな役割を果たす.

はじめに

多系統萎縮症 (MSA) はパーキンソン症候群の一つである難治性の神経変性疾患である．本疾患は以前には，非遺伝性のオリーブ橋小脳萎縮症 (OPCA)，線条体黒質変性症 (SND)，およびShy-Drager症候群の三疾患に分類されていたが，1989年，神経病理学的な解析からグリア細胞封入体 (GCI) が三疾患に共通する形態学的な特徴であることが明らかになり，一つの疾患に統合された[1]．さらに，このGCIはαシヌクレイン (αSyn) を構成蛋白質として有していることが明らかになった[2,3].

MSAの神経変性に対する根本的な治療法は確立されていないが，近年MSAの発病機構とαSynによる神経細胞への影響に関する研究が進み，動物モデルの作製から治療法開発へと展開している．パーキンソン病 (PD) では黒質の神経細胞の脱落と同病変におけるレヴィ小体の形成から，ドパミンの補充療法，さらに根本的な治療法開発としてiPS細胞由来ドパミン神経前駆細胞を用いた治療法などが具体的に検討されている．一方，MSAにおいてドパミン補充療法は無効であると考えられている．本稿では，今日までに明らかになったMSAの発病機構について概説し，その治療標的について述べる.

MSAにおける神経変性機構

MSAでは他の神経変性疾患に比べて詳細な形態学的な特徴が調べられ，病理解剖所見が発病機構を検討するうえで有力な手がかりを与えた．オリゴデンドロサイトに蓄積するαSynによるGCIの発見はその最も重要な神経病理所見であるが，GCIの分布の検討はさらに新しい知見を広げた.

第一に，MSAの病変分布はオリーブ橋小脳系などの神経路を障害するだけにとどまらずに，大脳白質などの神経路以外が障害されることが観察された.

第二に，GCIは神経細胞の脱落に先立って出現

KEY WORDS　多系統萎縮症 (MSA)，αシヌクレイン，動物モデル，オリゴデンドロサイト，グリア細胞封入体 (GCI)

する．以上より，MSAではオリゴデンドロサイトにaSynが蓄積してGCIを形成し，その後に神経細胞の変性が起こっていることが予想される．さらにオリゴデンドロサイトや神経細胞に蓄積するaSynの封入体は，同じaSynが蓄積するPDの形態学的な特徴であるレヴィ小体とは形態学的に異なることから，オリゴデンドロサイトのaSyn蓄積に起因する神経細胞の変性についてはPDとは異なる変性過程を経ることが予想される．

2018年，ペンシルベニア大学のグループは，MSAモデルの遺伝子改変マウス等を使ってオリゴデンドロサイトにおけるaSynの特殊性を示し，aSynの蓄積が関与するシヌクレイノパチーではオリゴデンドロサイトが重要な役割を担うことを報告した[4,5]．また，GCI形成が神経細胞に与える影響についてはさまざまな機序が考えられており，MSAモデルマウスから明らかになったオリゴデンドロサイトから発する分子シグナルによる神経細胞への間接的な影響によるaSyn蓄積などの仮説や[6,7]，aSynがプリオン蛋白質と同様に細胞間を伝播するという伝播仮説[8]などがある．

GCI形成による遺伝子改変モデルマウスの作出

MSAは神経病理学的にGCIの出現によって特徴づけられ，その後，神経細胞の変性が起こる．そこでMSAのモデル動物として，オリゴデンドロサイトにaSyn蓄積によるGCIの形成を行うことが必要である．今日，MSAモデル動物として最も研究が行われているのは，2',3'-cyclic nucleotide 3'-phosphodiesterase（CNP）やmyelin basic protein（MBP），proteolipid protein（PLP）等のオリゴデンドロサイト特異的な蛋白質の遺伝子プロモーターを用いて，マウス脳のオリゴデンドロサイト特異的にヒト野生型aSynを強制発現させる遺伝子改変マウスが知られている[5,9,10]．最近の研究では，合成aSyn凝集体やMSA患者脳抽出物を非遺伝子改変マウス脳内に打ち込むモデル[4]やMBPプロモーターによるaSyn発現を行うウイル

スベクターを介したラットモデルが開発されている[11]．本稿では特に，CNPプロモーターを用いた遺伝子改変マウスについて記載する．

筆者らはCNPをプロモーターとして，マウス中枢神経系のオリゴデンドロサイト特異的にヒト野生型aSynを強制発現させることにより，マウス神経細胞の変性を観察した[5]．マウス脳は約12ヵ月齢から萎縮を認め，神経細胞の脱落を伴う神経変性が観察され，生化学的に解析するとMSA患者脳組織で観察されるaSynの不溶化の現象も確認された．さらに，神経細胞に蓄積したaSynはマウス内因性のaSynであり，強制発現したヒト野生型aSynとは異なることから，MSAの神経変性の病態が明確になった．このモデルマウスの実験から，①オリゴデンドロサイトのaSyn蓄積（GCI形成）が神経細胞の内因性aSyn蓄積を誘導すること，②マウス中枢神経の神経細胞内の蓄積様式は電子顕微鏡による観察などから，aSyn蓄積は軸索や神経終末に起こりやすいことが明らかになった（図1）．

分子レベルの発病機構の解析と神経病理所見への回帰

aSynのオリゴデンドロサイト発現マウスではGCIの形成により神経細胞の変性が起こることが確認され，MSAの病態の一過程が示された．MSAモデルマウスを使って神経変性の機序を明らかにすることはMSAの発病機構や治療法開発につながる可能性がある．そこで，マウス脳組織から細胞ごとに観察できる初代培養系を確立した結果，オリゴデンドロサイトにヒト野生型aSynが蓄積して，その後に神経細胞の軸索などにマウス内因性aSynが蓄積する様子が観察された[7]．脳初代培養ではヒトaSynの不溶化の後に，aSynが微小管蛋白質の一部であるチューブリンに結合することが明らかになり，その結合阻害やチューブリンの重合を阻害によりaSynの蓄積や不溶化を抑制されることがわかった[7,12,13]．aSynと微小管との結合は，加齢モデルマウスの中枢神経系において電子顕微鏡により観察されたaSyn

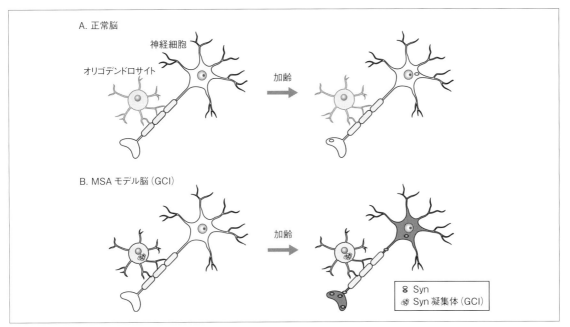

図1 GCI形成モデルマウスにおける神経細胞の変性機構
遺伝子発現プロモーターや伝播により，中枢神経のオリゴデンドロサイトでヒトαSyn(Syn)を蓄積させてGCIを形成する．そして加齢とともに，GCI形成は神経細胞において内因性マウスαSynの蓄積を誘導する．

封入体の所見に合致していた[5]．さらに，MSA患者脳においてもαSynと微小管チューブリン蛋白質が共局在することから，チューブリンの重合がMSAの治療標的となることがわかった．

次に，筆者らはMSAモデルマウスの脳初代培養を用いてオリゴデンドロサイトと神経細胞との間に起こる相互作用を検討した．脳初代培養を行う途中で遺伝子改変モデルマウスとコントロール非遺伝子改変マウスの培養後の培養液を入れ替えると，起こるはずのないコントロール神経細胞に内因性αSynの蓄積を認めた．そこで，MSAモデルマウスの脳初代培養液から特異的に増えている蛋白質を抽出し，シスタチンCであることを突き止めた[8]．人工的に作製したシスタチンCをNeuro2a等の培養細胞に処理すると，細胞内でαSynの発現上昇が認められ，シスタチンCがαSynの発現にかかわる液性因子であることが明らかになった(**図2**)．シスタチンCは直接の治療標的である可能性や治療効果を測る指標となる可能性がある．

治療標的から創薬研究へ

動物モデルや初代培養細胞に関する研究は，候補化合物や細胞治療を開発する際に有用であることに加えて，ヒトの病理組織による検証と合わせることにより具体的な治療研究へと発展させることができる．MSAでは特徴的な神経病理学的所見などが正確に解析され，効率的に治療法開発研究を行うことができる．また，MSAの神経変性に対する治療法開発では，治療標的を明確にしたうえで，神経変性の原因となるαSyn蓄積に対する抑制効果を判定する．これまでに候補となった治療法はαSyn蓄積を抑制することを目的として，αSynの凝集体を阻害するリファンピシンなどが候補薬物になった[14]．しかし，この機序を治療標的とするとPDの治療標的と類似し，これまでに明らかにされたMSAの発病機構の結果と合致しない．MSAに起こる神経変性を抑制する治療法としては，MSA固有に起こる病態を把握して治療標的とし，その治療方法を開発する必要がある．MSAの神経変性においては，オリゴデン

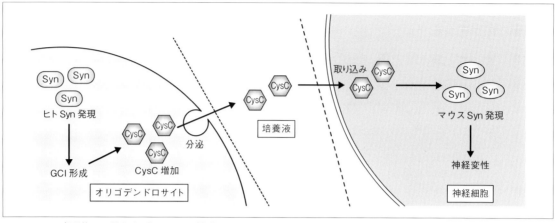

図2 GCIが誘導する神経細胞のαSyn蓄積
オリゴデンドロサイトが分泌したシスタチンC(Cys C)は，神経細胞に働いて内因性αSyn(Syn)の発現量を増加させ，神経変性を誘導する．

ドロサイトに起こるαSyn蓄積，そしてオリゴデンドロサイトと神経細胞の相互作用が特徴であり，これらはMSAの神経病理所見に合致する．これまでのMSAモデルではGCI形成の機序が不明であったが，最近MSAの神経変性においてオリゴデンドロサイト前駆細胞(OPC)がGCI形成に関与することが報告され[15]，OPCやオリゴデンドロサイトの分化・成熟がαSyn発現および蓄積(GCI形成)にかかわることが予想された．オリゴデンドロサイトを治療標的とする治療戦略は重要であり，従来の神経細胞に対するαSyn蓄積抑制を標的とする治療研究と比べて，より効果的な治療法を確立できる可能性がある．今後，治療の評価指標を明確にして特徴的な神経変性過程を治療標的として治療法開発を進める必要がある．

今後の課題

- 疾患モデル動物では，ヒトの中枢神経系に起こる神経変性の病態をそのまま反映させることはできないが，神経変性の病態を部分的なプロセスごとにモデル動物で再現させ，治療法開発に生かすことはできる．
- MSA発病の契機になるGCI形成とオリゴデンドロサイトの病態が鍵になる．

文献

1) Papp MI, Kahn JE, Lantos PL. Glial cytoplasmic inclusions in the CNS of patients with multiple system atrophy (striatonigral degeneration, olivopontocerebellar atrophy and Shy-Drager syndrome). J Neurol Sci 1989 ; 94 : 79-100.
2) Spillantini MG, Crowther RA, Jakes R, et al. Filamentous a-synuclein inclusions link multiple system atrophy with Parkinson's disease and dementia with Lewy bodies. Neurosci Lett 1998 ; 251 : 205-208.
3) Wakabayashi K, Yoshimoto M, Tsuji S, et al. alpha-Synuclein immunoreactivity in glial cytoplasmic inclusions in multiple system atrophy. Neurosci Lett 1998 ; 249 : 180-182.
4) Peng C, Gathagan RJ, Covell DJ, et al. Cellular milieu imparts distinct pathological a-synuclein strains in a-synucleinopathies. Nature 2018 ; 557 : 558-563.
5) Yazawa I, Giasson BI, Sasaki R, et al. Mouse model of multiple system atrophy : alpha-synuclein expression in oligodendrocytes causes glial and neuronal degeneration. Neuron 2005 ; 45 : 847-859.
6) Nakayama K, Suzuki Y, Yazawa I. Microtubule depolymerization suppresses alpha-synuclein accumulation in a mouse model of multiple system atrophy. Am J Pathol 2009 ; 174 : 1471-1480.
7) Suzuki Y, Jin C, Yazawa I. Cystatin C triggers neuronal degeneration in a model of multiple system at-

rophy. Am J Pathol 2014；**184**, 790-799.

8）Watts JC, Giles K, Oehler A, et al. Transmission of multiple system atrophy prions to transgenic mice. Proc Natl Acad Sci USA 2013；**26**：19555-19560.

9）Kahle PJ, Neumann M, Ozmen L, et al. Hyperphosphorylation and insolubility of a-synuclein in transgenic mouse oligodendrocytes. EMBO Rep 2002；**3**：583-588.

10）Shults CW, Rockenstein E, Crews L, et al. Neurological and neurodegenerative alterations in a transgenic mouse model expressing human a-synuclein under oligodendrocyte promoter：implications for multiple system atrophy. J Neurosci 2005；**25**：10689-10699.

11）Mandel RJ, Marmion DJ, Kirik D, et al. Novel oligodendroglial alpha synuclein viral vector models of alpha synuclein viral vector models of multiple system atrophy：studies in rodents and nonhuman primates. Acta Neuropathol Commun 2017；**5**：47.

12）Nakayama K, Suzuki Y, Yazawa I. Binding of neuronal alpha-synuclein to beta-3 tubulin and accumulation in a mouse model of multiple system atrophy. Biochem Biophys Res Commun 2012；**417**：1170-1175.

13）Suzuki Y, Jin C, Iwase T, et al. beta-III Tubulin fragments inhibit alpha-synuclein accumulation in models of multiple system atrophy. J Biol Chem 2014；**289**：24374-24382.

14）Ubhi K, Rockenstein E, Mante M, et al. Rifampicin reduces alpha-synuclein in a transgenic mouse model of multiple system atrophy. Neuroreport 2008；**19**：1271-1276.

15）Kaji S, Maki T, Kinoshita H, et al. Pathological endogenous a-synuclein accumulation in oligodendrocyte precursor cells potentially induces inclusions in multiple system atrophy. Stem Cell Reports 2018；**10**：356-365.

Ⅲ 病態解明と治療法の確立に向けて

2. 動物モデル

b. タウ蛋白

佐原成彦

量子科学技術研究開発機構 放射線医学総合研究所脳機能イメージング研究部

ESSENCE

◆ タウオパチーとは，神経細胞内やグリア細胞内でのタウ蛋白凝集封入体を有する神経変性疾患の総称である．

◆ 中枢神経系細胞内での異常タウ蛋白凝集沈着や神経細胞脱落に伴う神経変性を発症することがタウオパチーマウスモデルの条件となる．

◆ PET/MRIなどの生体イメージング技術を活用したタウオパチーマウスモデルの創薬プラットフォームが確立された．

はじめに

わが国はすでに国民の4人に1人が65歳以上という超高齢社会に突入している．2025年には高齢者人口が3,600万人を超え，認知症患者数は予備軍も含めると1,300万人を超えると推計されている．残念ながら，現時点では認知症の根本治療法は確立していない．認知症の原因疾患にはさまざまなものがあるが，最も頻度が高いのがアルツハイマー病（AD）である．AD発症の原因はいまだ明らかになっていないが，神経病理学的には老人斑，神経原線維変化，神経細胞死の3大所見で特徴付けられている[1]．予防や治療的介入を行う先制医療の実施には発症前の無症候期に行う早期診断が必須なことから，早期診断技術の開発はますます重要性を増している．例えばADの発症機序に関してはアミロイドカスケードに示されるようなキープロセスの存在が明らかになりつつあり，Pittsburgh Compound B（PiB）[2]に代表されるようなポジトロン断層撮像（PET）による生体

脳内での老人斑の可視化（老人斑PETイメージング）が可能となったことで研究が飛躍的に進んできた．一方で，神経原線維変化を標的としたイメージング研究も近年注目を浴びつつある．神経原線維変化の主要構成成分はタウ蛋白であり，非アルツハイマー型認知症（老人斑の形成を伴わない認知症）であるタウオパチーにおいても，タウ病変の可視化（タウPETイメージング）を目指した研究が盛んに行われるようになってきた．タウPETイメージングはタウ病変に起因する病態カスケードの解明や，タウ病変を標的とする新規治療薬の開発に役立つ新技術として脚光を浴びつつある．認知症創薬研究には動物モデルによる検証が必須である．現在，ヒト病態を反映し汎用性の高いタウオパチーマウスモデルの開発とともに，マウスモデルの生体イメージングによる治療評価系の確立を目指した研究が進められている．

KEY WORDS タウオパチー，マウスモデル，家族性前頭側頭型認知症，生体イメージング

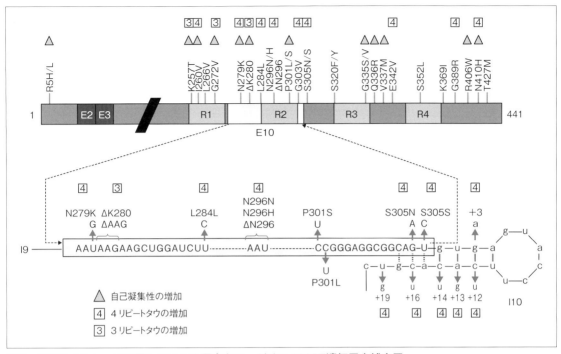

図1　FTDP-17-tauの原因となるタウ蛋白をコードするMAPT遺伝子突然変異
家族性認知症であるFTDP-17-tauでは，これまでに多数のタウ遺伝子突然変異が同定されている．これらはタウ蛋白の微小管への親和性やチュブリン重合促進能を障害したり，タウ蛋白の自己凝集性を増加させたりするほか，スプライシングに影響を及ぼして4リピートないしは3リピートアイソフォームの選択的増加をもたらすことが知られている．

タウ蛋白とタウオパチー

　タウ蛋白は中枢神経系の神経細胞に多く発現しており，微小管結合蛋白質の一つとして細胞骨格の安定化に寄与している．タウ蛋白の微小管への結合性はそのリン酸化状態に依存しておりリン酸化されたタウ蛋白は神経細胞内での局在が軸索から細胞体，樹状突起へと変化することが知られている．ヒトの中枢神経系では遺伝子上の選択的スプライシングによって6つのアイソフォームが発現している．なかでもエクソン10の有無により微小管結合部位の数が3つの3リピート型アイソフォームと4つの4リピート型アイソフォームに分類される．それぞれのアイソフォームの生理的役割はいまだ不明であるが，3リピート型と4リピート型で微小管結合能が異なることからアイソフォームの発現調節を行うことで微小管ネットワークの柔軟性を調整している可能性が考えられる．一方で，生理的機能から逸脱したタウ蛋白が神経細胞やグリア細胞にて凝集封入体を形成するような病理学的特徴を持った神経変性疾患が存在する．このようなタウ蛋白封入体が観察される疾患を総称してタウオパチーという[3]．細胞内タウ蛋白封入体を形成するタウ蛋白のアイソフォームは各疾患によって異なり，3リピート型，4リピート型，その両方のアイソフォームで構成される封入体に分類される[4]．ピック病は3リピート型，進行性核上性麻痺（PSP），皮質基底核変性症（CBD），嗜銀顆粒性認知症は4リピート型，ADは両者をもつ封入体を形成する疾患に分類される．また，遺伝性のタウオパチーとして家族性前頭側頭型認知症（FTDP-17-tau）が知られており[5,6]，現在までに50以上のMAPT遺伝子変異が報告されている[4]（図1）．タウ蛋白封入体中のアイソフォーム構成はそれぞれの変異に依存している．図1に示すように，これらの突然変異は大半が微小管結合部位の含まれるC末端領域に存在している．ある変異はアミノ酸置換による自己凝集

性を獲得することでタウの異常凝集を促進する作用を持っている．また別の変異はエクソン10のスプライシングに影響を与え，3リピートと4リピートタウの発現比率に影響を与えていると考えられる．エクソン10のスプライシングに影響を与える変異のほとんどが4リピートタウを増やすものであり微小管ネットワークは安定化すると思われるが，おそらく，過剰な微小管への結合がキネシンと呼ばれるモーター蛋白による軸索輸送が妨げられることによって細胞の正常機能が障害を受けるのではないかと考えられている[7]．

タウオパチーマウスモデル

タウオパチーマウスモデルでは，ヒトタウオパチーでみられるタウ蛋白の中枢神経系細胞内での異常凝集沈着，神経細胞の脱落に伴う神経変性などの病態が反映されることが必須である．これまで数多くのタウ発現マウスモデルが開発されており，脳病理解析，タウ蛋白生化学，行動解析が行われてきた（表1）．そのなかでも，FTDP-17-tauにて見いだされたP301LあるいはP301S変異を持つタウ蛋白を発現するトランスジェニック（TG）マウスが汎用されている．GoedertらのグループはThy1.2プロモーター下流にP301S-0N4Rアイソフォームを組み込んだTGマウスを作成し，12～14ヵ月齢で全身の筋力低下，振戦，四肢麻痺を示し，脳・脊髄の神経細胞内に線維化タウの凝集体が形成されることを報告した[8]．Leeらのグループはプリオンプロモーター下流にP301S-1N4Rアイソフォームを組み込んだTGマウス（PS19マウス）を作成し，そのマウスでは6～8ヵ月齢にて脳萎縮と神経細胞内タウ凝集体の形成が確認された．YoshiyamaらはこのTGマウスに免疫抑制剤FK506を投与することでタウ病変・神経変性が軽減されることを報告した[9]．LewisらのグループはCaMKIIプロモーター下流にtetracycline-controlled transactivator（tTA）を組み込んだTGマウスと，テトラサイクリン依存型転写調節因子下流にP301L-0N4Rアイソフォームを組み込んだTGマウスを掛け合わせたダブルTGマウス（rTg4510マウス）を作成した[10]．大脳皮質・海馬においてP301L-0N4Rタウが超過剰発現することで3～4ヵ月齢にて神経細胞内タウ凝集体の形成が起こり，6ヵ月齢では海馬CA1領域の神経細胞の約半数が消失し，10ヵ月齢のマウスでは顕著な大脳皮質の萎縮が観察された．このマウスではdoxycycline（tetracycline誘導体）による遺伝子発現調節が可能であり，doxycycline投与によりP301L-0N4Rタウの発現が顕著に抑制される．Santacruzらはdoxycycline投与を行った一部のマウスでタウ病変の進行と認知機能の改善が起こることを報告しており，凝集性タウ沈着物自体には神経細胞毒性がないことを強調している[10]．このことから現在，タウオリゴマー毒性仮説が主流となっている．

タウオパチーの代表であるADでは*MAPT*遺伝子変異が認められない．Duffらのグループは変異を持たないヒト*MAPT*遺伝子を含むp1-derived artificial chromosome transgeneをマウスタウknockout下で発現するマウス（htauマウス）を作成した[11]．このマウスでは加齢依存的な高リン酸化タウ蛋白の細胞内蓄積，神経細胞死が検出された．西道らのグループもマウス内在性のタウ蛋白をヒトタウに置き換えたノックインマウスの開発に成功しており，これらのマウスは*MAPT*遺伝子変異を持たない孤発性タウオパチーのモデルとして治療薬開発に活用されることが期待されている．

マウスモデルを用いた創薬プラットフォーム開発

認知症モデル動物の病態評価を行うにあたって，異常蛋白質の脳内蓄積や神経細胞死などを調べるためには死後脳を用いた解析が必須である．一方で，近年急速に進歩したPET，核磁気共鳴診断法（MRI）などの生体イメージング技術によって，マウスなど小動物の病態評価が可能となった．筆者らはrTg4510マウスにdoxycyclineを4.5ヵ月齢から11ヵ月齢まで投与し（早期治療モデル），経時的に[^{11}C]PBB3トレーサーを用いた

表1 タウマウスモデル

strain name	isoform	tau mutation	promoter	pathological phenotype	behavioral phenotype
line7, 27, 43	0N3R	wild-type	mouse prion	老齢マウスにてタウ陽性軸索スフェロイド	運動機能障害
Line14 (Tα1-3RT)	(0N,1N,2N) 3R	wild-type	Tα1-tubulin	グリア細胞タウ封入体，オリゴデンドログリア細胞死	
8c	genomic human tau	wild-type	human tau	タウ陽性軸索スフェロイド	
htau	genomic human tau, mouse tau KO	wild-type	human tau	神経細胞死，大脳皮質・海馬にプレタングル	水迷路テストでの記憶障害
mtau	genomic mouse tau	wild-type (mouse)	mouse tau	大脳皮質にプレタングル，グリオーシス，空胞形成	
ALZ17	2N4R	wild-type	mouse Thy1.2	変性神経突起，アクソノパチー，グリオーシス	運動機能障害
htau40-1, 40-2, 40-5	2N4R	wild-type	mouse Thy1.2	プレタングル，変性神経突起，アクソノパチー，グリオーシス	運動機能障害
Wtau	2N4R	wild-type	CaMKII	老齢マウスにてタウ陽性神経細胞，シナプス消失	水迷路テストでの記憶障害
PrP-TA	2N4R	G272V	mouse prion-tTA/tetOp-tau	プレタングル，オリゴデンドログリア内タウ凝集体	
TauRD/ΔK280	repeat domain	ΔK280	CaMKII-driven rTA+tetOp	大脳辺縁系皮質にて神経細胞死，グリオーシス，タングル	
TauRD/ΔK280/2P	repeat domain	ΔK280	CaMKII-driven rTA+tetOp	細胞体・樹上突起へのタウのミスソーティング	
JNPL3	0N4R	P301L	mouse prion	神経細胞死，グリオーシス，タングル，タウ陽性グリア細胞	運動機能障害
pR5	2N4R	P301L	mouse Thy1.2	タングル，プレタングル	水迷路テストでの記憶障害，味覚嫌悪学習での味覚障害
rTg4510	0N4R	P301L	CaMKII-driven rTA+tetOp	大脳皮質・海馬にて神経細胞死，グリオーシス，タングル	水迷路テストでの記憶障害
Tg tau (P301L) 23027	2N4R	P301L	hamster prion	神経細胞死，グリオーシス，タングル，タウ陽性グリア細胞	水迷路テスト・8方向放射迷路テストでの記憶障害，味覚嫌悪学習での味覚障害
tau-4R-P301L	2N4R	P301L	mouse Thy1	プレタングル，タングル	運動機能障害
line 2541	0N4R	P301S	mouse Thy1.2	脳・脊髄にて神経細胞死，グリオーシス，タングル	運動機能障害
PS19	1N4R	P301S	mouse prion	脳・脊髄にて神経細胞死，グリオーシス，タングル	運動機能障害
Tg212, 214, 216	2N4R	V337M	PDGFβ	プレタングル	高架式十字迷路試験・オープンフィールドテストでの抗不安行動の増加
K3	1N4R	K369I	mouse Thy1.2	タウ陽性神経細胞，ドーパミン神経細胞死	運動機能障害
Tg748, 502, 492, 483	2N4R	R406W	CaMKII	老齢マウスにてプレタングル	恐怖条件付けテストでの記憶障害

（表1つづく）

表1つづき

strain name	isoform	tau mutation	promoter	pathological phenotype	behavioral phenotype
RW tau	2N4R	R406W	mouse prion	脳・脊髄にてグリオーシス，タングル	運動機能障害
TgTauR406W	2N4R	R406W	hamster prion	大脳皮質にてグリオーシス，タングル	運動機能障害，受動回避タスクの障害
VLW	2N4R	G272V, P301L, R406W	mouse Thy1	変性神経突起，プレタングル，リソゾームの増加	
THY-Tau22	1N4R	G272V, P301S	mouse Thy1.2	神経細胞死，グリオーシス，タングル	水迷路テストでの記憶障害，高架式十字迷路での不安の増加

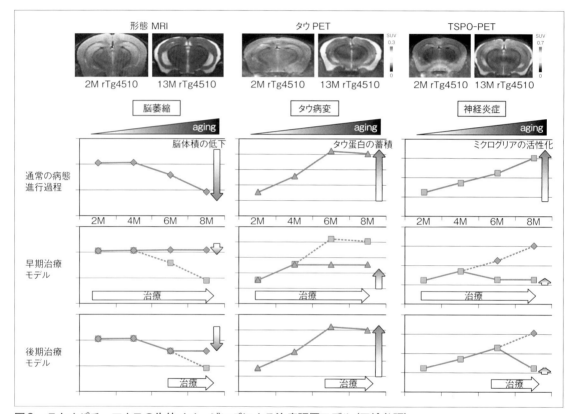

図2 タウオパチーマウスの生体イメージングによる治療評価モデル（口絵参照）
1段目：rTg4510マウスの形態MRI画像，タウPET画像，神経炎症（TSPO）PET画像．
2段目：rTg4510マウスの病態進行過程．左より，脳体積，タウ蛋白蓄積，ミクログリア活性．
3段目：早期治療（4ヵ月齢より）による病態進行への影響．
4段目：後期治療（6ヵ月齢より）による病態進行への影響．

タウPETイメージングを行うとともに，MRIによる脳体積の変化や，神経炎症の有無を評価する[^{11}C] TSPO-PET（TSPO：トランスロケーター蛋白はミクログリア活性化に伴い増加する）を実施した．その結果，doxycycline投与により脳萎縮と神経炎症が抑制される一方で，[^{11}C] PBB3シグナルはdoxycycline非投与群との違いがみられないことが明らかとなった（図2）．また，投与開始時期を遅らせたモデル（後期治療モデル）でもタウ病変が減少することなく脳萎縮と神経炎症の

抑制効果が認められたことから，先述の"凝集性タウ沈着物自体には神経細胞毒性がないこと"を生体イメージングによって検証できたともいえる（**図2**）．いずれにしても，マウスモデルを用いた経時的PET/MRIによりタウ病態，神経炎症，脳萎縮の進行度を評価することが可能であり，このシステムはタウ病変に関連した薬剤開発のプラットフォームとして活用されることが期待される[12]．

マウスモデル研究の留意点

現在，治療薬開発に活用されているタウオパチーマウスモデルの大半はヒト*MAPT*遺伝子をマウス染色体にランダムに導入したTGマウスである．近年，これらTGマウスにおけるトランスジーンの導入部位について報告がなされた[13]．rTg4510マウスはtetO-MAPT P301L TGマウスとCamKIIa-tTA TGマウスを掛け合わせたダブルTGマウスであるが，tetO-MAPT P301L TGマウスではトランスジーンがマウスfibroblast growth factor 14（*Fgf14*）遺伝子領域に導入され，*Fgf14*遺伝子が一部欠失していることが明らかと

なった．FGF14は小脳プルキンエ細胞でion channel regulatorとして機能していることが知られているが[14]，*Fgf14*遺伝子欠失による大脳皮質や海馬の機能への影響は不明である．これはトランスジーンによる遺伝子欠失の一例にすぎないが，今後TGマウスを使用するにあたっては，内在性遺伝子発現に対する影響を考慮に入れて治療薬開発を進める必要がある．

おわりに

現時点では，ヒトの病態を完璧に再現できるタウオパチーマウスモデルは存在しない．例えば，創薬研究に汎用されているrTg4510マウスやPS19マウスのタウ病理はヒトFTDP-17患者におけるタウ病理とは異なる．また，*MAPT*遺伝子変異を持たないノックインマウスもヒト病態を反映するに至っていない．有効な手段としては，複数のモデルを活用して共通した治療効果を見いだすことが一つの解決策となる．ヒト病態を反映するマウスモデルの開発はこれからも重要な課題であり，病態メカニズムの解明にも寄与することが期待される．

今後の課題

▶ 多様なタウ蛋白封入体で特徴づけられる神経変性疾患群のそれぞれの病態を反映しうる動物モデルの開発が望まれる．

▶ ヒトと動物モデルに共通した生体イメージングによる病態評価系の確立により治療薬開発の加速化が期待される．

文献

1) Dickson DW. Neuropathological diagnosis of Alzheimer's disease : a perspective from longitudinal clinicopathological studies. Neurobiology of Aging 1997 : **18** : S21-26.

2) Klunk WE, Engler H, Nordberg A, et al. Imaging brain amyloid in Alzheimer's disease with Pittsburgh Compound-B. Annals of Neurology 2004 : **55** : 306-319.

3) Lee VM, Goedert M, Trojanowski JQ. Neurodegenerative tauopathies. Annu Rev Neurosci 2001 : **24** : 1121-1159.

4) Goedert M, Yamaguchi Y, Mishra SK, et al. Tau filaments and the development of positron emission to-

mography tracers. Frontiers in Neurology 2018 : **9** : 70.

5) Hutton M, Lendon CL, Rizzu P, et al. Association of missense and 5'-splice-site mutations in tau with the inherited dementia FTDP-17. Nature 1998 : **393** : 702-705.

6) Poorkaj P, Bird TD, Wijsman E, et al. Tau is a candidate gene for chromosome 17 frontotemporal dementia. Annals of Neurology 1998 : **43** : 815-825.

7) Ebneth A, Godemann R, Stamer K, et al. Overexpression of tau protein inhibits kinesin-dependent trafficking of vesicles, mitochondria, and endoplasmic reticulum : implications for Alzheimer's disease. The

Journal of Cell Biology 1998 ; **143** : 777-794.

8）Allen B, Ingram E, Takao M, et al. Abundant tau filaments and nonapoptotic neurodegeneration in transgenic mice expressing human P301S tau protein. J Neurosci 2002 ; **22** : 9340-9351.

9）Yoshiyama Y, Higuchi M, Zhang B, et al. Synapse loss and microglial activation precede tangles in a P301S tauopathy mouse model. Neuron 2007 ; **53** : 337-351.

10）Santacruz K, Lewis J, Spires T, et al. Tau suppression in a neurodegenerative mouse model improves memory function. Science 2005 ; **309** : 476-481.

11）Andorfer C, Kress Y, Espinoza M, et al. Hyperphosphorylation and aggregation of tau in mice express-

ing normal human tau isoforms. J Neurochem 2003 ; **86** : 582-590.

12）Sahara N, Shimojo M, Ono M, et al. In vivo tau imaging for a diagnostic platform of tauopathy using the rTg4510 mouse line. Frontiers in Neurology 2017 ; **8** : 663.

13）Goodwin LO, Splinter E, Davis TL, et al. Large-scale discovery of mouse transgenic integration sites reveals frequent structural variation and insertional mutagenesis. Genome Res 2019〔Epub ahead of print〕

14）Yan H, Pablo JL, Wang C, et al. FGF14 modulates resurgent sodium current in mouse cerebellar Purkinje neurons. eLife 2014 ; **3** : e04193.

III 病態解明と治療法の確立に向けて

3. 臨床試験デザイン

橋詰　淳*・鈴木啓介**

*名古屋大学大学院医学系研究科神経内科学，**国立長寿医療研究センター治験・臨床研究推進センター

ESSENCE

◆分子生物学の進歩から，非定型パーキンソニズムの各病態に基づいたdisease-modifying therapy の開発が活発になってきている.

◆非定型パーキンソニズムに対する臨床開発は，ほとんどがランダム化二重盲検比較試験で実施されており，特にdisease-modifying therapyでは成功例がない.

◆バイオマーカーをサロゲートエンドポイントとして応用するなど評価指標に対する工夫や，外部対照としてヒストリカルコントロールを用いることの是非などを慎重に議論していく必要がある.

はじめに

　神経変性疾患とは，特定のニューロンの選択的な変性・脱落を特徴とし，その結果として進行性の認知・運動機能障害等を呈する疾患の一群を指す．具体的には，多系統萎縮症（MSA）や進行性核上性麻痺（PSP），レヴィ小体型認知症（DLB）などの非定型パーキンソニズムの他，アルツハイマー病（AD），パーキンソン病（PD），筋萎縮性側索硬化症，脊髄小脳変性症，ハンチントン病，球脊髄性筋萎縮症など多種類あり，現在国内に500万人以上の患者がいると推定されている．その患者数は，日本の急速な高齢化に伴い最近10～15年にほぼ倍になっていることからも，今後とも増加の一途をたどることが推測される．

　神経変性疾患に対する治療としては，神経変性の結果として不足するニューロトランスミッターを補充する，例えばPDに対するL-ドパ療法や，ADに対するアセチルコリン療法のようないわゆる症状改善薬に加えて，病態（変性）を担う分子を明らかにし，それを介して変性を抑止する治療であるdisease-modifying therapyがあり，両者は基本的なコンセプトが全く異なる．分子生物学の急速な発展に伴う疾患解析が目覚ましいスピードで展開し，各疾患における分子病態機序が明らかになりつつある中，disease-modifying therapyに対する期待は高まっている．

　そこで本稿では，非定型パーキンソニズムにフォーカスを当て，過去に実施された臨床試験のデザインを提示し，今後の臨床開発の展望を考察していく．

多系統萎縮症に対する臨床開発

　MSAは，オリーブ・橋・小脳系，黒質-線条体系，自律神経系という多系統の障害が進行していく神経変性疾患である．優位となっている臨床的所見に基づいて，MSA-P（parkinsonian variant），MSA-C（cerebellar variant）等に分類されている．その発症機序についてその根本原因は不明で

KEY WORDS disease-modifying therapy，ランダム化二重盲検比較試験，サロゲートエンドポイント，ヒストリカルコントロール，疾患レジストリ

表1　過去の多系統萎縮症に対する主な医薬品開発

医薬品	標的	臨床試験デザイン	主要評価項目	結果
Recombinant human growth factor	神経細胞および グリア増殖	無作為化プラセボ対照 二重盲検比較試験	UPDRS 合計スコア, Autonomic testing	無効
Minocycline	マイクログリア 活性化	無作為化プラセボ対照 二重盲検比較試験 第Ⅲ相試験	UMSARS part Ⅱ	マイクログリア抑制あり UMSARS 無効
Riluzole	細胞死	無作為化プラセボ対照 二重盲検比較試験 第Ⅲ相試験	生存	生存, 運動機能に差なし
自家間葉系幹細胞	不明	無作為化プラセボ対照 二重盲検比較試験 第Ⅱ相試験	UMSARS 合計スコア	進行抑制
Lithium	αシヌクレイン	無作為化プラセボ対照 二重盲検比較試験 第Ⅱ相試験	重篤有害事象の頻度	安全性懸念にて中止
Rifampicin	αシヌクレイン	無作為化プラセボ対照 二重盲検比較試験 第Ⅲ相試験	UMSARS, MR parameter, BDI-Ⅱ, EQ-5D scale	無効
Rasagiline	細胞死	無作為化プラセボ対照 二重盲検比較試験 第Ⅱ相試験	UMSARS 合計スコア	変化なし（無効）

（文献1）Table 1 を改変）

あるが，病態生理学的変化のなかにはキーとなる病理学的過程，具体的には，（ⅰ）αシヌクレイン（αSyn）蓄積，（ⅱ）マイクログリア活性化および神経炎症反応，（ⅲ）オリゴデンドログリアの機能不全，そして（ⅳ）細胞死，があり治療ターゲットとなっている（**表1**）[1]．**表1**に示されたほとんどの臨床試験において，その主要評価項目は臨床的評価項目となっており，ランダム化二重盲検比較試験を採用している．探索的試験である第Ⅱ相試験の段階では有効性に関する何かしらの兆候が見えたとしても，現時点では第Ⅲ相試験で有効性が検証されたものはない．

【臨床試験例】Rifampicin の有効性安全性を検討するための無作為化二重盲検プラセボ対照試験[2]

100例の被験者がRifampicin群とプラセボ群に割り付けられた（50：50）．Rifampicin群4例，プラセボ群5例が脱落した．無益性の検討のために実施された主要評価項目の中間解析（各群15例ずつ）の結果において有効性が見いだされず，試験は中止された（UMSARS part Ⅰスコアの平均変化率（slope analysis）は，Rifampicin群で0.62（SD：0.85），プラセボ群で0.47（SD：0.48））．試験終了時には，Rifampicin群49人，プラセボ群50人追跡データがあり最終解析に含まれたが，UMSARS part Ⅰスコアの平均変化は，Rifampicin群で0.5（SD：0.5），プラセボ群で0.5（SD：0.7）でああり，両群に差は認めなかった．

進行性核上性麻痺に対する臨床開発

PSPは1964年にSteele，Richardson，Olszewskiによって報告された緩徐進行性の神経変性疾患であり，認知機能障害，核上性眼球運動障害，構音障害，偽性球麻痺，四肢・体幹の強剛，姿勢保持障害などの臨床症候を呈し通常は50～60歳代に発症し，平均5～7年で死亡する．Williamsらは，病理学的にはPSPと診断された剖検103例を解析

3. 臨床試験デザイン

表2　過去のPSP syndromeに対する主な医薬品開発

医薬品	一群の被験者数	臨床試験デザイン	評価項目	試験期間
Sodium valproate	28	無作為化プラセボ対照二重盲検比較試験	症状進行評価	24ヵ月
Rasagiline	44	無作為化プラセボ対照二重盲検比較試験	症状進行評価	12ヵ月
Coenzyme Q10	61	無作為化プラセボ対照二重盲検比較試験	病態進行評価	12ヵ月
Tideglusib	146	無作為化プラセボ対照二重盲検比較試験	安全性と病態進行評価	52週
Tideglusib	37	無作為化プラセボ対照二重盲検比較試験	頭部画像を用いた病態進行評価	52週
Davunetide	313	無作為化プラセボ対照二重盲検比較試験	安全性と病態進行評価	52週
Riluzole	363	無作為化プラセボ対照二重盲検比較試験	生存と病態進行評価	35ヵ月
Coenzyme Q10	21	無作為化プラセボ対照二重盲検比較試験	症状進行とMRSにおける代謝産物評価	6週間
Donepezil	21	無作為化プラセボ対照二重盲検クロスオーバー試験	症状進行評価	6週間
Efarozan	14	無作為化プラセボ対照二重盲検クロスオーバー試験	運動症状進行評価	6週間

（文献3）を引用改変）

し，生前の臨床診断がRicahrdson's syndrome，PSP-parkinsonism，そのほかに分類されることを示した．一方で，臨床的にはPSPと診断されるものの，病理学的にはPSPではない，いわば臨床的擬陽性例も存在することが知られており，臨床診断のもと実施せざるをえない臨床試験において問題になりうる．現時点までにPSPおよびPSP mimicsに対して実施された代表的な臨床試験を**表2**に示した[3]．MSAの臨床試験と同様に，ほとんどの試験の主要評価項目は臨床評価項目であり，ランダム化二重盲検比較試験を採用している．

【臨床試験例】PSP患者に対するDavunetidの第Ⅱ/Ⅲ相試験[4]

　313人の被験者が無作為にDavunetide群（n＝157）またはプラセボ群（n＝156）に無作為に割り付けられ，241人（77％）が研究を完了した．Davunetide群とプラセボ群は，PSP rating scaleのベースラインからの変化量（Davunetide群11.8（95％信頼区間（10.5〜

13.0），プラセボ群11.8（10.5〜13.0），p＝0.41），Schwab and England Activities pf Daily Living（SEADL）のベースラインからの変化量（Davunetide群−0.20（95％信頼区間（−0.20〜−0.17），プラセボ群−0.20（−0.22〜−0.17），p＝0.92）と両群に差を認めなかった．

レヴィ小体型認知症に対する臨床開発

　DLBは，1976年に日本の小坂らによって世界初の報告が行われた疾患であり，認知機能低下およびパーキンソニズムに加え，幻視，自律神経障害などの合併を特徴とする．変性性の認知症ではアルツハイマー型認知症について多いとされる．その病態はPDと大きく共通しており，αSynの細胞内異常蓄積（レヴィ小体）などによって大脳（特に後頭葉）や脳幹の機能低下をきたたすことが本疾患の中心的病態と考えられている．DLBではdisease-modifying therapyではないものの，2種類の薬剤が保険適応となっており，臨床現場

で用いられている．一つがアルツハイマー型認知症でも用いられるドネペジルであり，添付文書にある効能・効果は「レヴィ小体型認知症における認知症症状の進行抑制」となっている．もう一つがPDでも用いられるゾニサミドで，本剤の効能・効果は「レヴィ小体型認知症に伴うパーキンソニズム」となっており，ドネペジルとはターゲットとしている症候が異なっている．両者とも承認に至った第Ⅲ相試験はプラセボを対照したランダム化二重盲検比較試験で実施されている．ドネペジルの第Ⅲ相試験では主要評価項目として臨床的評価項目であるMMSEおよびNPI-2が採用されている．またゾニサミドの第Ⅲ相試験においても，臨床的評価項目であるUPDRS PartⅢの合計スコアが主要評価項目として設定された．

非定型パーキンソニズムの臨床開発における問題点

神経変性疾患に対するdisease-modifying therapyをコンセプトとした医薬品開発は盛んに行われているが，非定型パーキンソニズムの領域では現時点において薬事承認に結びついた品目はない．すなわち，非定型パーキンソニズムを含む神経変性疾患に対するdisease-modifying therapyの開発では，基礎研究の段階では多くの治療候補薬が見いだされるものの，臨床試験，特に検証的位置づけの臨床試験では期待された有効性が認められず，この領域の医薬品開発が難航している．なぜ，基礎研究と臨床の間には，このような「死の谷」が存在するのか．それにはいくつもの原因があると考えられる．基礎研究における問題点として，異常蛋白質の蓄積がニューロンの変性から死に至る過程にどのように寄与しているのかが明確には解明されていないこと，動物モデルにはヒトの病態が完全には反映されていないこと等が挙げられる．また，PSPの例でもわかるように，臨床診断と病理学的診断が必ずしも完全に一致しているとはいえないことがあるが，特に疾患の原因となる病因蛋白質等を分子標的とするdisease-modifying therapyの場合，臨床診断が病理診断

に必ずしも一致しない臨床試験は，有効性が効率的に推測できないばかりか，本来試験の対象となりえない患者まで臨床試験に組み入れてしまうこととなり，被験者の安全確保の観点から重大な問題になりうる．臨床試験側の問題点として，疾患の進行を抑制したことを正確に評価するための評価指標が十分には確立されているとはいえないことに加え，神経症状が十分に出現している患者においては，すでに病態が進行しており，disease-modifying therapyによる病態の抑止効果が期待しにくいことが指摘できる．多くの神経変性疾患では，異常蛋白質の蓄積がニューロンの機能障害を引き起こし，それが非代償性のレベルに達してからはじめて臨床症状が出現すると考えられることから，臨床的に神経脱落症候が明確になる時点ではすでに神経変性過程そのものはかなり進行していると推定される[5]．実際，PDでは神経症状の発現時に，すでに中脳黒質のドパミンニューロンの数は正常時の30〜40％程度に低下していることが知られており，ADではその病因蛋白質であるアミロイドβが脳へ蓄積し始めてから10〜20年経過してから認知機能障害が出現することが指摘されている．その観点からすれば，disease-modifying therapyをコンセプトとした医薬品開発の対象被験者は，発症からより早期にシフトしたほうが合理的である可能性が高い．実際，ADの医薬品開発のターゲットは軽度認知障害（MCI）と呼ばれる前駆期（prodromal AD）や，さらに前の段階である発症前（preclinical AD）にシフトしつつあり，海外では遺伝性ADの発症前をターゲットとした臨床試験も勢力的に進められている[6]．

また，多くの非定型パーキンソニズムのような稀少疾患においては，患者数が少ないことから大規模なランダム化比較試験（RCT）の実施が困難であることに加え，短期間の臨床試験においては，症状改善薬に比して薬剤の十分なエフェクトサイズが確保しにくいという疾患修飾薬の特徴と進行が緩徐であることが多い疾患の特徴から，このようなRCTのみを頼りに臨床試験を実施していくことは非現実的と考えられる．RCTではな

いsmall clinical trialを用いてエビデンスを主張する場合，死亡など真のエンドポイントや既存の臨床指標を評価項目として設定するのではなく，バイオマーカーをサロゲートエンドポイントとして応用するなど有効性を評価する指標に対しての工夫や，外部対照としてヒストリカルコントロールを用いることの是非などを慎重に議論していく必要がある．

そのなかで疾患レジストリを利活用することで稀少疾患の医薬品開発を加速させようとする動きが活発になっている．疾患レジストリとは，何らかの目的を持って患者や病気の情報を収集することや，その記録を指すもので，今までは疫学調査や自然歴調査，検体や画像の収集などに利用されることが多かった．また臨床試験における被験者のリクルートにレジストリが活用されている事例はすでにあり，稀少疾患である筋ジストロフィー，中でもジストロフィノパチーの臨床試験において国立精神・神経医療研究センターが中心となって構築したRemudyというレジストリ[7]が活用されている．アルツハイマー型認知症やMCIの臨床試験においても，国立長寿医療研究センターが中心となって構築しているオレンジレジストリ[8]と呼ばれるレジストリを被験者リクルートに利用することが始まっている．さらにこのような被験者リクルートだけでなく，臨床試験の対照群として利用することや，医薬品が承認された後に実施される製造販売後の安全性調査などにもレジストリを活用することが議論されている．このような場合，レジストリで収集される情報の品質管理が重要となるため，2018年2月に厚労省は「製造販売後データベース調査における信頼性担保に関する留意点」[9]を課長通知として発出したほか，群馬大学の林らを中心に構成されたAMED研究班（患者レジストリーデータを用い，臨床開発の効率化を目指すレギュラトリーサイエンス研究班）において患者レジストリを薬事制度下で活用する際の「データの信頼性の考え方（案）」[10]がまとめられ，両者とも信頼性確保に必要となる各種手順書等を例示している．また本AMED研究班においては現在，「患者レジストリを利用した臨床研究デザイン・解析法への提言」も作成中であり，このなかでは従来のRCTとは異なる頻度流やBayes流を用いた試験デザインや統計解析手法を提示する予定である．

おわりに

分子生物学の進歩により，非定型パーキンソニズムのさまざまな神経変性疾患の病態メカニズムが明らかになりつつある昨今，disease-modifying therapyをコンセプトとした医薬品開発がますます盛んになることが予想される．この分野の疾患には，罹病患者数がきわめて少ない，緩徐進行性であり臨床症状の変化がとらえられにくい，など臨床試験を遂行するうえで障壁となる問題点も多い．有効な治療が存在しないため長く苦しんでいる患者に速やかに有益なdisease-modifying therapyを届けるためにも，アカデミア・製薬企業・規制当局が一体となって，この分野の医薬品開発の方法論の確立や臨床試験の実施環境の改善に向け取り組んでいく必要があると考える．

今後の課題

非定型パーキンソニズムに対する医薬品開発成功のためには，
▶過去の臨床試験における失敗に学び，疾患の分子標的を発見する基礎研究と発見されたシーズを検証する臨床研究それぞれの課題を克服しなければならない．
▶有効性を検証する臨床研究においては，サロゲートエンドポイントとなるようなバイオマーカーを開発することも重要である．
▶疾患レジストリを活用するなど，RCT以外の臨床試験デザインも考慮する必要がある．

文 献

1) Stefanova N, Wenning GK. Review：Multiple system atrophy：emerging targets for interventional therapies. Neuropathol Appl Neurobiol 2016；**42**：20-32.

2) Low PA, Robertson D, Gilman S, et al. Efficacy and safety of rifampicin for multiple system atrophy：a randomised, double-blind, placebo-controlled trial. Lancet Neurol 2014；**13**：268-275.

3) Desmarais P, Rohrer JD, Nguyen QD, et al. Therapeutic trial design for frontotemporal dementia and related disorders. J Neurol Neurosurg Psychiatry 2018.〔Epub ahead of print〕

4) Boxer AL, Lang AE, Grossman M, et al. Davunetide in patients with progressive supranuclear palsy：a randomised, double-blind, placebo-controlled phase 2/3 trial. Lancet Neurol 2014；**13**：676-685.

5) Katsuno M, Tanaka F, Sobue G. Perspectives on molecular targeted therapies and clinical trials for neurodegenerative diseases. J Neurol Neurosurg Psychiatry 2014；**83**：329-335.

6) Ryman DC, Acosta-Baena N, Aisen PS, et al. Symptom onset in autosomal dominant Alzheimer disease：a systematic review and meta-analysis. Neurology 2014；**83**：253-260.

7) 国立精神・神経医療研究センター：Remudy（ジストロフィノパチー患者さまご登録サイト）.（http://www.remudy.jp/dystrophinopathy/index.html）

8) 日本医療研究開発機構：オレンジレジストリ.（http://www.ncgg.go.jp/orange/index.html）

9) 厚生労働省：医薬品の製造販売後データベース調査における信頼性担保における留意点.（https://www.pmda.go.jp/files/000223003.pdf）

10) AMED医薬品等規制調和・評価研究事業「患者レジストリーデータを用い，臨床開発の効率化を目指すレギュラトリーサイエンス研究」班　信頼性分担班.「患者レジストリーデータを医薬品等の承認申請資料等として活用する場所におけるデータの信頼性担保に関する提言」作成の経緯. 日本臨床試験学会雑誌（投稿中）.

索 引

和文索引

あ

アミロイドイメージング　143

い

異型PSP症候群　108
萎縮所見　114
意味型PPA　31

う

うつ　39
運動前症状　18
運動ニューロン病　162

え

嚥下障害　52, 101, 107

お

音韻性錯語　30

か

解剖学的神経回路解析　91
核医学検査　91
覚醒障害　45
拡大・代替コミュニケーション　58
家族性前頭側頭型認知症　157
眼球運動障害　20, 23
環境調整　75
喚語障害　30
患者会　111
感情移入の欠如　34
観念運動性失行　32

き

記憶　29

機能的神経回路解析　92
吸気性喘鳴　47
共感　34
起立性低血圧　101

く

矩形波眼球運動　25
グリア細胞封入体　221

け

血液バイオマーカー　61
幻覚　39
言語機能障害　21
言語障害　107
言語症候　29
幻視　167
原発性進行性失語　31

こ

抗sortilin抗体　213
高次脳機能障害　28
口唇傾向　35
口舌顔面失行　33
抗タウ抗体　196
公的支援制度　60
行動障害　21
興奮　39
コエンザイムQ10　195
固視機能　23
固執　34
固縮　72
コネクトーム　91
コミュニケーション障害　57
コンソーシアム　14

さ

サルブタモール　200

し

視運動反射　23
自家間葉系幹細胞　194
視空間障害　34
試験運動野経頭蓋磁気刺激　9
自己免疫　216
四肢失行　32
ジストニア　153
姿勢異常　73
姿勢保持障害　73, 106
肢節運動失行　32
失構音　29
失文法　30
失文法PPA　31
周期性四肢運動　47
終夜睡眠ポリグラフィー　175
常同　40
常同性　34
衝動性眼球運動　23
小脳性運動失調　18, 100
食形態調整　55
食習慣の変化　35
自律神経障害　19, 101
神経回路解析　91
神経伝達機能イメージング　68
神経病理イメージング　68
神経変性タウオパチー　157
進行性核上性麻痺　3, 105
信号変化　115, 140
心臓交感神経　118

す

遂行機能障害　34
垂直性核上性注視麻痺　106
睡眠関連呼吸障害　47
睡眠構築　46
睡眠時無呼吸　101
睡眠時無呼吸症候群　19
睡眠障害　45, 86

せ

正常圧水頭症　182
精神症状　21, 38, 153
摂食嚥下リハビリテーション　54
拙劣症　32
選択的セロトニン再取り込み阻害
　　薬　195
前庭眼反射　23
せん妄　168

た

大脳脚萎縮　140
大脳皮質基底核変性症　4, 132
タウPET画像　70
タウイメージング　143
タウオパチー　227
タウ蛋白　204, 226
タウリン酸化阻害薬　196
多系統萎縮症　4, 82
多幸　39
タップテスト　184
脱抑制　34, 40
他人の手現象　33
単語の理解障害　30
炭酸リチウム　200

ち

遅発性パラフレニア　168
中脳被蓋萎縮　141

つ

追従性眼球運動　23

て

てんかん　170
転倒　106

と

動作指導　77
糖代謝　117, 142
頭部MRI　89
動物モデル　221, 226
特発性正常圧水頭症　182
突然死　86
ドパミントランスポーター　117
ドパミントランスポーターイメー
　　ジング　142

に

二次性NPH　182
ニモジピン　213
認知機能障害　21, 153
認知機能の変動　167
認知症　107
認知障害　183

の

脳血流　117, 142
脳脊髄液異常症　186
脳脊髄液バイオマーカー　61
脳糖代謝イメージング　67
脳容積画像解析　91

は

排尿障害　101, 183
パーキンソニズム　18, 100, 106,
　　152, 167
発語失行　29

ひ

皮質性感覚障害　33
微小管安定化薬　196
病態抑止療法　131
非流暢性PPA　31

ふ

不安　39
復唱障害　30
輻輳運動　23
フルオキセチン　202
プログラニュリン　209
文産生障害　30

へ

便秘　101

ほ

歩行障害　73, 183

ま

末梢血中NfL　64

み

ミエロペルオキシダーゼ阻害薬
　　195
ミオクローヌス　153
ミノサイクリン　202

む

無為　39
無感情　39
無関心　34
無気力　34
無動　73

め

免疫グロブリン静注療法　195

も

妄想　39

よ

容積低下　140
要素的言語症候　29
抑うつ　168

ら

ラサジリン　202

り

リハビリテーション　72
リハビリテーション療法　153
リファンピシン　194, 200
リルゾール　202
臨床試験デザイン　233

れ

レヴィ小体型認知症　166
レストレスレッグス症候群　47

レム睡眠行動異常症　49, 167
レム睡眠行動障害　19

ろ

老年期うつ病　168

数字

^{123}I-MIBG心筋シンチグラフィー　174
4リピートタウオパチー　20

欧文索引

A

Alexander & Crutcherモデル　8
alien hand phenomena：more than simple levitation　33
αSynオリゴマー抗体　202
αSyn凝集阻害　200
αSyn細胞間伝播阻止　202
αSyn発現抑制　200
αSynワクチン　202
αシヌクレイン（αSyn）　199, 221
αシヌクレイン能動免疫療法　195
Armstrong基準　136
augmentative and alternative communication（AAC）　58
AZD3241　202

C

CBD　4
CBS/CBDの疾患概念　4
clumsiness　32
CoQ10補充療法　102
cortical sensory deficit　33
Creutzfeldt-Jakob病　170
CSF αシヌクレイン　62

CSFニューロフィラメント軽鎖　64
CSFバイオマーカー　61

D

DAT　117, 142, 173
Davunetid　235
DESH所見　184
Dodge分類　23

E

epigallocatechin gallate（EGCG）195

F

FTDP-17　157

G

GCI　221
GGT　162
globular glial tauopathy　162
glymphatic system　189

H

Hakim's triad　188

I

ideomotor apraxia（IMA）　32
iNPH　182
iNPH Grading Scale（iNPHGS）183

J

JALPAC研究　14

L

limb apraxia　32
limb-kinetic apraxia（LKA）　32
long duration MSA　87

M

MAO-B阻害薬　194, 195
MMSE　58
MSA　4
──の疾患概念　5
MSA-CBS　87
MSC　196
MSCs　194

N

neuronal cytoplasmic inclusion
（NCI）　95
NINDS基準　107
nonmotor MSA　87
NPH　182
NSAIDs　197

O

OKR　23
orobuccal apraxia　33

P

PET研究　67
PGRN　209

Pick病　159
PPA　31
PSP　3
　　——新診断基準　108
　　——の疾患概念　3
pursuit　23

R

RBD　49, 167
readthrough薬　213
REM睡眠行動障害　102
Rifampicin　234
RLS　47

S

saccades　23

sNPH　182
square wave jerks（SWJ）　25
SSRI　195
stridor　47

T

TMS　9

V

VOR　23
voxel based morphonometry
（VBM）　91

検印省略

非定型パーキンソニズム
基礎と臨床

定価（本体 8,000円 ＋ 税）

2019年5月18日　第1版　第1刷発行

編　者　下畑 享良

発行者　浅井 麻紀

発行所　株式会社 文光堂
　　　　〒113-0033　東京都文京区本郷7-2-7
　　　　TEL（03）3813-5478（営業）
　　　　　　（03）3813-5411（編集）

Ⓒ下畑享良，2019　　　　　　　　　　　　　　　印刷・製本：真興社

乱丁，落丁の際はお取り替えいたします．

ISBN978-4-8306-1547-4　　　　　　　　　　　Printed in Japan

・本書の複製権，翻訳権・翻案権，上映権，譲渡権，公衆送信権（送信可能化権
　を含む），二次的著作物の利用に関する原著作者の権利は，株式会社文光堂が
　保有します．
・本書を無断で複製する行為（コピー，スキャン，デジタルデータ化など）は，
　私的使用のための複製など著作権法上の限られた例外を除き禁じられています．
　大学，病院，企業などにおいて，業務上使用する目的で上記の行為を行うことは，
　使用範囲が内部に限られるものであっても私的使用には該当せず，違法です．
　また私的使用に該当する場合であっても，代行業者等の第三者に依頼して上記
　の行為を行うことは違法となります．
・JCOPY〈出版者著作権管理機構 委託出版物〉
　本書を複製される場合は，そのつど事前に出版者著作権管理機構（電話 03-
　5244-5088，FAX 03-5244-5089，e-mail：info@jcopy.or.jp）の許諾を得てください．